现代中医基础与临床实践

主 编 楚瑞阁 张殿全 龙世仿 等

河南大学出版社
HENAN UNIVERSITY PRESS
·郑州·

图书在版编目（CIP）数据

现代中医基础与临床实践 / 楚瑞阁等主编 .— 郑州 ：河南大学出版社，2019.11
ISBN 978-7-5649-4036-2

Ⅰ . ①现… Ⅱ . ①楚… Ⅲ . ①中医医学基础②中医临床 Ⅳ . ① R2

中国版本图书馆 CIP 数据核字（2019）第 255050 号

责任编辑：郑　鑫　姜　畅
责任校对：陈　巧
封面设计：卓弘文化

出版发行：河南大学出版社
地址：郑州市郑东新区商务外环中华大厦 2401 号
邮编：450046
电话：0371-86059750（高等教育与职业教育出版分社）
0371-86059701（营销部）
网址：www.hupress.com
印　　刷：北京虎彩文化传播有限公司
版　　次：2019 年 11 月第 1 版
印　　次：2019 年 11 月第 1 次印刷
开　　本：880 mm × 1230 mm　1/16
印　　张：12.75
字　　数：413 千字
定　　价：77.00 元

编　委　会

主　编　楚瑞阁　张殿全　龙世仿
　　　　　陆怡衡　李万国　陶玉华

副主编　王婷婷　王雪冰　刘　燕
　　　　　王　毅　洪　刚　孟秀珍

编　委（按姓氏笔画排序）

王　毅　襄阳市中医医院（襄阳市中医药研究所）
王雪冰　深圳市龙华区中心医院
王婷婷　长治医学院附属和济医院
刘　燕　河南中医药大学
李万国　酒泉市人民医院
张殿全　深圳市龙华区中心医院
陆怡衡　香港大学深圳医院
孟秀珍　襄阳市中医医院（襄阳市中医药研究所）
钟伟森　广州中医药大学附属东莞市中医院
洪　刚　重庆市开州区人民医院
龙世仿　深圳市中医院
陶玉华　南通市中医院
楚瑞阁　江西中医药大学附属医院

前 言

中医学是研究人体生理、病理，以及疾病的诊断、防治、保健的一门学科，有着数千年的悠久历史，是我国古代人民同疾病做斗争的经验积累和理论升华，是中华民族文化遗产之一。它是在古代朴素的唯物论和自发的辩证法思想指导下，通过长期实践，逐步发展形成的独特的医学理论体系。尤其是许多现代医学难治性疾病、原因未明疾病、体质性疾病以及身心性疾病方面，具有独特的优势。因此了解和掌握中医学的基础知识和临床诊疗技能，可以丰富临床诊疗手段，提高临床疗效。为此，我们参考了大量文献和当代科研新成果，编写了此书。

本书主要内容包括呼吸内科疾病、心血管内科疾病、脾胃疾病、肝胆疾病、泌尿系统疾病、妇科疾病、外科疾病等内容。其余章节包括中医内科绪论、诊断方法以及内科常见病的针推治疗依次展开论述，各个病证分设概述、病因病机、治疗原则、分型证治、转归预后等方面。以辨证论治为重点，围绕人体生理、病理，以及内科疾病的诊断和防治进行剖析，证治方药尽量选用临证切实可行、中医优势明显的内容。本书内容丰富，通俗易懂，具有很强的实用性和可操作性，适合广大基层中医工作者以及中医学在校学生阅读参考。

由于篇幅和编者水平有限，文笔不尽一致，本书存在着缺点和不足，敬请广大读者见谅，并诚望同道予以指正。

编　者

2019年11月

目　录

第一章　中医内科学绪论……1
第一节　概　述……1
第二节　阴阳学说……4
第三节　五行学说……6
第四节　藏象学说……8
第六节　经络学说……12
第六节　气血津液学说……13
第二章　诊断方法……15
第一节　望　诊……15
第二节　闻　诊……19
第三节　问　诊……20
第四节　切　诊……21
第三章　呼吸内科疾病……25
第一节　流行性感冒……25
第二节　急性上呼吸道感染……29
第三节　慢性阻塞性肺疾病……32
第四节　慢性肺源性心脏病……36
第五节　支气管哮喘……39
第六节　肺　炎……43
第四章　心血管内科疾病……49
第一节　心力衰竭……49
第二节　心律失常……52
第三节　原发性高血压……54
第四节　冠状动脉粥样硬化性心脏病……57
第五节　急性心肌梗死……60
第六节　心包炎……62
第五章　脾胃疾病……66
第一节　反　胃……66
第二节　呃　逆……70

第三节　噎　膈……74
第四节　呕　吐……78
第五节　胃　痛……82
第六章　肝胆疾病……88
第一节　头　痛……88
第二节　眩　晕……93
第三节　面　瘫……99
第四节　鼓　胀……102
第五节　胁　痛……106
第六节　黄　疸……109
第七节　积　聚……114
第八节　痉　病……117
第七章　泌尿系统疾病……122
第一节　慢性肾衰竭……122
第二节　狼疮肾炎……128
第三节　过敏性紫癜性肾炎……131
第四节　糖尿病肾病……133
第五节　前列腺癌……139
第八章　妇科疾病……145
第一节　子宫内膜异位症……145
第二节　子宫腺肌病……152
第三节　闭经的中西医结合治疗……153
第四节　痛经的中西医结合治疗……159
第五节　更年期综合征的中西医结合治疗……165
第九章　针灸临床治疗……170
第一节　骨科病证……170
第二节　五官科病证……175
第十章　外科疾病……183
第一节　急性乳腺炎……183
第二节　乳腺增生……185
第三节　乳腺癌……187
第四节　直肠癌……190
第五节　慢性前列腺炎……193
参考文献……197

第一章

中医内科学绪论

第一节 概 述

中医内科学是中医学宝库中的重要组成部分，古称“大方脉”，它是人类在长期的医疗实践中不断积累、逐渐形成的。

由于中医内科学在中医学中的特殊地位，因此，它的起源也像中医学一样可以追溯到原始社会。如在《山海经》一书中，就可以看到“风”、“疟”、“疫疾”、“腹痛”等内科病症的名称和症状描述。但是，医学理论的产生还需要生产力发展到一定的水平，即只有进入封建社会才逐步变为现实。

奴隶社会，奴隶们创造了越来越丰富的财富，给科学文化的发展创造了条件，阶级的出现与社会分工的进一步扩大化，又使各行各业日趋专业化，内科学就逐渐从医疗实践中突出并独立出来。据《周礼·天官》记载，当时的宫廷医生已分有“疾医”、“食医”、“疡医”、“兽医”四种，其中疾医“疾医”相当于内科医生，而扁鹊被人们视为分科的先师。由于内科疾病的普遍存在和医疗实践的深入发展，使内科学的理论知识和临床经验得到迅猛的发展，尤其是《黄帝内经》（简称《内经》）的问世，被视为战国以前我国医学知识的总结。

殷周之际出现的阴阳五行学说是朴素的唯物主义学说，更春秋战国时代，则被广泛用于阐述和解释一切自然现象，并被中医学所采纳，以此探讨和认识人体生理病理现象，从而促进了医学的发展，为中医学奠定了比较坚实的理论基础。因此，自战国至秦汉这一时期，是中医学理论体系的发展奠定时期。

《内经》包括《素问》、《灵枢》两部分，共 18 卷，各 81 篇，其基本内容可概括为：

（1）强调整体观念：人体是一个有机的整体，人的健康和病态与自然环境有一定的关系。

（2）将阴阳五行学说贯穿于生理、病机、诊断及治疗等各方面，摸索出人体疾病变化与治疗的粗略规律。

（3）重视脏腑、经络，论述人身五脏六腑、十二经脉、奇经八脉等的生理功能、病机变化及其相互关系。

（4）在上述理论指导下叙述六淫、七情、饮食、劳伤等病因以及脏腑六气经络的病机变化。

（5）论述望、闻、问、切四诊的诊断方法和具体内容。

（6）确定治未病，因时、因地、因人制宜，标本，正治反治，制方，饮食宜忌，精神治疗及针刺大法等治疗法则。

《内经》形成了比较系统的理论体系，已见理法方药的雏形，成为内科学理论的渊源。

另外，《内经》还记叙了 200 多种内科病证，从病因、病机、病性转化及预后等方面作了简要的论述，有些病证还专篇加以讨论，如“热论”、“咳论”、“痿论”、“疟论”、“痹论”等，从而为内科学的发展打下了基础。

张仲景的《伤寒杂病论》继承了《内经》等医籍的基本理论，以六经论伤寒，以脏腑言杂病，提出了包括理、法、方、药比较系统的辩证论治原则，使中医学的基础理论与临床实践密切结合起来，走上了更加科学的发展轨道。

《伤寒论》以六经论伤寒，分别讨论各经病症的特点和相应的治法，此外，还阐述了各经病症的传变关系以及合病、并病或失治、误治引起的变证、坏证的辩证与治疗方法。通过六经辩证，又可以认识症候变化方面的表里之分、寒热之异、虚实之别，再以阴阳加以总概括，从而为后世的八纲辩证打下了基础。

《金匮要略》以脏腑论杂病，以病证设专题、专篇加以论述，如肺痈、肺痿、痰饮、黄疸、痢疾、水肿等病证的辩证与治疗。

张仲景开创辩证论治的先河，临证时因证立法、以法制方、按方遣药，而且注意剂型对治疗效果的影响。书中实收269首方剂，其中有不少功效卓著的名方，一直沿用至今，仍有很好的疗效。因此，《伤寒杂病论》在内科学的发展中占有重要的位置。

经隋至唐，由于中医学理论与临床的发展，医学教育也达到比较完善的程度。宫廷医学校的课程规定，必须先学《素问》、《神农本草经》、《脉经》等基础课，然后再学习包括内科在内的临床各科课程，以沟通理论与实践之间的有机联系，亦可以看出内科在当时所处的位置和所具规模。这一时期，对内科中的多种疾病已有详细的论述，如对伤寒、中风、天行、温病、脚气病、地方性甲状腺肿等都积累了一定的治疗经验，对绦虫病、麻风、恙虫病、狂犬病的预防和治疗亦具有较高的水平。《外台秘要》已记载消渴患者的小便是甜的，对黄疸病及治疗效果的观察，提出“每夜小便中浸白帛片，取色退可验”。孙思邈进一步总结了消渴病的发病过程及其药物，食治等疗法，并规定了饮食、起居的某些禁忌。

《诸病源候论》是我国现存最早的病因病机学及证候学专著，其中记载内科病者27卷，内科症状784条，对每一个病症的病因、病机、证候分类进行了深入的探讨和总结。如对泄泻与痢疾、痰证与饮证，一反过去之统称而分别立论；对寸白虫的病因、疟疾的分类、麻风病的临床表现都具有极其深刻的认识。

宋代对于医学人才的选拔与培养比较重视，规定了各科人员之间的比例关系。《元丰备对》记载，宋神宗时“太医局九科学生额三百人”，分科中属内科的“大方脉”120人，风科80人，可见当时对内科之器重。

从宋代起，金、元、明三代均设有大方脉科，为治疗成人各种内科疾病的专科，促进了内科的进步。特别值得提出的是金元时期四大医家的出现，他们各自结合当时的社会形势、人体状况及发病特点，总结了具有特色的理论和治疗方法。

刘完素对《内经》中五运六气学说有深刻的研究，他根据临床实践经验，参照《内经》病机十九条精神，认为“火热”是引起疾病的重要原因，故力倡火热致病的机制，创立“火热论”。在治疗上，他极善于使用寒凉药物，故后人称之为“寒凉派”。

张子和受刘完素的学术影响并加以发挥，认为疾病发生的根本原因全在于病邪之侵害，不论外因、内因致病，一经损害人体，即应设法祛邪外出，不能让其滞留体内为患。他把汗、吐、下三法广泛运用于临床，并有独到的见解。由于他治病以攻邪为主，后人称他为“攻下派”。

李杲生活于金元混战、社会动荡之年，人们饥寒交迫，民不聊生，体质虚弱，从而使脾胃在人体中的地位更加突出。所以，他指出“内伤脾胃，百病由生”，治病时则多用补气升阳的药物。由于他擅长温补脾胃，后世称他为“补土派”。

朱丹溪研究了先世医家的学术思想和著作，熔各家学说于一炉，独树“相火论”、“阳有余，阴不足”两论。在治疗上，竭力主张滋阴降火之法，故后世称他为“滋阴派”。

金元四大家及其弟子创建的四大学派，除了其本身的学术价值外，则是他们结合实践总结出的中医病证，及敢于和善于从临床到理论进行探索、总结，乃至提出自己的见解，证明了中医学发展过程中的内在联系——即继承性，同时在继承过程中可以得到发展，这一点对后世具有极大的启迪。

自金元四大家掀起学术争鸣之风，遂至后世历代诸家纷纷而起，各抒已见，使中医的理论与实践日趋系统和完整。如历代对中风之争，或言“真中”，或言“类中”，或言“非风”，愈辩愈明。又如对补脾、补肾及脾肾双补的推敲，使脾肾的生理、病机在人体中的重要性以及二者之间的联系也更加明确。再如对鼓胀的病机认识，从东垣与丹溪的“湿热论”，到赵养葵、孙一奎的“火衰论”，再至喻昌的“水裹气结血凝论”，也是越分析越透彻，从而更好地指导临床实践，提高了治疗效果。

金元时期的成就不仅仅限于金元四大家。与此同时，《圣济总录》有18卷专论诸风，反映当时对“风证”的专题研究已有一定的水平。张锐著《鸡峰普济方》，把水肿分为多种类型，根据起始部位的特征区别不同性质的水肿，施以不同治法。另外，还有一些内科病的专著问世，如宋代董汲著《脚气治法总要》，对脚气病的病因、发病情况、治疗方法均有详细论述，并订出64方，是一部现存较全面的脚气病专书。元代葛可久著《十药神书》，是一部治疗肺痨病的专著，书中所拟10首名药方，分别具有止血、止嗽、祛痰、补养等作用，对肺痨全过程的分证和治疗总结了一套可以遵循的经验。

金元以后，在中医学术界掀起了发展、创新的风气，如对人体某一脏腑生理、病机的新的探讨，或某脏腑的代谢产物被重视等，以及某个内科病症证治的见解不断有新的突破，使中医学及其内科学在广度与深度上都得到迅速发展。

明代继承了金元的学术成就并有所发展。如薛己的《内科摘要》在学术上受李杲善于温补的影响，而有所发展，是我国最早用内科命名的医书。虞抟的《医学正传》则发展了朱丹溪的学说。另王纶明确指出：“外感法仲景，内伤法东垣，热病用河间，杂病用丹溪。”是对当时内科学术思想的总结。此外，龚廷贤所著《寿世保元》，先基础，后临床，先论述，后列方，并附医案，取材丰富，立论精详，选方实用，适于内科临床参考。《景岳全书》为纠正金元刘、张嗜用寒凉攻伐之偏，倡导人之生气以阳为主，指出人体“阳非有余，阴常不足”，力主温补之法，是书论内科杂病部分计28卷，记述70余种病症的证治，每病症均引录古说，参以已见。张氏对内科许多病证病机之分析与归纳极为精辟，治则方药也多有心得，并结合病证对温补学说进行了充分的阐述。

明清时代，在医学史上具有特别突出地位的要算温病学说的形成和发展，它使内科学之外感病的实践与理论进入更高、更完善的境地。

吴又可的《温疫论》，是我国传染病学中较早的专门论著，他认为：瘟疫有别于其他热性病，它不因感受“六气”所致，而以感染“戾气”和机体功能状况不良为发病主因。并指出“戾气”的传染途径是与其人体接触，自口鼻而入，无论老少强弱，触之皆病。他的这一认识，在我国医学发展史上也是一个突破性的见解。

叶天士的《温热论》为温病学的发展提供了理论与辩证的基础，其贡献在于：首先提出了“温邪上受，首先犯肺，逆传心包”之说，概括了瘟病的发病途径和传变规律，成为外感瘟病的纲领；其次，根据瘟病的发病过程，分为卫、气、营、血4个阶段，表示病变由浅入深的4个层次，作为辩证施治的纲领；再者，在温病诊断上，总结前人经验，创造地发展了察舌、验齿、辨别斑疹与白㾦的方法。这就为温病学说奠定了理论与实践基础。

吴鞠通在叶氏学说基础上著成《温病条辨》，以三焦为纲，病名为目，论述风温、温热、瘟疫等9种瘟病的证治，并提出清络、清营、育阴等各种治法，使温病学说更趋系统和完整，建立了温病辩证论治体系。其后，薛生白著《湿热病篇》，对湿温病进行了深入研讨；王孟英著《温热经纬》将温病分为新感与伏气两大类进行辩证施治，也都对温病学说作了发挥和补充，促进了温病学说的发展。

在内科杂证方面，明清时期也有一定发展。喻昌《寓意草》中提出疾病发生与时代背景密切相连的观点，加深了对疾病发生本质的认识，故而提高了疾病诊疗和理论水平。另外，林佩琴的《类证治裁》极为实用；再者，熊笏著的《中风论》及尤在泾著的《金匮翼》对中风病的叙述；胡慎柔著的《慎柔五书》，汪绮石著的《理虚元鉴》对虚痨病的分析；卢之颐著的《痎疟论疏》对疟疾的认识，都可称之为内科专篇专著，有一定的学术水平。此时，对血证的认识也有新的突破，王清任著《医林改错》，对瘀血证的论述和所创立的活血化瘀诸方，特别是为气虚血瘀所制益气活血之补阳还五汤更属创举，直到今日，仍有很高的临床实用价值。唐容川的《血证论》是论述血证的专著，对血证的认识更深入一步，并提出治血证四大要法，对后世影响较大。

鸦片战争以后，我国逐渐沦为半殖民地半封建社会，西医学传入我国，不可避免地影响了我国传统医学的发展，所谓的中西汇通派就是在这种历史背景下产生的。由于旧中国反动统治阶级的昏庸与无能，不可能正确引导中西两种医学取长补短，相互为用，反而企图扼杀中医，使中医学的发展受到极大的损失，不进反退。

中华人民共和国成立后，在“古为今用，洋为中用”思想指引下，继承和发扬中医药学的工作不断取得新进展。中医药院校和中医医院的建立，使内科学同其他各学科一样，取得日新月异的发展。《中医内科学》统编教材的几次修订和使用，一些中医名家整理了自己的心得体会、著书立说，以及 1983 年的“衡阳会议”和 1 985 年的“合肥会议”，对振兴中医起了巨大推动作用，特别是党和政府在关于卫生工作的决定中，明确指出要把中医和西医摆在同等重要的地位，认为：一方面，中医药学是我国医疗卫生事业所独具的特点和优势，中医不能丢，必须保存和发展；另一方面，中医必须积极利用先进的科学技术和现代化手段，促进中医药事业的发展。这一决定必将得到全国的响应，并为中医的繁荣发展并走向世界创造条件。

第二节　阴阳学说

一、阴阳学说的主要内容

阴阳是中国古代哲学的基本范畴。阴阳学说认为：世界是物质的，物质世界是在阴阳二气的相互作用下滋生、发展和变化着的。阴阳学说是中医学的生理、病理、诊断和治疗等方面的理论基础，影响着中医学的形成和发展，指导着临床医疗实践。

（一）基本概念

阴阳，是对自然界相互关联的某些事物和现象对立双方的概括，它既可以代表两个相互对立的事物，也可以代表同一事物内部所存在的相互对立的两个方面。阴阳是指日光的向背。向日为阳，背日为阴。古人在长期生活实践中，注意到自然界存在着许多既密切相关，又属性相对的事物或现象，如寒与热、明与暗、动与静等。阴阳是用来分析、认识一切事物或现象的特点及其相互关系的。因此，阴阳是既抽象又规定了具体属性的哲学范畴。其具有普遍性、相关性、相对性的属性。

（二）阴阳的属性特征

古人从“向日”、“背日”这一原始的阴阳含义展开，认为：凡是运动的、外在的、上升的、温热的、明亮的、无形的、兴奋的、功能亢进的属“阳”；凡是相对静止的、内在的、下降的、寒冷的、晦暗的、有形的、抑制的、功能减退的属“阴”。

（三）阴阳之间的相互关系

阴阳学说的核心是阐述阴阳之间的相互关系，并通过这些关系来认识自然界万物生长、发展和变化的内在机制及规律。阴阳之间的关系是错综复杂的，其主要表现在以下几个方面：

1. 阴阳的对立制约

阴阳的对立制约又称阴阳相反。一方面指阴阳属性都是对立的、矛盾的，另一方面则是指在相互对立的基础上，阴阳还存在着相互制约的关系，对立的阴阳双方相互抑制、相互约束，表现出阴阳平衡、阴强则阳弱、阳胜则阴退等错综复杂的动态联系。

2. 阴阳的互根互用

古人称为阴阳相成，一是指凡阴阳皆相互依存、互为根本的关系，即阴和阳的任何一方都不能脱离对方而单独存在，阴阳双方互为另一方存在的前提条件。如热为阳，寒为阴，没有热，也就无所谓寒，阳（热）依阴（寒）而存，阴（寒）依阳（热）而在。二是指在相互依存的基础上，在一定范围内，双方表现出相互间不断滋生、助长、互用的特点。

3. 阴阳的消长平衡

消，即减少、消耗；长，即增多、增长。阴阳的消长是指在某一事物中，阴阳双方相对或绝对的增多、减少变化，并在这种“阴消阳长”、“阳消阴长”或“阴阳俱长”或“阴阳俱消”的变化中维持着相对的平衡，从而达到“阴平阳秘”的生理状态。如果阴阳的相对平衡被破坏，形成阴阳的偏盛或偏衰，导致阴阳的消长失调，就会出现疾病的发生。

4. 阴阳的相互转化

阴阳的相互转化是指阴阳对立的双方在一定的条件下，可以向其各自相反的方向转化，即阴可以转化为阳，阳也可以转化为阴。当阴阳消长过程发展到一定程度，超越了阴阳正常消长变化的限度（阈值），事物必然向其相反的方向转化。阴阳的转化，必须具备一定的条件，故有：“重阴必阳，重阳必阴”，“寒极生热，热极生寒”之说。

二、阴阳学说在中医学中的应用

阴阳学说促进了中医学理论体系的形成，并贯穿于中医学理论的各个领域，用来说明人体的组织结构、生理功能、病理变化，指导养生保健和临床的诊断、治疗与疾病的预防。

（一）说明人体的组织结构

《素问·宝命全形论》说：“人生有形，不离阴阳”。人体组织结构的上下、内外、表里、前后各部分以及内脏之间，无不包含着阴阳的对立统一。如：上部为阳，下部为阴。体表为阳，体内为阴。背为阳，腹为阴。外侧为阳，内侧为阴。皮肤在外为阳，筋骨在内为阴。六腑为阳，五脏为阴。五脏之间，心、肺为阳，肝、脾、肾为阴。具体到某一脏器还可继续再划分阴阳，如心有心阴、心阳之分，肾有肾阴、肾阳不同等。

（二）说明人体的生理功能

人体的正常生命活动是阴阳双方保持着对立统一的协调关系的结果。阴阳双方相互为用使机体内环境具有的相对稳定性和对外环境的适应性，从而维持着人体正常的生理功能和健康。如果阴阳不能相互为用而分离，人体就要患病，甚至死亡。所以说：“阴平阳秘，精神乃治；阴阳离决，精气乃绝”。

（三）说明人体的病理变化

中医把疾病的产生及其病理过程，看成是各种原因引起的机体内部阴阳偏盛或偏衰的过程，即阴阳失调。疾病的发生、发展取决于正气和邪气两方面因素的相互作用。正气是指整个机体对疾病的抵抗能力，邪气是指各种致病因素。二者均可用阴阳的属性来划分，用阴阳的消长失调来概括说明。正气包括阴液和阳气两部分；邪气也有阴邪和阳邪之分，如六淫致病因素中的寒、湿为阴邪，风、暑、热（火）、燥为阳邪。疾病的过程就是正邪斗争的过程，结果是引起机体的阴阳失调，概括起来主要有以下四类：

1. 阴阳偏盛（胜）

所谓阴阳偏盛，是指阴或阳任何一方高于正常水平、过于亢盛的病变。根据阴阳动态平衡的原理，一方太盛必然导致另一方的损伤。故有“阳盛则热，阴盛则寒”之说，即阳邪亢盛所致的疾病性质是热证，阴邪亢盛所致的疾病性质是寒证。

2. 阴阳偏衰

阴阳偏衰，是指阴虚或阳虚，使阴或阳某一方低于正常水平的病变。所谓“阳虚则寒，阴虚则热”是说由于人体的阳气不足，导致寒由内生；而人体的阴液不足，所致的疾病性质为（虚）热证。阴虚则热与阳虚则寒所形成的病证属虚证。

3. 阴阳互损

所谓阴阳互损即阴阳任何一方虚损到一定程度，都会导致另一方的不足。阳虚到一定程度时，不能化生阴液，出现阴虚的现象，称为“阳损及阴”；阴虚到一定程度时，不能化生、滋养阳气，出现阳虚的现象，称为“阴损及阳”。

4. 阴阳的转化

人体阴阳失调而出现的病理现象，还可在一定条件下，向着各自相反的方向转化。阴证可以转化为阳证，阳证可以转化为阴证。故《素问·阴阳应象大论》中指出：“重阴必阳，重阳必阴”，“重寒必热，重热必寒”。

（四）用于疾病的诊断

人体产生疾病的本质是阴阳失调。因此，阴阳学说用于疾病的诊断，就是运用阴阳来归纳疾病的各种征象，概括说明病变的部位、性质及各种症候的属性，为中医辩证总的纲领。故《素问·阴阳应象大论》中说："善诊者，察色按脉，先别阴阳"。

（五）用于疾病的治疗

由于疾病发生的本质是阴阳失调，所以中医治疗的基本原则是调整阴阳，补其不足、泻其有余，恢复阴阳的相对平衡。包括确定治疗原则、归纳药物性能和具体运用。

1. 确定治疗原则

（1）阴阳偏盛，损其有余：阴或阳的一方偏盛、亢奋，病理变化的关键是邪气盛，且尚未导致正气不足，此时属单纯的实证，故治疗时损其有余，也称"实者泻之"。

（2）阴阳偏衰，补其不足：阴或阳的一方虚损、不足，即病理变化的关键是正气虚，故治疗时补其不足，也称"虚则补之"。如果阴阳两虚，则应阴阳双补；若邪盛正虚，则应泻补兼施。

2. 归纳药物性能

药物有阴阳属性的区别。中医将药物的"四气""五味"和"升降浮沉"归纳为阴阳两种属性。

第三节　五行学说

五行学说属我国古代哲学的范畴。它认为宇宙间的一切事物都是由木、火、土、金、水五种物质所构成。事物的发展变化都是这五种物质不断运动和相互作用的结果。将这五种物质的属性和相互间的"生、克、乘、侮"规律，运用到中医学领域，阐述人体脏腑的生理、病理及其与外在环境的相互关系，从而指导临床诊断和治疗。

一、五行学说的主要内容

（一）基本概念

五行学说是指自然界的一切事物都是由木、火、土、金、水五种物质构成的，并以这五种物质的特性为基础，对自然界的事物、现象加以抽象、归纳、推演，用以说明物质之间的相互滋生、相互制约，不断运动变化，从而促进事物发生、发展规律的学说。

（二）五行的特性

水具有滋润、下行的特性，凡具有润泽、寒凉、向下特性的事物或现象归属于水；火具有炎热、向上的特性，凡具有温热、升腾特性的事物或现象归属于火；木具有伸展、能屈能伸的特性，凡具有升发、伸展、易动特性的事物或现象归属于木；金具有能柔能刚、变革、肃杀的特性，凡具有清静、沉降、变革、肃杀、收敛特性的事物或现象归属于金；土具有生长、生化的特性，凡具有长养、变化、承载特性的事物或现象归属于土。

（三）事物的五行归类

五行学说对事物属性的归类推演，是以天人相应为指导思想，以五行为中心，将自然界的各种事物和现象以及人体的脏腑组织、生理现象、病理变化做了广泛的联系和研究，按照事物的不同性质、作用与形态，分别归属于木、火、土、金、水"五行"之中，借以阐述人体脏腑组织之间的生理、病理的复杂关系，以及人体与外界环境之间的相互关系。

1. 直接归类法

肝之性喜舒展而主升，故归属于木；心推动血液运行，温煦全身，故归于火；脾主运化，为机体提供营养物质，故归于土；肺主宣肃而喜清洁，故归于金；肾主水而司封藏，故归于水。

2. 间接推断演绎法

肝属木，肝与胆相表里，肝主筋，肝开窍于目，所以胆、筋、目等便随肝属木而被纳入木；心属火，心与小肠相表里，心主脉，心开窍于舌，故小肠、脉、舌等也被归于火等。

用五行的特性对事物属性进行归类，并不是说事物属性就是木、火、土、金、水本身。如木具有升发、伸展的特性，肝归属于木，是指肝具有疏通、舒展、调达、升发的特性，而且说明了肝与其他脏腑组织器官、情志及自然界多种事物或现象在属性上的某些内在的联系。

（四）五行的生克乘侮关系

1. 相生

所谓“相生”，是指五行中某一行事物对另一行事物具有促进、助长和滋生的作用。五行相生的次序是：木生火，火生土，土生金，金生水，水生木。

2. 相克

相克也称“相胜”，是指五行中某一行事物对另一行事物具有抑制、约束、削弱等作用。五行相克的次序是：木克土，土克水，水克火，火克金，金克木。

3. 相乘

相乘即乘虚侵袭，也就是相克太过，超越了正常的制约关系。如正常情况下木克土，它们维持着相对平衡状态，当木过度亢盛，或由于土本身不足，木因土虚而乘之，木对土的克制就会超过正常水平，二者间正常的制约关系遭到破坏。

4. 相侮

相侮即恃强凌弱之意。如正常情况下，金克木，当木过度亢盛，金不仅不能制约木，反而被木所克制；或由于金本身虚弱，木因其虚而反侮金。相侮的次序与相克相反。

二、五行学说在中医学中的应用

五行学说在中医学中不仅用于理论上的阐释，而且也具有指导临床诊疗工作的实际意义。

（一）说明人体五脏的生理功能

木性曲直，枝叶条达，具有向上、向外、生长、舒展的特性；而肝喜条达舒畅，恶抑郁遏制，肝主疏泄，所以肝性属木。火性温热，其势炎上，具有蒸腾、炎热的气势；而心“禀阳气”，所以心性属火。土性敦厚，具有生化万物的特性；脾运化水谷，营养机体，所以说脾是气血生化的源泉，故脾性属土。金性清肃，收敛；而肺也具有清肃之性，肺气具有肃降功能，所以肺性属金。水性润下，有寒润、下行、闭藏的特性；而肾主闭藏，有藏精、主水等功能，所以肾性属水。

（二）说明人体脏腑间的相互关系

五脏的功能是互相联系的。运用五行生克制化的理论可说明脏腑生理功能的内在联系。

1. 五脏相互滋生

肝藏血以济心之阴血，故肝生心（木生火）；心阳温煦有助脾之运化，故心生脾（火生土）；脾运化精微上输于肺，故脾生肺（土生金）；肺金清肃下行以助肾纳气、主水，故肺生肾（金生水）；肾藏精以滋养肝之阴血，故肾生肝（水生木）等。

2. 五脏相互制约

肝之疏泄可以疏达脾气，令其不致壅塞，以助脾之运化，故肝制约脾（木克土）；脾之健运可以防止肾水泛滥，故脾制约肾（土克水）；肾水滋润上乘可防心火之亢烈，故肾制约心（水克火）；心阳温煦可防止肺金清肃太过，故心制约肺（火克金）；肺的肃降可防止肝之升发太过，故肺制约肝（金克木）等。

（三）说明人体脏腑间的病理影响

1. 相生（母子）关系的转变

包括“母病及子”和“子病犯母”两个方面。

（1）母病及子：如肾属水，肝属木，水能生木，故肾为母脏，肝为子脏，若肾病及肝，即是母病及子。

（2）子病犯母：又称“子盗母气”，是指疾病的传变从子脏传及母脏。如肝属木，心属火，木能生火，故肝为母脏，心为子脏。心病及肝，即是子病犯母。

2. 乘侮（相克）关系的转变

包括相乘和相侮（即反侮）两个方面。

（1）相乘是相克太过为病：一种是由于一方的力量过强，而致被克的一方受到过分克伐；另一种是由于被克的一方本身虚弱，不能承受对方的克伐，从而出现克伐太过的病理现象。如以木和土的相克关系而言，前者称为“木乘土”，后者称为“土虚木乘”。

（2）相侮即反克而致病：一种是由于一方太盛，不仅不受克己的一方所克制，而且对克己的一方进行反克；另一种是由于一方的虚弱，丧失克制对方的能力，反而受到被克一方的克制，从而也导致反克的病理现象。

（四）指导疾病的诊断和治疗

当内脏病变导致功能紊乱和相互关系失调时，可以反映到体表相应的组织器官，出现色泽、声音、形态、脉象等多方面的异常变化。根据五行归属及生克乘侮变化规律对病情做出判断，并运用生克制化乘侮规律，指导临床治疗，通过调整脏腑间的相互关系达到控制疾病转变的目的。

第四节　藏象学说

藏象学说是通过对人体的生理、病理现象的观察，研究人体脏腑等的生理功能、病理变化及其相互关系的学说。

一、内脏的分类及其区别

内脏的分类及其区别（表1–1）。

表1–1　内脏的分类及其区别

类别	内容	生理功能特点	形态特点
五脏	心，肝，脾，肺，肾	藏精化气生神 藏精气而不泻 满而不能实	主要为实体性器官
六腑	胆，胃，大肠，小肠，膀胱，三焦，心包络	传化物而不藏 实而不能满 以通降为用	多为管腔性器官
奇恒之府	脑，髓，骨，脉，胆，女子胞，（精室）	藏精气而不泻， 不传化物。 除胆外，无表里关系。 除胆外，无阴阳五行配属关系	形态中空有腔 相对密闭

二、五　脏

（一）心的主要生理功能及病理表现

（1）心主血脉：是指心气推动血液在脉中运行，流注全身，发挥营养和滋润作用。心主血脉的前提条件是心行血，指心气维持心脏的正常搏动，推动血液在脉中运行；心生血，是，指心火将水谷精微“化赤”生血；心主脉，是指脉道的通畅，血液在脉中的正常运行，形成脉象。心主血脉的生理表现，主要从以下四个方面观察。面色红黄隐隐，红润光泽；舌质淡红；脉象和缓有力，节律均匀，一息四至；虚里搏动（指心尖）和缓有力，节律均匀，其动应手。其病理表现：心气虚，心血虚，血脉空虚可导致心悸不安，面色苍白或萎黄，舌质淡白，脉细弱微，虚里心悸不安；心血瘀，心血阻滞，可出现心绞痛症状，面色灰暗，唇青舌紫，脉结、代、促、涩，虚里闷痛。

（2）心藏神：主要是指心具有主宰人体五脏六腑，形体官窍的一切生理活动和人体精神意识思维活动的功能。而精神意识思维活动主要体现在五神，即神、魂、魄、意、志。五志，即喜、怒、忧、思、悲。五神五志又分属五脏，但主宰是心。中医学中有心（属五脏）和脑（属奇恒之府）等概念，但以心概脑。心主神志的生理表现，主要是精神饱满，反应灵敏。其病理表现有：①心不藏神：反应迟钝，健忘，神志亢奋，烦躁不安，失眠，谵语多梦。②神志衰弱：神志不和，萎靡不振；神志错乱和癫狂等，后者属现代医学重型精神病范畴。

（二）肺的主要生理功能和病理表现

（1）肺主宣发：指肺气向上升宣，向外布散。其生理作用如下：①通过呼吸运动，排除人体内浊气。②通过人体经脉气血运行，布散由脾转输而来的水谷精微，津液于全身，内至五脏六腑，外达肌腠皮毛。③宣发卫气，调节腠理开合，排泄汗液，并发挥抗邪作用。病理表现为肺失宣发：恶寒发热、自汗或无汗、胸闷、咳喘、鼻塞、流清涕，属现代医学上感范畴。

（2）肺主肃降：指肺气向下通降或使呼吸道保持洁净。其生理作用：①通过呼吸运动，吸入自然界清气。②通过经脉气血运行，将肺吸入清气和由脾而来的水谷精微，津液下行布散。③通过咳嗽等反射性保护作用，肃清呼吸道内过多的分泌物，以保持其清洁。其病理表现：肺气上逆，肺失肃降，胸闷，咳喘。

（3）肺主气，司呼吸：肺主气指肺具有主持呼吸之气，一身之气的功能概括。肺司呼吸，指肺具有呼浊吸清，实现机体内外气体交换的功能。其生理作用如下。①吸入自然界的清气，促进人体气的生成，营养全身。②呼出体内浊气。排泄体内废物，调节阴阳平衡。③调节人体气机的升降出入运动。其病理表现：胸闷，咳喘，呼吸不利，呼吸微弱。

（4）肺主通调水道：指肺主宣发肃降功能对体内水液的输布排泄起着疏通和调节作用。水道指人体内水液运行的通道。肺主通调水道其生理作用主要是调节体内水液代谢的平衡。机制主要是肺主宣发使津液向外，向上散布，濡养脏腑、器官、腠理、皮毛，呼浊和排汗，将部分水分和废物排出人体外。肺主肃降，使津液下行布散，濡养人体，使代谢后水液下行布散至膀胱，通过膀胱的气化作用生成尿液。其病理表现：肺通调失职可出现痰饮水肿。

（5）肺朝百脉，助心行血：肺朝百脉指全身血液通过经脉聚会于肺并进行气体交换，再输布于全身。肺气宣发肃降具有协助心脏、助心行血、促进血液运动的作用。其病理表现：肺气虚，血脉瘀滞，肺气宣降失调，胸闷，心悸，咳喘，唇青舌紫。

（6）肺主治节：指肺具有协助心脏对机体各个脏腑组织器官生理活动的治理调节作用，是肺的生理功能的概括。

（三）脾的主要生理功能和病理表现

（1）脾主运化水谷：指脾对饮食物的消化，化为水谷精气，以及对其的吸收、转输和散精作用。其生理机制：①脾协助胃消磨水谷。②脾协助胃和小肠把饮食物化为水谷精微。③吸收水谷精微转输到心肺，经肺气宣发肃降而布散全身经脉、气血运行布散全身。病理表现：主要表现为纳差，腹胀，便溏，四肢倦怠无力，少气懒言，面色萎黄，舌质淡白。

（2）脾主运化水液：指脾对水液的吸收、转输、布散作用。其生理机制：①脾吸收津液。②将津液转输到肺，通过肺的宣降而布散全身，起濡养作用，转输到肾，膀胱，经膀胱的气化作用而形成尿液。病理表现主要是脾虚失运而致水液停滞，表现内湿，痰饮，水肿，带下，泄泻。

（3）脾主升清：指脾具有将水谷精微等营养物质吸收并上输入心肺头目，化生气血以营养全身的功能。其病理表现：①升清不及可出，观眩晕，腹胀，便溏，气虚的表现。②中气下陷，腹部胀坠，内脏下垂，如胃下垂，脱肛，子宫下垂等。

（4）脾主统血：指脾有统摄血液在脉内运行，不使其逸出脉外的作用。其病理表现，脾不统血表现有脾气虚，出血，崩漏，尿血，便血，皮下出血等。

（四）肝的主要生理功能及病理表现

（1）肝主藏血：指肝具有贮藏血液、调节血量、防止出血的生理功能。其病理表现：①机体失养：如头目失养，视力模糊，夜盲，目干涩，眩晕；筋脉失养：肢体拘急，麻木，屈伸不利；胞宫失养：月经后期，量少，闭经，色淡，清稀。②血证：肝血虚，肝火旺盛，热迫血行。③肝肾阴虚：肝阳上亢，阳亢生风，眩晕，上重下轻，头胀痛，四肢麻木。④月经过多，崩漏。

（2）肝主疏泄：指肝具有疏通、宣泄、升发、调畅气机等综合生理功能。其病理表现：疏泄不及：气郁，气滞，胸胁、乳房、少腹胀痛。疏泄太过：气逆，面红目赤，心烦易怒，头目胀痛。气滞则血瘀，胸胁刺痛，痛经，闭经。气滞则水停，鼓胀水肿。肝失疏泄还可引起肝脾不调、肝胃不和致腹胀，恶心，呕吐，嗳气，反酸。肝胆气郁则口苦，恶心，呕吐，黄疸等。肝气郁结：闷闷不乐，多疑善虑，喜太息。肝气上逆：情志亢奋，急躁易怒，失眠多梦。肝失疏泄可引起气血不和，冲任失调，经带胎产异常，不孕不育。

（五）肾的主要生理功能及病理表现

（1）肾藏精：是指肾具有封藏精气、促进人体生长发育和生殖功能，以及调节机体的代谢和生殖活动的作用。

肾精包括先天之精和后天之精。先天之精指禀受于父母的生殖之精，后天之精即水谷精微和脏腑之精，二者之间的关系是后天之精依赖于先天之精活力资助，才能不断化生，先天之精依赖于后天之精的培育充养。肾精可化生肾气，肾气有助于封藏肾精。肾中精气按其功能类别可划分为肾阴、肾阳。肾阴是指肾中精气对各脏腑组织器官起滋养濡润作用的生理效应。肾阳指肾中精气对各脏腑组织器官起推动温煦作用的生理效应。其病理表现：①肾中精气不足，可导致生长发育障碍，生殖繁衍能力减弱，发生某些遗传性或先天性疾病。②肾阴阳失调，肾阳虚可致虚寒证，肾阴虚可致虚热证。

（2）肾主水液：指肾主持和调节人体的水液代谢平衡。人体代谢水液经三焦下行归肾，肾将含废物成分多的水液下注膀胱。通过肾及膀胱气化作用而排出体外，以维持体内水液代谢的平衡。其病理表现：肾（阳）气虚（肾气不化）可致气化失常，导致水液代谢障碍，津液停滞，尿少，痰饮水肿，癃闭；津液流失（肾气不固），尿频，尿多。

（3）肾主纳气：指肾具有摄纳肺所吸入的清气，以防止呼吸表浅的作用。病理表现：呼吸表浅微弱，呼多吸少，动辄气喘。

三、六　腑

（一）胆的生理功能

（1）藏泄精汁助消化。

（2）主决断，指胆在精神意识活动中具有准确判断做出决定的作用。

（二）胃的生理功能

（1）主受纳，腐熟水谷：指胃具有接受容纳饮食物，消化饮食物成为食糜，吸收水谷精微和津液的功能。

（2）胃主通降，以通降为和：指胃气下行降浊特点而言，主要是指胃受纳水谷并将食糜下传人小肠的作用，同时也概括了胃气协助小肠将食物残渣下传入大肠协助大肠传化糟粕的功能。

（三）小肠的生理功能

（1）主受盛化物：指小肠具有接受由胃下降的食糜并将其进一步消化，化为水谷精微的功能。

（2）主分清别浊：指小肠将食糜进一步分别为水谷精微，津液和食物残渣，剩余水分的功能。

（四）大肠的生理功能

主传化糟粕，具有接受食物残渣，吸收水分，将食物残渣化为粪便，排出大便的功能。

（五）膀胱的主要生理功能

膀胱的主要生理功能是贮藏津液排泄小便。

（六）三焦的概念及生理功能

三焦的概念其一是指脏腑的外围组织，是分布于胸腹腔的大腑，又称孤腑，其主要功能是：①通行元气：元气通过三焦而至五脏六腑，推动和激发各脏腑生理功能活动。②决渎行水：具有疏通水道，通行水液的功能，是水液、津液运行输布的道路。

三焦的概念其二是指人体上中下三个部位及其相应脏腑功能的概括。上焦指横膈以上，即心、肺，心包络、头面部、上肢。中焦指横膈以下脐以上，包括脾、胃、肝脏等。下焦指脐以下，包括肝、肾、大小肠、膀胱、精室、女子胞、下肢。其中肝按功能特点可划归下焦，按部位分类划归中焦。三焦的主要生理功能：“上焦如雾”，指上焦心肺布散全身津液，营养周身的作用，如同雾露弥散一样。“中焦如沤”，是指中焦脾胃消化饮食物，吸收水谷精微，津液的作用，如同酿酒一样。“下焦如渎”，是指胃、大肠、小肠，膀胱传导糟粕，排泄废物作用，如同沟渠必须疏通流畅。

四、脏与脏之间的关系

（一）心和肺

心和肺主要表现在气血互根互用。肺主气司呼吸，生成宗气，主宣降，肺朝百脉，助心行血，促进心主血脉的生理功能。心行血，肺脏得养，血为清气载体而布散全身，促进肺主宣降的生理功能。

（二）心和脾

心和脾主要表现在血液的化生、运行上的相辅相成。脾运化水谷精微，则心血充盈。心脏化赤生血，则脾得血养。脾主统血，防止血逸脉外，心气维持心脏的正常搏动，推动血行脉中。

（三）心和肝

心和肝主要反映在血液运行，精神活动的相辅相成。心气维持心脏的正常活动；肝主疏泄则气机条畅，促进血液运行，肝主藏血，调节人体部分血量，有助于血液的正常运行。在精神活动方面，心藏神，产生和主宰人的精神活动，调节人体脏腑生理功能，肝主疏泄，调畅人的精神情志活动，肝藏魂，主谋虑。

（四）心和肾

心和肾主要表现在心肾相交。肾阴上济于心，以滋心阴，则心火不亢，心火下降于肾，以温肾阳，则肾水不寒。

（五）肺与脾

肺与脾主要表现在气的生成，津液输布代谢的协同作用。脾为生气之源，脾主运化水谷精微功能旺盛，则水谷精气来源充足。肺为主气之枢，肺在自然界中吸入清气和脾主运化水谷精气，合称宗气。肺的宣降作用推动全身气血正常运行。在代谢方面，脾主运化水液，上输布于肺，经肺的宣降而输布全身，肺主宣降，通调水道，防止内湿痰饮。

（六）肺与肝

肺与肝主要表现在气机升降协调，气血运行的协同作用。肺主肃降，肝主升发，升降相因，则气机协调，肺朝百脉助心行血，促进气血运行，肝主疏泄，气机条畅，促进血液运行，肝主藏血，调节血量，有助于血液的正常运行。

（七）肺与肾

肺与肾主要表现在水液代谢，呼吸运动。脏阴互资的协同作用。肾主水液，升清降浊，肺主宣发肃降，通调水道，维持水液代谢平衡。肺司呼吸，肺主气，肾主纳气，摄纳肺从自然界吸入之清气，防止呼吸表浅，肾阴是一身阴液之根本，肾阴充养肺阴，肺主肃降下输清气，水谷精气，滋养肾阴。

（八）肝与脾

肝与脾主要表现在对饮食物消化。血液的生成运行方面的协同作用：“土得木而达”，脾属土，肝属木，肝主疏泄，气机条畅，促进脾纳腐运化，促进脾升胃降，疏泄胆汁，进入小肠，有助消化。“木赖土以培之”，脾胃功能健旺，气血生化有源，促进肝藏血，藏魂。脾主运化水谷精微，气血生成有源，肝主疏泄，气机条畅，促进血液运行，肝主藏血，调节血量。脾主统血，防止血逸脉外。

（九）肝与肾

肝与肾主要表现在肝肾同源。肝藏血，肾藏精，精血同源于水谷精微，且精血互化。

（十）脾与肾

脾与肾主要表现在水液代谢中的协同作用（见前述）和先后天的资生促进作用。肾阳温煦脾阳，脾运化水谷精微充养肾精。

由于六腑是以传化物为其生理特点，故六腑之间的相互关系主要体现于饮食物的消化吸收和排泄过程中的相互联系和密切配合。

五脏与六腑之间的关系，实际上就是阴阳表里的关系，由于脏属阴，腑属阳，脏为里，腑为表，一脏一腑，一阴一阳，一里一表，相互配合，并有经脉相互络属，从而构成脏腑之间的密切联系。

第六节　经络学说

经络是经脉和络脉的总称，是人体运行全身气血，联络脏腑形体官窍，沟通上下内外的通道。经络学说是研究人体经络系统的组织结构，生理功能，病理变化及其与脏腑形体官窍，气血津液等相互关系的学说，是中医理论体系的重要组成部分。

一、经络系统

经脉是人体气血循行的主要通道，经脉包括十二正经，奇经八脉和十二经别。经脉有固定的循行路线，且循行部位一般较深，多纵行分布于人体上下。十二正经包括手、足三阴经和手、足三阳经。奇经包括督脉、任脉、冲脉、带脉、阴跷脉、阳跷脉、阴维脉、阳维脉。十二经别是十二经脉的较大分支，起于四肢，循行于脏腑深部，上出于颈项浅部。

络脉也是经脉的分支，但多无一定的循行路径，纵横交错，网络全身，多布于人体浅表。络脉有别络，浮络和孙络之分，其中别络的主要功能是加强相为表里的两条经脉之间在体表的联系。

经脉外连经筋和皮部，经脉络脉内络属脏腑，联系全身的组织、器官，散布于体表各处，同时深入体内，连属各个脏腑。经络的基本生理功能是运行全身气血，营养脏腑组织，联络脏腑器官，沟通上下内外，感应传导信息，调节功能平衡。

二、十二经脉

（一）经脉的命名与分布

经脉的命名主要是根据阴阳、手足、脏腑三个方面而定的。人体各部位按阴阳分类，脏为阴，腑为阳，内侧为阴，外侧为阳，手经循于上肢，足经循于下肢。阴经属脏，循行于四肢内侧，阳经属腑，循行于四肢外侧。

十二经脉命名及分布规律见表 1-2。

表 1-2　十二经脉命名及分布规律

			（前）	（中）	（后）
	阴经	手	肺	心包	心
		（内侧）	太阴	厥阴	少阴
		足	脾	肝	肾
十二经脉					
		手	大肠	三焦	小肠
	阳经	（外侧）	阳阴	少阳	太阳
		足	胃	胆	膀胱

（二）走向规律

手之三阴，从胸走手；手之三阳，从手走头；足之三阳，从头走足；足之三阴，从足走腹胸。阴经向上，阳经向下。

（三）交接规律

阴阳经交于四肢末端，阳经交于头面部，阴经交于内脏，即手三阴经与手三阳经交于上肢末端，手三阳经与足三阳经交于头面部，足三阳经与足三阴经交于下肢末端，足三阴经与手三阴经交于内脏。

（四）表里关系

表里关系主要与脏腑的属络有关，如手太阴肺经，属肺络大肠，手阳明大肠经，属大肠络肺，其特点是四肢内外侧相对的两条经互为表里。如手太阴肺经分布于上肢内侧前部，手阳明大肠经分布于上肢外侧前部。

（五）流注次序

手太阴肺经食指端，手阳明大肠经鼻翼旁，足阳明胃经足大趾端，足太阴脾经心中，手少阴心经小指端，手太阳小肠经目内眦，足太阳膀胱经足小指端，足少阴肾经胸中，手厥阴心包经无名指端，手少阳三焦经目外眦，足少阳胆经足大趾，足厥阴肝经肺中交于手太阴肺经。

三、奇经八脉

奇经八脉是督、任、冲、带、阴跷、阳跷、阴维、阳维脉的总称。其主要功能是加强十二经脉之间的联系，调节十二经脉气血，参与调节肝、肾、女子胞、脑、髓等重要脏器生理功能。其中督脉为阳脉之海，总督一身之阳经。任脉为阴脉之海，总督一身之阴经。冲脉为血海，调节十二经脉气血。

第六节　气血津液学说

一、气

气是构成人体和维持人体生命活动最基本的物质。

（一）气的生成来源

先天之精气：是指肾中精气，来源于父母生殖之精。后天之精气：来源于饮食物，经脾胃化生之水谷精气和来源于自然界经肺吸入之清气。

（二）气的生理作用

气具有推动人体各脏腑组织器官生理功能的作用。气可促进精血、津液的化生，输布及其功能活动。

（三）气机

气机指气的运动。脏腑的气机规律：心气主降，肺气主宣发肃降，脾气主升，肝主升发，肾气主升，六腑都主降。气机失调的主要表现形式有气滞（郁）、气逆、气陷、气闭、气脱等。

（四）气的分类

（1）元气（原气）：元气是人体中最基本，最重要的根源于肾的气，其生成依赖于肾中精气所化生和水谷精气的充养，其分布形式是发源于肾，以三焦为通道，输布于全身。其主要生理功能：①推动人体生长发育和生殖。②促进和调节各脏腑、经络、组织生理功能活动。③决定体质强弱，具有抗病能力。

（2）宗气：宗气是指由肺吸入之清气和脾胃化生之水谷精气汇集于胸中结合而成。在一定程度上是心肺功能的代表。其分布积聚于胸中，贯注于心肺。向上出于肺，循喉咙而走息道，向下注入丹田，并注入足阳明之气街（相当于腹股沟部位）而下行于足，其贯入心者经心脏入脉，在胸中推动气血的运行。其主要生理功能：①走息道司呼吸。②贯心脉而行气血。③与人体视听言动等功能相关。

（3）营气：营气是行于脉中、具有营养作用之气。由于营气行于脉中化生为血，营气和血可分而不可离，故常称“营血”，营气和卫气相对而言。营气在脉中，卫气在脉外，在外者属阳，在内者属阴，故又称营阴。其生成主要由脾胃运化之水谷精气中的精纯柔和部分所化生，其主要功能是化生血液，营养全身。

（4）卫气：卫气是行于脉外之气，由脾胃化生水谷精气中剽疾滑利部分所化生。卫气行于脉外，白昼依赖体表手足三阳经脉，由头面部别行布散至肢端而不还流。夜晚从肾开始，依相克次序在五脏中运行。其主要生理功能：①护卫肌表抗御外邪。②启闭汗孔，调节体温。③温养脏腑，润养皮毛。④维持人体“昼精而夜瞑”的生理状态。

二、血

血是运行于脉中而循环流注于全身的富有营养和滋润作用的红色液体，是构成人体和维持人体生命活动的基本物质之一。其生成依赖于水谷精微化血，津液化血，精髓化血，与脾、胃、心、肝、肾密切相关。血行于脉中，运行于全身，环周不休，有节律的流动。心气充沛是维持血循的基本动力。肺朝百脉，助心行血和宗气的推动作用；肝主疏泄，促进血的运行和调节血量作用；脾主统血作用等是血循的基本条件。血的主要功能是润养和滋润全身，且血液是神志活动的主要物质基础。

三、津　液

津液是人体一切正常水液的总称。在机体内除血液之外，其他所有的液体均属津液范畴，包括各脏腑组织的内在体液及其正常的分泌物。津液来源于饮食物。其生成、输布、排泄，与脾主运化水液，肾主水液，肺主通调水道，肝主疏泄，胃主纳腐，小肠分清别浊，大肠主津，膀胱贮藏津液，排泄小便，三焦的决渎功能等密切相关。其中与脾肺肾关系最为密切，而以肾最为重要。其排泄方式有汗、呼气、尿、粪。津液的生理功能：津液经脉络渗入血脉中化为血液滋润和濡养全身，通过排泄代谢废物而调节阴阳平衡，津液还是气之载体之一。

四、气血之间的关系

（一）气对血的作用

气为血之帅，是气对血的生成循行中的主导作用而言，对气的生血、行血、摄血作用的概括。气能生血是指水谷精微是血液生成的主要物质来源。气化作用是血液生成的动力。气能行血是指气的推动和温煦作用是血循行的动力。气能摄血是指气的固摄作用具有防止血逸脉外的功能。

（二）血对气的作用

血为气之母，是指血为气的物质基础和依附根源而言，是血能载气，血能养气的概括。血能载气是指血为气的载体，气依附于血，才不致浮散脱失，血能养气是指血不断为脏腑组织功能活动提供营养，血足则气充。

五、津血之间的关系

津血关系主要表现在津血同源，即同源于水谷精微，主要依赖于脾胃功能活动所化生，津和血之间可以互相转化。

六、气与津液的关系

气与津液的关系主要表现在气能生津，气能推动和激发脾胃功能，有助于脾胃运化水谷精微，津液源于水谷精气，故气是津液生成的物质基础和动力。气能行津，指气的运动变化是津液输布排泄的动力。气能摄津，是指气的固摄作用控制着津液的排泄。

第二章

诊断方法

第一节 望 诊

望诊，是医生运用视觉观察病人的神色形态、局部表现，舌象、分泌物和排泄物色质的变化来诊察病情的方法。望诊应在充足的光线下进行，以自然光线为佳。

一、全身望诊

全身望诊主要是望病人的精神、面色、形体、姿态等，从而对病性的寒热虚实，病情的轻重缓急，形成总体的认识。

（一）望神

神，广义是指高度概括的人体生命活动的外在表现，狭义是指神志、意识、思维活动。望神即是通过观察人体生命活动的整体表现来判断病情。

1. 得神

多见精力充沛，神志清楚，表情自然，言语正常，反应灵敏，面色明润含蓄，两目灵活明亮，呼吸顺畅，形体壮实，肌肉丰满等。

2. 少神

多见于神气不足，精神倦怠，动作迟缓，气短懒言，反应迟钝，面色少华等。

3. 失神

多见于神志昏迷，或烦躁狂乱，或精神萎靡；目睛呆滞或晦暗无光，转动迟钝；形体消瘦，或全身浮肿；面色晦暗或鲜明外露；还可见到呼吸微弱，或喘促鼻扇，甚则猝然仆倒，目闭口开，手撒遗尿，或搓空理线，寻衣摸床等。

4. 假神

多见大病、久病、重病之人，精神萎靡，面色暗晦，声低气弱，懒言少食，病未好转，突然见精神转佳，两颊色红如妆，语声清亮，喋喋多言，思食索食等。也称“回光返照”“残灯复明”。

（二）望色

望色是指通过观察皮肤色泽变化以了解病情的方法。能了解脏腑功能状态和气血盛衰、病邪的性质及邪气部位。

1. 常色

正常的面色与皮肤色，包括主色与客色。

（1）主色：终生不变的色泽。

（2）客色：受季节、气候、生活和工作环境、情绪及运动的因素影响所致气色的短暂性改变。

2. 病色

病色包括五色善恶与五色变化。五色善恶主要通过色泽变化反映出来，明润光泽而含蓄为善色；晦暗枯槁而显露为恶色。五色变化主要表现有青、赤、黄、白、黑五色，主要反映主病、病位、病邪性质和病机。

（1）青色：主寒证、痛证、惊风、血瘀。

（2）赤色：主热。

（3）黄色：主湿、虚、黄疸。

（4）白色：主虚、寒，失血。

（5）黑色：主肾虚、水饮、瘀血。

（三）望形体

形体指病人的外形和体质。

1. 胖瘦

主要反映阴阳气血的偏盛偏衰的状态。

2. 水肿

面浮肢肿而腹胀为水肿证；腹胀大如裹水，脐突、腹部有青筋是臌胀之证。

3. 瘦瘪

大肉削瘦，肌肤干瘪，形肉已脱，为病情危重之恶病质。小儿发育迟缓，面黄肌瘦，或兼有胸廓畸形，前囟迟闭等，多为疳积之证。

（四）望动态

动态指病人的行、走、坐、卧、立等体态。

1. 动静

阳证、热证、实证者多以动为主；阴证、寒证、虚证者多以静为主。

2. 咳喘

呼吸气粗，咳嗽喘促，难于平卧，坐而仰首者，是肺有痰热，肺气上逆之实证；喘促气短，坐而俯首，动则喘甚，是肺虚或肾不纳气；身肿心悸，气短咳喘，喉中痰鸣，多为肾虚水泛，水气凌心射肺之证。

3. 抽搐

多为动风之象。手足拘挛，面颊牵动，伴有高热烦渴者，为热盛动风。伴有面色萎黄，精神萎靡者为血虚风动；手指震颤蠕动者，多为肝肾阴虚，虚风内动。

4. 偏瘫

猝然昏仆，不省人事，偏侧手足麻木，运动不灵，口眼㖞斜，为中风偏枯。

5. 痿痹

关节肿痛，屈伸不利，沉重麻木或疼痛者多是痹证；四肢痿软无力，行动困难，多是痿证。

二、局部望诊

局部望诊是对病人的某些局部进行细致地观察，而了解病情的方法。

（一）望头面

头部过大过小均为异常，多由先天不足而致；囟门陷下或迟闭，多为先天不足或津伤髓虚；面肿者，或为水湿泛滥，或为风邪热毒；腮肿者，多为风温毒邪，郁阻少阳；口眼㖞斜者，或为风邪中络，或为风痰阻络，或为中风。

（二）望五官

1. 望眼

眼部内应五脏，可反映五脏的情况。其中目眦血络属心，白睛属肺，黑睛属肝，瞳子属肾，眼胞属脾。

望眼主要包括望眼神、色泽、形态的变化以了解人体气血盛衰的变化。

2. 望耳

主要反映肾与肝胆情况。

3. 望鼻

主要反映肺与脾胃的情况。

4. 望口唇

主要反映脾胃的情况。

5. 望齿龈

主要反映肾与胃的情况。

（三）望躯体

见瘿瘤者，为肝气郁结，气结痰凝；见瘰疬者，为肺肾阴虚，虚火灼津，或感受风火时毒，气血郁滞；项强者，为风寒外袭，经气不利，或为热极生风；鸡胸者，多为先天不足，或为后天失养；腹部深陷，多为久病虚弱，或为新病津脱；腹壁青筋暴露者，多属肝郁血瘀。

（四）望皮肤

主要观察皮肤的外形变化及斑疹、痘疮、痈疽、疔疖等情况。

（五）望毛发

主要为色泽、分布及有无脱落等情况。

三、望排出物

包括望排泄物和分泌物。如痰、涎、涕、唾，呕吐物，大小便等，通过观察性状、色泽、量的多少等辨别疾病的寒热虚实，脏腑的盛衰和邪气的性质。

四、望小儿指纹

望小儿指纹适用于3岁以内的小儿，与成人诊寸口脉具有相同的诊断意义。小儿指纹是手太阴肺经的分支，按部位可分为风、气、命三关。示指第一节为风关，第二节为气关，第三节为命关。正常指纹为红黄隐隐于示指风关之内。其临床意义可概括为纹色辨寒热，即红紫多为热证，青色主惊风或疼痛，淡白多为虚证；淡滞定虚实，即色浅淡者为虚证，色浓滞者为实证；浮沉分表里，即指纹浮显者多表证，指纹深沉者多为里证；三关测轻重，即指纹突破风关，显至气关，甚至显于命关，表明病情渐重，若直达指端称为“透关射甲”，为临床危象。

五、望　舌

舌诊对了解疾病本质，指导辩证论治有重要意义。

望舌时应注意光线充足，以自然光线为佳。病人应自然伸舌，不可太过用力。并注意辨别染苔。正常舌象可概括为淡红舌，薄白苔，即舌质淡红明润，胖瘦适中，柔软灵活；舌苔薄白均匀，干湿适中，不黏不腻，揩之不去。

（一）望舌质

1. 舌色

（1）淡白舌：舌色红少白多，色泽浅淡，多为阳气衰弱或气血不足，为血不盈舌，舌失所养而致。主虚证、寒证。

（2）红舌：舌色鲜红或正红，多由热邪炽盛，迫动血行，舌之血脉充盈所致。主热证。

（3）绛舌：舌色红深，甚于红舌。主邪热炽盛，主瘀。

（4）青紫舌：色淡紫无红者为青舌，舌深绛而暗是紫舌，二者常常并见。青舌主阴寒，瘀血；紫舌主气血壅滞，瘀血。

2. 望舌形

（1）老嫩：舌质粗糙，坚敛苍老，主实证或热证，多见于热病极期；浮胖娇嫩，或边有齿痕，主虚证或寒证，多见于疾病后期。

（2）胖瘦：舌体肥大肿胀为胖肿舌，舌体瘦小薄瘪为瘦瘪舌。

（3）芒刺：舌乳头增生、肥大高起，状如草莓星点，为热盛之象。

（4）裂纹：舌面有裂沟，深浅不一，浅如划痕，深如刀割，常见于舌面的前半部及舌尖侧，多因阴液耗伤。

（5）齿印：舌边有齿痕印记称为齿痕舌，多属气虚或脾虚。

（6）舌疮：以舌边或舌尖为多，形如粟粒，或为溃疡，局部红痛，多因心经热毒壅盛而成。

（7）舌下络脉：舌尖上卷，可见舌底两侧络脉，呈青紫色。若粗大迂曲，兼见舌有瘀斑瘀点，多为有瘀血之象。

3. 望舌态

（1）痿软：舌体痿软无力，伸卷不灵，多为病情较重。

（2）强硬：舌体板硬强直，活动不利，言语不清，称舌强。

（3）震颤：舌体震颤抖动，不能自主。常因热极生风或虚风内动所致。

（4）歪斜：舌体伸出时，舌尖向左或向右偏斜，多为风中经络，或风痰阻络而致。

（5）卷缩：舌体卷缩，不能伸出，多为危重之证。

（6）吐弄：舌体伸出，久不回缩为吐舌。舌体反复伸出舐唇，旋即缩回为弄舌，为心脾经有热所致。

（7）麻痹：舌体麻木，转动不灵称舌麻痹。常见于血虚风动或肝风挟痰等证。

（8）舌纵：舌体伸出，难以收回称为舌纵，多属危重凶兆。

（二）望舌苔

1. 苔质

（1）厚薄：透过舌苔能隐约见到舌质者为薄，不见舌质者为厚。苔质的厚薄可反映病邪的浅深和轻重。苔薄者多邪气在表，病轻邪浅；苔厚者多邪入脏腑，病较深重。由薄渐厚，为病势渐增；由厚变薄，为正气渐复。

（2）润燥：反映津液之存亡。苔润表示津液未伤；太过湿润，水滴欲出者为滑苔，主脾虚湿盛或阳虚水泛。苔燥多为津液耗伤，或热盛伤津，或阴液亏虚。舌质淡白，口干不渴，或渴不欲饮，多为阳虚不运，津不上承。

（3）腐腻：主要反映中焦湿浊及胃气的盛衰情况。颗粒粗大，苔厚疏松而厚，易于刮脱者，称为腐苔，多为实热蒸化脾胃湿浊所致；颗粒细小，状如豆腐渣，边缘致密而黏，中厚或糜点如渣，多为湿热或痰热所致；苔厚，刮之不脱者，称为腻苔，多为湿浊内蕴，阳气被遏所致。

2. 苔色

（1）白苔：多主表证、寒证、湿证。

（2）黄苔：多主里证、热证。黄色越深，热邪越重。

（3）灰苔：多主痰湿、里证。

（4）黑苔：主里证，多见于病情较重者。苔黑干焦而舌红，多为实热内炽；苔黑燥裂，舌绛芒刺，为热极津枯；苔薄黑润滑，多为阳虚或寒盛。

3. 苔形

舌苔布满全舌者为全苔，分布于局部者为偏苔，部分剥脱者为剥苔。全苔主痰湿阻滞；偏苔，多属肝胆病证；苔剥多处而不规则称花剥苔，主胃阴不足；小儿苔剥，状如地图者，多见于虫积；舌苔光剥，舌质绛如镜面，为肝肾阴虚或热邪内陷。

第二节 闻 诊

闻诊是通过听声音和嗅气味来诊察疾病的方法。

一、听声音

（一）声音

实证和热证，声音重浊而粗、高亢洪亮、烦躁多言；虚证和寒证，声音轻清、细小低弱，静默懒言。

（二）语言

1. 谵语

神志不清，语无伦次，语意数变，声音高亢。多为热扰心神之实证。

2. 郑声

神志不清，声音细微，语多重复，时断时续。为心气大伤，精神散乱之虚证。

3. 独语

喃喃自语，喋喋不休，逢人则止。属心气不足之虚证，或痰气郁结清窍阻蔽所致。

4. 狂言

精神错乱，语无伦次，不避亲疏。多为痰火扰心。

5. 言謇

舌强语謇，言语不清。多为中风症。

（三）呼吸

1. 呼吸

主要与肺肾病变有关。呼吸声高气粗而促，多为实证和热证；呼吸声低气微而慢，多为虚证和寒证。呼吸急促而气息微弱，为元气大伤的危重症候。

2. 气喘

呼吸急促，甚则鼻翼扇动，张口抬肩，难以平卧，多为肺有实邪或肺肾两虚所致。

3. 哮

呼吸时喉中有哮鸣音。哮证有冷热之别，多时发时止，反复难愈，多为缩痰内状，或外邪所诱发。

4. 上气

气促咳嗽，气逆呕呃。多为痰饮内停，或阴虚火旺，气道壅塞而致。

5. 太息

时发长吁短叹，以呼气为主。多为情志抑郁，肝不疏泄。

（四）咳嗽

有声无痰为咳，有痰无声为嗽，有痰有声为咳嗽。暴咳声哑为肺实；咳声低弱而少气，或久咳喑哑，多为虚证。

（五）呕吐

胃气上逆，有声有物自口而出为呕吐，有声无物为干呕，有物无声为吐。虚证或寒证，呕吐来势徐缓，呕声低微无力；实证或热证，呕吐来势较猛，呕声响亮有力。

（六）呃逆

气逆于上，自咽喉出，其声呃呃，不能自主，俗称“打呃”。虚寒者，呃声低沉而长，气弱无力；实热者，呃声频发，高亢而短，响而有力。

二、嗅气味

（一）口气

酸馊者是胃有宿食；臭秽者，是脾胃有热，或消化不良；腐臭者，可为牙疳或内痈。

（二）汗气

汗有腥膻味为湿热蕴蒸；腋下汗臭者，多为狐臭。

（三）痰涕气味

咳唾浊痰脓血，味腥臭者为肺痈；鼻流浊涕，黄稠有腥臭为肺热鼻渊。

（四）二便气味

大便酸臭为肠有积热；大便溏薄味腥为肠寒；失气奇臭为宿食积滞；小便臭秽黄赤为湿热；小便清长色白为虚寒。

（五）经带气味

白带气味臭秽，多为湿热；带下清稀腥臊多为虚寒。

第三节 问 诊

问诊包括询问一般情况、主诉、既往史、个人生活史、家族史并围绕主诉重点询问现在证候等。

一、问寒热

（1）恶寒发热：恶寒与发热同时出现，多为外感病初期，是表证的特征。

（2）但寒不热：多为里寒证。新病畏寒为寒邪直中；久病畏寒为阳气虚衰。

（3）但热不寒：高热不退，为壮热，多为里热炽盛；按时发热，或按时热盛为潮热，（日晡潮热者，为阳明腑实证；午后潮热，入夜加重，或骨蒸痨热者，为阴虚）。

（4）寒热往来：恶寒与发热交替而发，为正邪交争于半表半里，见于少阳病和疟疾。

二、问 汗

主要诊察有是否汗出，汗出部位、时间、性质、多少等。

（1）表证辨汗：表实无汗，多为外感风寒；表证有汗，为表虚证或表热证。

（2）里证辨汗：汗出不已，动则加重者为自汗，多因阳气虚损，卫阳不固；睡时汗出，醒则汗止为盗汗，为阴虚内热；身大热大汗出，为里热炽盛，迫津外泄；汗热味咸，脉细数无力，为亡阴证；汗凉味淡，脉微欲绝者，为亡阳证。

（3）局部辨汗：头汗可因阳热或湿热；半身汗出者，多无汗部位为病侧，可因痰湿或风湿阻滞，或中风偏枯；手足心汗出甚者，多因脾胃湿热，或阴经郁热而致。

三、问疼痛

（一）疼痛的性质

新病疼痛，痛势剧烈，持续不解而拒按者为实证；久病疼痛，痛势较轻，时痛时止而喜按者为虚证。

（二）疼痛的部位

头痛，痛连项背，病在太阳经；痛在前额或连及眉棱骨，病在阳明经；痛在两颞或太阳穴附近，为少阳经病；头痛而重，腹满自汗，为太阴经病；头痛连及脑齿，指甲微青，为少阴经病；痛在巅顶，牵引头角，气逆上冲，甚则作呕，为厥阴经病。胸痛多为心肺之病。常见于热邪壅肺，痰浊阻肺，气滞血瘀，肺阴不足及肺痨、肺痈、胸痹等证。胁痛，多与肝胆病关系密切，可见于肝郁气滞、肝胆湿热、肝胆火盛、瘀血阻络及水饮内停等病证。脘腹痛，其病多在脾胃。可因寒凝、热结、气滞、血瘀、食积、虫积、气虚、血虚、阳虚所致。喜暖为寒，喜凉为热，拒按为实，喜按为虚。腰痛，或为寒湿痹证，或为湿热阻络，或为瘀血阻络，或为肾虚所致。四肢痛，多见于痹证。疼痛游走者，为行痹；剧痛喜暖者，为寒痹；重着而痛者，为湿痹；红肿疼痛者，为热痹。足跟或胫膝酸痛为气血亏虚，经气不利常见。

四、问饮食口味

主要问食欲好坏，食量多少，口渴饮水，口味偏嗜，冷热喜恶，呕吐与否等情况，以判断胃气有无及脏腑虚实寒热。

五、问睡眠

主要有失眠与嗜睡。不易入睡，或睡而易醒不能再睡，或睡而不酣，易于惊醒，甚至彻夜不眠者为失眠，为阳不入阴，神不守舍所致。时时欲睡，眠而不醒，精神不振，头沉困倦者为嗜睡，多见于痰湿内盛、困阻清阳、阳虚阴盛或气血不足。

六、问二便

主要了解二便的次数、便量、性状、颜色、气味以及便时有无疼痛、出血等方面。

七、问小儿及妇女

（一）问小儿

主要应了解出生前后的情况，及预防接种和传染病史和传染病接触史，小儿常见致病因素有易感外邪、易伤饮食、易受惊吓等。

（二）问妇女

应了解月经的初潮、月经周期、行经天数、经量、经色、经质、末次月经，或痛经、带下、妊娠、产育以及有无经闭或绝经年龄等情况。

第四节　切　诊

一、脉诊的部位和方法

脉诊的常用部位是手腕部的寸口脉，并分为寸、关、尺三部。通常以腕后高骨为标记，其内侧为关，关前（腕侧）为寸，关后（肘侧）为尺。其临床意义大致为左手寸候心、关候肝胆，右手寸候肺、关候脾胃，两手尺候肾。

以中指定关位，示指切寸位，环指（无名指）切尺位。诊脉时用轻力切在皮肤上称为浮取或轻取；用力不轻不重称中取；用重力切按筋骨间称为沉取或重取。诊脉时，医生的呼吸要自然均匀，以医生正常的一呼一吸的时间去计算病人的脉搏数。切脉的时间必须在 50 s 以上。

二、正常脉象

正常脉象：三部有脉，沉取不绝，一息 4 至（每分钟 70 ～ 80 次），不浮不沉，不大不小，从容和缓，流畅有力。临床所见斜飞脉、反关脉均为脉道位置的变异，不属于病脉。

三、常见病脉及主病

（一）浮脉

1. 脉象

轻取即得，重按反减；举之有余，按之稍弱而不空，

2. 主病

主表证，为卫阳与邪气交争，脉气鼓动于外而致。也见于虚证，多因精血亏损，阴不敛阳或气虚不

能内守，脉气浮散于外而致。内伤里虚见浮脉，为虚象严重。

（二）洪脉

1. 脉象

脉形宽大，状如波涛，来盛去衰。

2. 主病

气分热盛。证属实证，乃邪热炽盛，正气抗邪有力，气盛血涌，脉道扩张而致。

（三）大脉

1. 脉象

脉体阔大。但无汹涌之势。

2. 主病

邪盛病进，又主正虚。根据脉之有力与无力，辨别邪正的盛衰。

（四）沉脉

1. 脉象

轻取不应，重按始得。

2. 主病

里证。里实证可见于气滞血瘀、积聚等，为邪气内郁，气血困阻，阳气被遏，不能浮应于外而致，多脉沉而有力按之不衰。里虚证，为气血不足，阳气衰微，不能运行营气于脉外所致，多脉沉无力。

（五）弱脉

1. 脉象

轻取不应，重按应指细软无力。

2. 主病

气血不足，元气耗损。阳气衰微鼓动无力而脉沉。阴血亏虚，脉道空豁而脉细无力。

（六）迟脉

1. 脉象

脉来缓慢，一息脉动不足四至。

2. 主病

寒证。脉迟无力，为阳气衰微的里虚寒证。脉迟有力，为里实寒证。

（七）缓脉

1. 脉象

一息 4 至，应指徐缓。

2. 主病

湿证、脾虚、亦可见正常人。

（八）结脉

1. 脉象

脉来缓中时止，止无定数。

2. 主病

主阴盛气结，寒痰瘀血，气血虚衰。实证者脉实有力，迟中有止，为实邪郁遏，心阳被抑，脉气阻滞而致。虚证者脉虚无力，迟中有止，为气虚血衰，脉气不相顺接所致。

（九）数脉

1. 脉象

脉来急促，一息 5 至以上.（每分钟 90 次以上）。

2. 主病

热证。若数而有力，多因邪热鼓动，气盛血涌，血行加速而致。数而无力，多因精血亏虚、虚阳外越、致血行加速、脉搏加快。

（十）促脉

1. 脉象

往来急促，数而时止，止无定数。

2. 主病

实证多为阳盛热实或邪实阻滞，见脉促有力。前者因阳热亢盛，迫动血行而脉数，热灼阴津，津血衰少，致急行血气不相接续，故脉有歇止。后者由气滞、血瘀、痰饮、食积等有形之邪阻闭气机，脉气不相接续而致；虚证多为脏气衰败，可见脉促无力。多因阴液亏耗，真元衰惫，气血不相接续而致。

（十一）虚脉

1. 脉象

举之无力，按之空虚，应指软弱。

2. 主病

虚证，多见于气血两虚。因气虚则血行无力，血少则脉道空虚而致。

（十二）细脉

1. 脉象

脉细如线，应指明显，按之不绝。

2. 主病

主气血两虚，诸虚劳损；又主伤寒、痛甚及湿证。虚证因营血亏虚，脉道不充，血运无力而致。实证因暴受寒冷或疼痛，则脉道拘急收缩，细而弦紧。湿邪阻遏脉道，则见脉象细缓。

（十三）代脉

1. 脉象

脉来迟缓力弱，时发歇止，止有定数。

2. 主病

虚证多脉代而无力，良久不能自还，为脏气衰微，脉气不复所致。实证多脉代而有力，多为痹证、痛证、七情内伤、跌打损伤等邪气阻遏脉道，血行涩滞而致。

（十四）实脉

1. 脉象

脉来坚实，三部有力，来去俱盛。

2. 主病

实证。乃邪气亢盛，正气不衰，正邪剧烈交争，气血涌盛，脉道坚满而致。若虚证见实脉则为真气外越之险候。

（十五）滑脉

1. 脉象

往来流利，应指圆滑，如盘走珠。

2. 主病

痰饮、食积、实热。为邪正交争，气血涌盛，脉行通畅所致。脉滑和缓者，可见于青壮年的常脉和妇人的孕脉。

（十六）弦脉

1. 脉象

形直体长，如按琴弦。

2. 主病

肝胆病、诸痛、痰饮、疟疾。弦为肝脉，以上诸因致使肝失疏泄，气机失常，经脉拘急而致；老年人脉象多弦硬，为精血亏虚，脉失濡养而致。此外，春令平脉亦见弦象。

（十七）紧脉

1. 脉象

脉来绷紧有力，屈曲不平，左右弹指，如牵绳转索。

2. 主病

寒证、痛证、宿食。乃邪气内扰，气机阻滞，脉道拘急紧张而致。

（十八）濡脉

1. 脉象

浮而细软。

2. 主病

主诸虚，又主湿。

（十九）涩脉

1. 脉象

脉细行迟，往来艰涩不畅，如轻刀刮竹。

2. 主病

气滞血瘀，伤精血少，痰食内停。

四、按　诊

按诊是医生用手直接触摸或按压病人某些部位，以了解局部冷热、润燥、软硬、压痛、肿块或其他异常变化，从而推断疾病部位、性质和病情轻重等情况的一种诊病方法。

（1）按胸胁：主要了解心、肺、肝的病变。

（2）按虚里：虚里位于左乳下心尖搏动处，反映宗气的盛衰。

（3）按脘腹：主要检查有无压痛及包块。腹部疼痛，按之痛减，局部柔软者为虚证；按之痛剧，局部坚硬者为实证。

（4）按肌肤：主要了解寒热、润燥、肿胀等内容。肌肤灼热为热证，清冷为寒证。

（5）按手足：诊手足的冷暖，可判断阳气的盛衰。

（6）按俞穴：通过按压某些特定俞穴以判断脏腑的病变。

第三章

呼吸内科疾病

第一节　流行性感冒

流行性感冒（简称流感）是流行性流感病毒所致的急性呼吸系统感染性疾病。中医学称之为“时行感冒”。

一、诊断要点

1. 流行病史　在流行季节一个单位或地区同时出现大量上呼吸道感染患者；或近期内本地区或邻近地区上呼吸道感染患者明显增多或医院门诊上呼吸道感染患者明显增多。

2. 临床症状　急起恶寒、发热、头痛、头晕、疲乏无力；可伴咽痛、流涕、流泪、咳嗽、气急等症；少数病例伴食欲减退、腹痛、腹胀、恶心呕吐、腹泻。

3. 实验室检查　①外周血常规：白细胞总数不高或降低，淋巴细胞相对增加。②病毒分离：鼻咽分泌物或口腔含漱液分离出流感病毒。③血清学检查：疾病初起及恢复期双份血清抗流感病毒抗体滴度升高 4 倍或 4 倍以上。④患者呼吸道上皮细胞流感病毒抗原阳性。⑤标本经敏感细胞增殖 1 代后查流感病毒抗原阳性。

临床分为单纯型、肺炎型、中枢神经型和胃肠型四型。

二、病因病机

外感时令风、寒、热、湿、疫毒之邪，从口鼻而入，首犯肺卫，肺失宣降，卫气郁滞，邪正相争而为病。若正胜邪却，邪从外解，则疾病可愈，若邪盛正退，则外邪入里，或致邪热迫肺，或逆传心包，热闭心神，形成危重之候。

三、辩证要点

（1）辨寒热：风寒者以冬季为主，症见寒重热轻，头身疼痛，口不渴，咽不肿痛，苔白，脉浮紧。风热者春季多发，热重寒轻，口渴，咽痛，苔薄黄，脉浮数。

（2）辨邪之兼夹：夹湿者多症见身热不扬，头重如裹，身疼，痰黏。夹暑者以心烦口渴、汗出身热，多见于长夏季节为特征。夹燥者以口干咽燥、咳嗽无痰、舌红少津为特征。

（3）辨轻症与重症：本病可发于任何年龄，病情轻重不一。轻者以青壮年多见，病程短，发热不甚，无喘促、胸闷、神志改变。重者多见于素体虚弱者，传变迅速，易出现气促胸闷、神昏谵妄、唇绀肢冷、脉微欲绝等危重症候。

四、治疗原则

轻症者以解表达邪为治疗基本原则。风寒者以辛温解表；风热者以辛凉解表；外寒内热者治以表里双解；夹湿者治以化湿解表。重症者当根据正邪盛衰处以相应治法。邪热内盛以清泻肺热为主；热闭心神者治以清热开窍；正气欲脱治以扶正固脱。

五、辩证论治

（一）轻症

1. 风寒束表证

症状　恶寒发热，无汗，头身疼痛，鼻塞声重，流清涕，咽痒，口不渴，咳嗽痰白，疲乏无力，舌苔白，脉浮或浮紧。

治法　辛温解表。

方药　荆防败毒散。

加减举例　风寒夹湿头身重、痰黏苔白腻者，加苍术、厚朴、法半夏；夹痰者，合二陈汤；气滞脘腹胀痛、呃逆者，加香附、紫苏子；里热甚发热、口鼻鲜红、大便干结、舌苔红者，加黄芩；气虚神疲乏力、短气者，加党参。

中成药　麻桂感冒丸散寒解表；或荆防败毒丸清热散风、发表解肌、解毒消肿；或桂枝合剂解肌发表、调和营卫；或冲和丹散风解热；或感冒软胶囊疏风散寒。

2. 风热袭表证

症状　发热，微恶风寒，头痛，少汗或汗出不畅，咳嗽，痰黄黏稠，口渴欲饮，咽喉红肿疼痛，舌边尖红，苔薄黄，脉浮数。

治法　辛凉解表。

方药　银翘散。

加减举例　咳嗽痰多者，加黄芩、瓜蒌皮、杏仁、浙贝母；咽喉痛甚者，加马勃、玄参；发热甚者加柴胡、葛根；头痛者，加菊花、桑叶。

中成药　柴胡注射液清热解表；或维 C 银翘颗粒辛凉解表、清热解毒；或羚翘解毒口服液疏风清热、解毒；或银翘解毒丸（胶囊、颗粒）辛凉解表、清热解毒；或清开灵注射液清热解毒；或瓜霜退热灵口服液清热解毒、开窍镇静，风寒束表证和此证均可用柴胡注射液清热解表。

3. 外寒内热证

症状　恶寒，发热，鼻塞声重，咽痛，咳嗽气急，痰黄黏稠，口渴，尿赤便干，舌苔黄白相兼，脉浮数。

治法　解表清里。

方药　麻杏石甘汤。

加减举例　痰热盛者，加黄芩、桑白皮、浙贝母、瓜蒌皮；便秘者，加葶苈子、大黄；热盛伤津者，加天花粉、麦冬、芦根。

中成药　防风通圣丸解表通里、清热解毒。

4. 寒湿阻滞证

症状　恶寒发热，身体困重疼痛，恶心呕吐或腹痛腹泻，舌苔微腻，脉濡缓。

治法　散寒除湿。

方药　藿香正气散。

加减举例　表寒较重，身痛明显者，加荆芥、防风；湿邪偏重，脘闷体倦者，加胃苓汤；暑湿困表，头重、口中黏滞者，用新加香薷饮。

中成药　复方香薷水解表化湿、醒脾和胃。

5. 肠道湿热证

症状 恶寒发热或身热不扬，恶心呕吐，腹痛腹泻，或泻而不爽，一烦热口渴，小便短黄，舌苔黄腻，脉濡数或滑数。

治法 清热利湿。

方药 葛根芩连汤。

加减举例 湿重于热，胸腹满闷、口不渴或渴不欲饮、脉濡缓者，合平胃散；夹食滞，脘腹胀满、不欲饮食者，加神曲、麦芽、山楂。

中成药 小建中丸温中补虚、和里缓急；或枳实导滞丸祛湿清热、消积导滞。寒湿阻滞证和此证均可用藿香正气水（胶囊、口服液、片、丸）解表和中、燥湿化浊。

（二）重症

1. 邪毒迫肺证

症状 头痛身热，微恶风寒，无汗或汗不多，咳嗽气喘，咳痰色黄，胸闷，心烦口渴，舌红苔黄，脉滑数。

治法 清热泻肺。

方药 黄芩泻白散合清热消毒饮。

加减举例 咳嗽痰稠、咳痰不利者，加葶苈子；大便干结者，加大黄、枳实；烦渴者，加生石膏、天花粉。

中成药 香雪抗病毒口服液清热祛湿、凉血解毒；或重感灵片解表清热、疏风止痛；或重感片清热解毒、疏风透表。

2. 热闭心神证

症状 壮热少汗，口渴，烦躁不安，头身疼痛，甚则神昏谵妄，口唇发绀，舌红绛，苔黄，脉弦数。

治法 清热开窍。

方药 清营汤。

加减举例 热盛动风，高热抽搐者，加羚羊角、菊花；痰热盛者，加制天南星、天竺黄；火盛者，加黄芩、石膏；大便秘结者，合大承气汤。

中成药 清开灵注射液清热解毒、化痰通络、醒神开窍；或醒脑静注射液清热解毒、凉血活血、开窍醒脑；或安宫牛黄丸清热解毒、通窍镇静；或犀角地黄丸清热凉血。

3. 里闭外脱证

症状 高热或低热，咳嗽，憋气喘促，手足不温或肢冷，冷汗，唇甲发绀，脉沉细或脉微欲绝。

治法 扶正固脱。

方药 参附汤。

加减举例 汗出不止者，加黄芪、煅龙骨、煅牡蛎、五味子；有瘀滞者，加丹参、赤芍。

中成药 参麦注射液益气固脱、养阴生津、生脉；或参附注射液回阳救逆、益气固脱；或炙甘草合剂益气、养血、温阳复脉。

六、特色治疗

1. 单味中药

（1）抗病毒：鱼腥草、板蓝根、贯众、黄芩、连翘、重楼、半边莲等。

（2）解热降温：生石膏、柴胡、葛根、石菖蒲、牛黄、桂枝等。

2. 针灸疗法

（1）刺灸：针灸对本病有较好的预防效果，不仅可使健康人增强体质、提高抵抗感冒的能力，而且还可以使初得感冒者截断病势，明显缩短病程。

治法 风寒证祛风散寒、宣肺解表；风热证疏散风热、清利肺气；暑湿证清暑化湿、疏表和里。

针灸处方 风池、大椎、列缺、合谷、外关。

随证配穴 风寒证加风门、肺俞祛风散寒；风热证加曲池、尺泽疏散风热；暑湿证加中脘、足三里和中化湿；邪盛体虚加肺俞、足三里扶正祛邪；鼻塞流涕加迎香宣肺通窍；头痛加印堂、太阳祛风止痛；咽喉肿痛加少商清热利咽。

刺灸方法　风寒者，针、灸并用，泻法；风热、暑湿者，只针不灸，泻法。

（2）耳针疗法：取肺、内鼻、气管、咽喉、额、肾上腺，毫针浅刺，留针 30 min；也可用王不留行贴压。

（3）皮肤针法：取背部督脉、膀胱经，用皮肤针循经扣刺，以皮肤潮红或微渗血为度。鼻塞流涕者取鼻翼部相当于迎香穴区，用中刺激叩刺至略潮红。头痛者以太阳穴为中心，呈扇形向后叩刺，轻刺激至局部微红。1 次 /d，在流行期内，根据体质情况刺激 1 ~ 3 次。

（4）拔罐疗法：取肺俞、风门、大椎、身柱，留罐 10 min，或于背部膀胱经走罐，适用于风寒证；对于发热而不出汗者，刺大椎出血后再拔罐；头两侧剧痛者，太阳穴刺络拔罐。

（5）穴位注射：取大椎、曲池，用复方氨基比林注射液，每穴 0.5 mL，1 次 /d，对发热患者效果明显；或取风池、肺俞，用维生素 B_1 注射液，每穴注射 0.1 ~ 0.3 mL。1 次 /d，3 日为 1 个疗程。

（6）三棱针法：取耳尖、委中、尺泽、太阳、少商。每次选 1 ~ 2 穴，点刺出血。适用于风热证。

3. 推拿治疗　一指禅推前额 2 min；按揉太阳、阳白、鱼腰、攒竹、头维穴 2 min；拿风池、肩井 6 ~ 9 遍；摩腹 5 min；按揉内关、足三里、丰隆、中府、云门穴 6 ~ 9 遍；掌擦大椎及背部膀胱经侧线各 2 min，以薄荷水作为推拿介质。1 ~ 2 次 /d。

4. 其他疗法

（1）药熏疗法：取天突、风池、颈部淋巴结区，用黄柏 120 g，防风 15 g，加水 1500 mL，煎成 1000 mL，取药液蒸汽熏治，同时吸入药物蒸汽 10 min，1 次 /d。

（2）穴位敷贴：取天突、中府、大椎、肺俞、膏肓、膻中、肾俞。用白芥子、甘遂、细辛、肉桂、天南星等药制成膏药，在三伏期间贴敷。

（3）自我按摩法：通过自我按摩手法刺激，激发体内免疫功能，增强抗病毒能力。①按面颊：用搓热的双手掌，分别上下按摩双侧面颊部，各数十次，至面部发热或皮肤泛红为佳。②揉迎香：先用双手中指或示指自鼻根部按摩鼻的两侧数十次，然后用双手中指或示指尖按双侧迎香穴。③擦颈部：以手指的掌面着力由上向下自发根至肩部摩擦颈部两侧数十次，至颈部发热或皮肤泛红为佳。④点揉风池：两手拇指或中、示指同时用力，点揉风池穴。⑤推揉大椎穴：用一手或双手示、中指按住大椎穴，先用力揉按数十次，然后可自大椎向上推揉至发根数十次。

（4）中药熏蒸：用于流行期间室内或公共场所空气消毒，常用药：鹅不食草、苍术、艾叶、石菖蒲等。

（5）经典食疗：①藕丝百合汤：莲藕 100 g，百合 50 g，洗净切丝，入开水中，武火烧开，文火煎熬成汁，加入冰糖适量，1 次 /d，分 2 次服。适用秋燥外感者。②二白汤：葱白 60 g，白萝卜 300 g 切块，加水 500 mL，煮沸热饮。适用于外感风寒初起，胸闷咳嗽者。③绿豆赤小豆汤：赤小豆、绿豆各 100 g，熬汤频饮，适用外感风热初起者。

七、名医诊治特色

1. 江尔逊　认为《伤寒论》97 条言："血弱气尽，腠理开，邪气因入，与正气相搏"者，非独指少阳病之病因病机，乃总论虚人外感之病因病机也。善用小柴胡汤治虚人感冒，稳妥恰当，免于斯弊。用法为：凡虚人感冒之用小柴胡汤者，除悉遵原方 7 种或类证之加减法外，尚有 4 种常用的加减法：气虚者加黄芪、白术；血虚者加当归、白芍；阴虚去法半夏，酌加玉竹、生地黄，阳虚去黄芩，酌加制附子、巴戟天。

2. 陈继明　对于反复感冒，缠绵不愈，责之气虚卫弱，营卫不和，治以玉屏风散扶正固表，伍以桂枝汤调和营卫，卫表得固，营卫和谐，感冒因此不作。处方：防风 6 g，白术 9 g，生黄芪 12 g，桂枝 4.5 g，生白芍 4.5 g，炙甘草 4.5 g，生姜 2 片，大枣 5 枚。

3. 张琪　以生石膏为主，与其他药配伍，治疗各类发热性疾病。治疗温热型流行性感冒，包括春温和冬温，银翘、桑菊效皆不显，常用生石膏 50 g，加葛根、连翘各 15 ~ 25 g，一般药后得汗而热退。治疗外寒里热之重感冒，外感寒邪内蕴伏热，宜疏解表邪，加生石膏以清里热。处方：柴胡 25 g 桂枝 15 g，黄芩 15 g，白芍 15 g，法半夏 15 g，生石膏 75 g，甘草 10 g。此方仿柴胡桂枝汤意，加石膏以清里热。

第二节　急性上呼吸道感染

急性上呼吸道感染是鼻腔、咽或喉部急性炎症的概称，是呼吸道最常见的一种感染性疾病。根据中西医病名对照，急性上呼吸道感染属中医学“感冒”范畴。

一、诊断要点

1. 诱因　存在受凉、淋雨、过度劳累等诱因。

2. 临床症状　有鼻塞、流涕、咽痛、口唇疱疹等上呼吸道症状，甚则有发热、畏寒等全身症状。有咽部充血、扁桃体肿大、脓性分泌物等局部体征，肺部无异常体征。

3. 辅助检查　血常规：病毒感染者白细胞计数正常或偏低，淋巴细胞比例升高；细菌感染者白细胞计数常增多，中性粒细胞增多和核左移现象。

二、病因病机

感冒是由于六淫、时行病毒侵袭人体而致病。以风邪为主因，风邪虽为六淫之首，但在不同季节，往往与其他当令之时气相合而伤人，如冬季多属风寒，春季多属风热，夏季多夹暑湿，秋季多兼燥气，梅雨季节多夹湿邪。若四时之气失常，非其时而有其气，伤人致病者，一般较感受当令之气为重。而非时之气夹时行疫毒伤人，则病情重而多变，往往相互传染，造成广泛流行，且不限于季节性。本病病位在肺卫，或有传变。外邪侵袭人体是否发病，关键在于卫气之强弱，同时与感邪的轻重有关。因病邪在外、在表，故尤以卫表不和为主。外邪侵犯肺卫的途径有二：或从口鼻而入，或从皮毛内侵。由于四时之气不同，以及体质的差异，故临床表现有风寒、风热、暑湿、表寒里热、气虚、阴虚之证。如感受时行病毒则病情多重，甚或有变生他病者。

三、辩证要点

本病病位在肺卫，辩证属表实证，但首先必须根据证情，求其病邪的性质，区别表寒、表热和暑湿兼夹等证；其二要辨别普通或时行。对于体虚感冒应辨明为气虚或阴虚。

四、治疗原则

感冒的治疗原则主要是针对病因治疗，并注意发病季节，中医学认为，初起病邪在肺卫的病理特点，以解表达邪为原则。一般而言，风寒宜于辛温，风热宜于辛凉，暑湿则当清暑祛湿。如病情复杂而见表寒里热症候者，治宜表里双解，至于正虚邪盛而致症状虚实错杂者，治疗之时就必须根据其正邪盛衰的具体病情变化，采取助正达邪、标本兼顾的治疗大法。

五、辩证论治

1. 风寒证

症状　恶寒重，发热轻，头痛，肢节酸痛，无汗，鼻塞流涕，咽痒，咳嗽，痰稀薄色白，口不渴或渴喜热饮，舌苔薄白而润，脉浮或浮紧。

治法　辛温解表。

方药　荆防败毒散。

加减举例　表寒重，头身疼痛、无汗者，加麻黄、桂枝；表湿较重，身热不扬者，用羌活胜湿汤；湿邪蕴中，脘痞食少，或有便溏者，加苍术、厚朴、法半夏；头痛甚者，加白芷、川芎；身热较甚者，加柴胡、薄荷。

中成药　清热解毒注射液清热解毒；或通宣理肺丸（口服液）解表散寒、宣肺止咳；或外感风寒颗粒解表散寒、疏风退热止咳；或午时茶胶囊解表和中；或荆防合剂发汗解表、散风祛湿。

2. 风热证

症状　发热重，微恶风，有汗，头胀痛，咳嗽，痰黏或黄，咽燥，或咽喉乳蛾红肿疼痛，鼻流浊涕，口渴，舌苔薄白微黄，边尖红，脉象浮数。

治法　辛凉解表。

方药　银翘散。

加减举例　头胀痛较甚者，加桑叶、菊花；咳嗽痰多者，加浙贝母、前胡、杏仁；咳痰稠黄者，加黄芩、知母、瓜蒌皮；咽喉红肿疼痛者，加板蓝根、马勃、玄参；口渴重者，重用鲜芦根，加天花粉；兼湿热，胃脘痞闷呕恶者，加藿香、佩兰。

中成药　清开灵注射液清热解毒；或瓜霜退热灵口服液清热解毒、开窍镇静；或维C银翘颗粒辛凉解表、清热解毒；或精制银翘解毒丸（片）清热散风、解表退热；或香菊冲剂辛凉解表。风寒证和此证均可用柴胡注射液清热解表。

3. 暑湿证

症状　身热，微恶风，汗少，肢体酸重或疼痛，头昏重胀痛，咳嗽痰黏，鼻流浊涕，心烦口渴，或口中黏腻、渴不多饮，胸闷脘痞，泛恶，腹胀，大便或溏，小便短赤，舌苔薄黄而腻，脉濡数。

治法　清暑祛湿解表。

方药　新加香薷饮。

加减举例　湿热偏盛者，加黄连、栀子、黄芩、鲜芦根；湿困卫表，肢体酸重疼痛较甚者，加藿香、佩兰；里湿偏盛，口中黏腻，胸闷脘痞者，加苍术、白豆蔻、法半夏、陈皮；小便短赤，加六一散、赤茯苓。

中成药　藿香正气水（胶囊、口服液、片、丸）解表和中、燥湿化浊；或祛暑丸清热利湿、清心镇惊、祛暑；或复方香薷水解表化湿、醒脾和胃；或藿香祛暑软胶囊祛暑化湿、解表和中；或暑湿感冒颗粒清暑祛湿、芳香化浊。

4. 表寒里热证

症状　发热，恶寒，口渴、咽痛、鼻塞、声重，咳嗽气急，痰黄质稠，尿赤，便秘，舌苔黄白相兼，脉浮数。

治法　解表清里，宣肺疏风。

方药　双解汤。

加减举例　大便秘结不通者，加大黄、芒硝；表寒较甚者，加紫苏叶、荆芥、防风、生姜；痰热较甚者，加黄芩、桑白皮、瓜蒌。

中成药　九味羌活丸解利伤寒。

5. 气虚证

症状　恶寒较甚，发热，无汗，身体倦怠，咳嗽，痰白，咳痰无力，平素神疲体弱，气短懒言，反复易感，舌淡苔白，脉浮而无力。

治法　益气解表，祛痰止咳。

方药　参苏饮。

加减举例　表虚自汗，易伤风邪者，常服玉屏风散以防感冒；恶寒重，发热轻，四肢欠温，舌质淡胖，脉沉细无力者，为阳虚外感，当助阳解表，用再造散。

中成药　复芪止汗冲剂以益气固表；或玉屏风丸（颗粒）补脾实卫、托里固表。

6. 阴虚证

症状　身热，微恶风寒，少汗，头昏，心烦，口干，干咳痰少，舌红少苔，脉细数。

治法　滋阴解表。

方药　加减葳蕤汤。

加减举例　阴伤较重，口渴、咽干明显者，加沙参、麦冬；血虚，面色无华、唇甲色淡、脉细者，加生地黄、当归。

中成药　桑菊感冒片疏风清热、宣肺止咳；或养阴脉安片以滋阴解表；或加减葳蕤颗粒滋阴发汗；气虚证和此证均可用人参败毒丸扶正祛邪、疏导经络、益气发汗、散风祛湿。

六、特色治疗

1. 单味中药　现代药理研究表明，多种中药具有治疗上呼吸道感染的作用。

（1）抗病原微生物：如麻黄、柴胡、荆芥、金银花、知母、菊花、桂枝、连翘、薄荷等。

（2）抗炎：如麻黄、柴胡、知母、金银花、桂枝、连翘等。

（3）解热：如麻黄、柴胡、金银花、荆芥、葛根、桂枝、生石膏、知母、连翘等。

（4）提高机体免疫功能：如黄芪、玉竹、人参、沙参、麦冬等。

2. 针灸疗法

（1）刺灸：针灸通过经络的调节作用，可使体内免疫功能增强。

治法　风寒者，祛风散寒、宣肺解表；风热者，疏风清热、清肺利气；暑湿者，清暑化湿、疏表和里。

针灸处方　风池、大椎、列缺、合谷、外关。

随症配穴　风寒者，加风门、肺俞祛风散寒；风热者，加曲池、尺泽疏散风热；暑湿者，加中脘、足三里和中化湿；邪盛体虚者，加肺俞、足三里扶正祛邪；鼻塞流涕者，加迎香宣肺通窍；头痛者，加印堂、太阳祛风止痛；咽喉肿痛者，加少商清热利咽。

刺灸方法　风寒者，大椎、风门、肺俞、足三里针灸并用，泻法；风热者，大椎、少商用三棱针点刺出血，其他腧穴常规针刺；暑湿者，只针不灸，泻法。

（2）三棱针法：取耳尖、委中、尺泽、太阳、少商，每次选 1 ~ 2 穴，点刺出血。适用于风热证。

（3）拔罐疗法：沿督脉、膀胱经内侧循行线背俞穴、夹脊穴，从上至下走罐数次，以皮肤潮红，皮下微见出血点为度，1 次 /d。适用于感冒属实证者。

（4）刺络拔罐：取大椎、风门、肺俞，用三棱针点刺后将火罐吸附于穴位上，出血 1 ~ 2 mL，留罐 15 min，1 次 /d。适用于风热感冒。

（5）耳针疗法：取肺、内鼻、气管、咽喉、额、肾上腺，毫针浅刺，留针 30 min；也可用王不留行贴压，每日按压 3 次，每次每穴 1 min，3 日更换，双侧交替。

（6）穴位注射：柴胡注射液或银黄注射液或鱼腥草注射液（任选一种），取双侧曲池穴，每穴注入 0.5 ~ 1 mL，1 次 /d，3 日为 1 个疗程。适用于外感风热，热势较高者。

3. 推拿治疗　掌分推胸胁部 1 min；按揉风池、风府、天突、膻中、中府、云门各 6 ~ 9 遍；一指禅推前额及身柱、大杼、风门、肺俞、丰隆各 1 min；拿肩井 6 ~ 9 遍；直擦背部膀胱经侧线 1 min。1 ~ 2 次 /d。

4. 其他疗法

（1）穴位敷贴：涌泉敷贴膏。药用白芥子、栀子、桃仁各 20 g，吴茱萸、樟脑各 10 g。研末，和匀，与鸡蛋清、面粉调成饼状，分贴于双侧涌泉穴，用布包扎，再用热水袋加温片刻，1 日后取下，如不效，再续贴 1 次，适用于感冒咳嗽较甚者。

（2）足浴：紫苏叶 50 g，艾叶 50 g，葱白 50 g，加水 150 mL，煮沸 5 min，保持适宜温度熏洗双足 5 min，1 次 /d。

（3）经典食疗：①姜糖茶：生姜 9 g（洗净切丝），红糖 12 g，开水沏茶，趁热顿服，服后宜卧床盖被出微汗，适用于风寒型感冒。②薄菊粥：薄荷、菊花各 9 g，桑叶、淡竹叶各 6 g。水煎，沸后 5 min，滤出药汁，去渣，加入粳米 100 g 煮粥，稍煮即成，分 2 次 /d 服食，适用于风热型感冒。③藿香代茶饮：鲜藿香叶、鲜荷叶各 12 g（干品者减半），白糖适量，水煎（或开水沏），代茶饮，适用于暑湿型感冒。

七、名医诊治特色

1. 刘惠民　认为此类疾病早期不仅限于表证，多数病例常兼见不同程度的里热。因此根据《伤寒论》“病在表可发汗”的论述，除主张早期解表外，更主张解表清里同时进行，以奏表里双解之效。处方用药除用麻黄、桂枝解表剂外，多喜同生石膏、知母等清里热之药，用麻杏石甘汤、大青龙汤加味，表里双解。

2. 汪履秋　认为治疗本病时首先要辨清病邪的六气所属：恶寒重、发热轻者多为风寒，治当辛温发表，方选荆防败毒散之类；发热重、恶寒轻者多属风热，治宜辛凉疏解，方投银翘散加味；头身疼痛较著者，多为风湿之邪，因解卫表，治疗则用羌活胜湿汤疏风胜湿；若病邪侵犯呼吸道，咳嗽等肺经症状突出，则应注重凉散轻宣，桑菊饮为常用之方；若吐泻等脾经症状较著，多为病邪侵入肠胃，治疗以疏表清利为先，葛根芩连汤为首选之方。

第三节　慢性阻塞性肺疾病

慢性阻塞性肺疾病是一种具有气流受限特征的疾病，气流受限不完全可逆，呈进行性发展。本病属中医学“肺胀”范畴。

一、诊断要点

1. 诱因　有吸烟等高危因素史。

2. 临床表现　慢性支气管炎症，逐渐加重的呼吸困难、肺气肿。

3. 辅助检查　肺功能检查是诊断慢性阻塞性肺疾病的金标准，存在不完全可逆气流受限是必备条件。

二、病因病机

本病的发生是由于久病肺虚，导致痰瘀互结，呼吸道不畅，肺气壅滞，胸膺膨满，不能敛降而成，逐渐损及脾、肾、心。每因复感外邪诱使病情发作或加剧。本病病位早期在肺，继则影响脾、肾，后期及心。病性为本虚标实，有偏虚、偏实之不同，平时稳定时偏于本虚，感邪发作时偏于标实。本虚早期多属气虚、气阴两虚；晚期气虚损及阴阳，导致阴阳俱虚。邪实有外邪痰浊、瘀血、水饮。本虚与标实每每互为影响，如气虚卫外不固，复感外邪，痰饮难蠲；阴虚则外邪、痰浊易从热化，而致痰热内郁。正气不足，外邪乘虚而入，诱发本病反复发作。素有痰饮，复感风寒，则致外寒内饮；外感风热或痰郁化热，则致痰热证；痰浊壅盛，或痰热内扰，蒙蔽清窍，则成痰蒙神窍；肝风夹痰或热盛动风，则可致抽搐；邪热迫血妄行，则可致出血；病情进一步发展可致元阳欲脱之象。

三、辩证要点

（1）辨标本虚实：一般感邪发作时多以标实为主，平时稳定时以本虚为主。有外感者多伴恶寒发热，头身疼痛等表证；痰浊者多见咳嗽痰黏，不易咯出；血瘀者多伴唇绀面紫，舌下青筋暴露等。正虚责之于肺、脾、肾三脏俱虚，又有偏重主次之别。

（2）辨脏腑阴阳：肺胀以肺、脾、肾亏虚为本，后期可损及于心。早期以气虚或气阴两虚为主，气虚者多见气短、喘促、倦怠、便溏、纳差、腰膝酸软；气阴虚者伴见五心烦热、口干咽燥，舌红少津。后期则可致阳虚，表现为形寒肢冷、心悸、尿少、水肿等。

四、治疗原则

根据本虚、标实之偏盛，选择扶正与祛邪的不同治则。标实者，采一取祛邪宣肺、降气化痰、温阳利水、活血祛瘀等法；本虚者，当以补养心肺、健脾、益肾为主，或气阴兼调，或阴阳兼顾；虚实夹杂者，应以扶正与祛邪同施，在补肺、健脾、益肾同时，合以解表、化痰、祛瘀等法。

五、辩证论治

1. 外寒内饮证

症状 咳逆喘满不得卧，气短气急，痰多稀薄，呈泡沫状，恶寒发热，无汗，渴不欲饮，或渴喜热饮，面色青暗，周身酸楚，头痛。舌质暗淡，苔白滑，脉浮紧。

治法 温肺散寒，解表化饮。

方药 小青龙汤。

加减举例 饮郁化热，烦躁而喘者，加生石膏；肺肾气虚，呼吸浅短难续者，加人参、紫石英、沉香；面色青暗，唇甲发绀，舌质紫暗者，加桃仁、丹参、红花；若水肿，咳喘不得卧者，可合葶苈大枣泻肺汤。

中成药 小青龙颗粒以温肺散寒、解表化饮；或玉屏风丸（颗粒）补脾实卫、托里固表；或人参败毒丸扶正匡邪、疏导经络、益气发汗、散风祛湿。

2. 痰浊阻肺证

症状 咳喘痰多，色白黏腻或泡沫，胸满气短，稍劳即著，脘腹痞胀，食少便溏，倦怠乏力，舌质偏淡，苔薄腻或浊腻，脉滑。

治法 化痰降逆平喘。

方药 二陈汤合三子养亲汤。

加减举例 痰涎壅盛，气喘难平者，加杏仁、葶苈子；痰阻中焦，脘痞腹胀者，加瓜蒌皮、枳实、焦三仙；痰郁化热，痰黏不爽者，加黄芩、桑白皮；痰浊夹瘀，唇甲紫暗，舌暗有瘀点者，加桃仁、赤芍、丹参；脾胃虚弱者，加人参、白术、黄芪；卫外不固者，可合玉屏风散。

中成药 苓桂咳喘胶囊温肺化饮、止咳平喘；或茯苓丸燥湿行气、软坚化痰。

3. 痰热郁肺证

症状 咳逆喘息气粗，痰黄或白，黏稠难咯，胸满烦躁，溲黄便干，口渴欲饮，或身热微恶寒，舌质红或边尖红，苔黄或黄腻，脉数或滑数。

治法 清热化痰、降气平喘。

方药 越婢加半夏汤。

加减举例 痰热内盛者，加黄芩、桑白皮、瓜蒌皮、鱼腥草、浙贝母；痰多喘息，胸满难以平卧者，加射干、葶苈子、白芥子；腹满便秘者，加大黄；热盛伤津，口干舌燥者，加天花粉、知母、芦根。

中成药 清气化痰丸清肺止咳、降逆化痰；或清金降火丹清热化痰；或小陷胸丸降气化痰。

4. 痰蒙神窍证

症状 神志恍惚，嗜睡，躁动不安，谵妄，或昏迷，撮空理线，抽搐，咳嗽，气喘，咳痰不爽，痰鸣，唇甲发绀。舌质暗红或淡紫，苔腻，脉细滑数。

治法 涤痰熄风，开窍醒神。

方药 涤痰汤。

加减举例 痰热内盛，身热神昏，舌红苔黄者，加黄芩、桑白皮、浙贝母、天竺黄；热盛动风，抽搐者，加羚羊角、全蝎、钩藤；瘀血明显者，加丹参、红花、桃仁；热伤血络者，加水牛角、生地黄、牡丹皮；热结大肠，腑气不通者，加生大黄、芒硝。

中成药 清开灵注射液清热解毒、化痰通络、醒神开窍；或痰热清注射液（片）清热、解毒、化痰；或至宝丹清热开窍、化浊解毒；或涤痰丸降气涤痰；或导痰丸利膈消痞、化痰利气。痰浊阻肺证和此证均可用二陈丸燥湿化痰、理气和胃。

5. 阳虚水泛证

症状 面浮肢肿，甚则全身水肿，喘促不能平卧，痰多清稀，腹满脘痞，纳差便溏，尿少，怕冷。舌胖质暗，苔白滑，脉沉细或细滑。

治法 温阳利水，益肾健脾。

方药　真武汤合五苓散。

加减举例　水瘀互结，发绀明显者，加泽兰、红花、丹参、赤芍、益母草；水饮凌心射肺、心悸喘息不能平卧者，加椒目、葶苈子。

中成药　固肾定喘丸温肾纳气、利水定喘；或真武丸温阳化痰、下气利水。

6. 肺脾气虚证

症状　咳喘日久，痰多，气短不足息，少气懒言，食少便溏，面色不华。舌淡，苔薄，脉细软。

治法　补脾益肺，化痰平喘。

方药　六君子汤。

加减举例　脾阳不振，形寒肢冷者，加干姜，桂枝；中气下陷、腹坠脱肛者，加补中益气汤。

中成药　固本丸以补益脾肺、祛湿化痰。

7. 肺肾两虚证

症状　咳嗽气喘，呼多吸少，动则尤甚，甚则张口抬肩，痰白如沫，形寒怕冷。舌淡，苔白润，脉沉细无力。

治法　补肺纳肾，降气平喘。

方药　补虚汤合参蛤散。

加减举例　肾不纳气，喘逆甚者，加沉香、紫石英；肺虚有寒. 怕冷、痰涎清稀者，加细辛、桂枝；阴伤，低热、舌红少苔者，加麦冬、玉竹、生地黄、知母；心脉瘀阻、脉结代者，合炙甘草汤；瘀血甚者，加丹参、桃仁、当归。

中成药　人参固本丸扶元润燥、滋阴养血、清金降火、补精益肾；或养阴清肺丸（膏）养阴清肺、止咳化痰；或橘红化痰丸滋阴清热、敛肺止咳、化痰平喘。肺脾气虚证和此证均可用人参蛤蚧丸补肺益肾、止咳定喘；或百合固金丸滋肾保肺、止咳化痰。

六、特色治疗

1. 单味中药　现代中药药理研究表明，许多中药具有解痉平喘、祛痰止咳、抑菌等作用。

（1）解痉平喘：麻黄、地龙、茶叶、白果、石韦、枇杷叶、矮地茶等。

（2）抑菌抗病毒：鱼腥草、黄芩、矮地茶等。

（3）调节免疫：百合、天冬、白芍、人参、补骨脂、淫羊藿、冬虫夏草等。

（4）祛痰：陈皮、胆南星、皂荚、车前子、泽漆、葶苈子等。

2. 针灸疗法

（1）刺灸：根据本病“本虚标实”的病机进行针刺治疗以健脾益肺、调补肺肾、化痰祛瘀，可减轻症状，阻止病情发展，缓解或阻止肺功能的下降，改善活动能力，提高生活质量，降低病死率。

治法　健脾益肺、调补肺肾、化痰祛瘀。

针灸处方　肺俞、膏肓、太渊、太溪、肾俞、足三里。

随症配穴　呼吸困难较重者，加膻中，喘甚者，加定喘。

刺灸方法　进针后行提插捻转、平补平泻手法，至得气后留针 30 min，间隔 10 min 行针 1 次，隔日治疗 1 次，共治疗 50 次。

（2）皮肤针法：取颈后部、颈前部、背部第 1 ~ 第 4 胸椎两侧膀胱经、喉两侧。每个部位循经叩刺，以皮肤潮红或微渗血为度。

（3）耳针疗法：取肺、支气管、平喘、肾上腺、交感、对屏尖，中等强度刺激，留针 30 min，其间行针 1 次，也可用王不留行贴压。

（4）拔罐疗法：在背部横膈以上，脊柱两侧拔瘀血性火罐，膏肓、肺俞多加闪罐拔之。

（5）穴位注射：穴位以肺俞、定喘、风门及足三里、丰隆交替使用，每次背部及下肢部位各选 1 穴，共 2 对 4 穴。注射药物用青霉素，治疗前先进行青霉素皮试，阳性者剔除治疗之列，80 万 U 青霉素以 1% 利多卡因 4 mL 为溶媒，每穴注射 20 万 U 青霉素，1 次 /d。

（6）蜂针疗法：取穴肾俞、气海、太渊、合谷、大椎、风池。常规消毒后，用活蜂蜇刺皮试，无过敏方可继续蜇刺穴位，5 日为 1 个疗程，中间休息 2 日。对于过敏体质、10 岁以下幼童禁用。

3. 推拿治疗　扫散法：头部胆经循行线 10 余次；推桥弓 20 ～ 30 次；横擦前胸部 2 ～ 3 遍；横擦肩背、腰部 2 min；斜擦两肋 1 min；直擦上肢 2 min；拿五经、颈项 3 ～ 5 遍；震百会、大椎、命门穴；按揉肺俞、膻中、定喘、丰隆。擦法以透热为度，手法力度为中等程度。1 次 /d。

4. 其他疗法

（1）穴位敷贴：麻黄、白芥子、甘遂、延胡索、细辛，按 1 ∶ 2 ∶ 2 ∶ 2 比例配量，姜汁调成稠膏状，于夏季初、中、末伏 3 日各贴药 1 次，选穴肺俞、心俞、膈俞、天突、膏肓、膻中、肾俞、定喘、丰隆等，连续治疗 3 年。

（2）耐力训练：每日早、晚饭后 1 h 各进行 60m/min 的步行速度训练 10 ～ 20 min，至患者微感气急和心率增快为度，逐渐增加到 80m/min 的步行速度训练 20 ～ 30 min，使运动后心率达极限的 60% ～ 70%。

（3）呼吸训练：每日午后 2 h 在家属的帮助下进行以下呼吸功能锻炼。缩唇腹式呼吸：患者取端坐位，左手放胸前，右手放腹部，缩唇呈鱼唇状，收缩腹部同时胸部前倾将气体缓慢呼出，然后腹部不动，挺胸并用鼻深吸气，保持呼气、吸气时间为 2 ∶ 1。由 2 次 /d、每次 10 min，增加到 4 次 /d、每次 15 min，力争使其成为自然呼吸习惯。横膈式呼吸：患者仰卧位，双手置腹部以对抗极力外突的腹肌，同时用鼻吸入气体，屏气 1 ～ 2 秒，连续 5 次，休息 3 min 后再进行，共做 5 次。以上康复训练共进行 100 日。

（4）经典食疗：①百合猪肺汤：百合 40 g，猪肺 1 具，洗净，加料酒、盐、胡椒炖烂，分 3 次食用。②莱菔粳米粥：莱菔子 15 g，粳米 100 g，煮粥晚分服。③贝母粳米粥：川贝母粉 10 g，粳米 50 g，冰糖适量，煮粥早、晚温服。

七、名医诊治特色

1. 邵长荣　认为本病的发生和发展，与先天不足、后天失养有关，根据不同的个体差异，采用保肺、健脾和补肾等方法治疗。在治疗中常喜用麦冬一味，认为本品有提高耐缺氧能力，对心肺功能的提高和适应环境能力的增强有一定的作用。提出注意保肺健脾药食的调养，常用药有太子参、黄芪、白术、茯苓、莲子、薏苡仁、山药等，并配合足三里穴位注射核酪或黄芪注射液以培土生金。

2. 许建中　根据患者痰的色度、黏稠度、气味，结合舌脉以及整体状态，按“急者治其标、缓者治其本”的原则治之。急性期应先散尽外邪，继以辩证采取清肺利痰法、温化寒痰法、燥湿化痰法，并结合宣肺止咳平喘。以银翘散、定喘汤、止嗽散、千金苇茎汤、麻杏石甘汤、苓桂术甘汤、五苓散等为常用方剂。缓解期则根据辩证分别采取益气、养阴、固表、健脾、补肾纳气为法，以玉屏风散、生脉散、香砂六君子汤、七味都气丸等为常用方剂，能防止本病复发或延长复发时间。

3. 曹世宏　认为本病急性发作期虽经积极治疗，然余痰留肺者仍不在少数，肺家余痰内伏，日久极易化热，痰热蕴肺，致使病情迁延不愈。辨痰方面，只要见痰黏质稠，苔腻脉数者，不论其痰色是黄或白，大多属热，不过有热轻热重而已。基本方为桑白皮、瓜蒌、生蛤壳、一枝黄花、百部、杏仁、炙马兜铃、法半夏、郁金、枳壳、丹参。津伤者加芦根、南沙参养阴生津；喘甚者加射干、葶苈子泻肺平喘。诸药合用，共奏清肺化痰，行气活血，养阴生津之功。

4. 朱秀峰　认为本病的临床表现主要是活动后气短、少气不足以息，属中医学肺肾两虚、肾不纳气之“虚喘”范围。病之本在肺、肾多虚，久之气病及血，心阳不振，多兼有痰、热、瘀等实邪。以“急则治标，缓则治本”的原则，拟用补正合剂为治疗慢性阻塞性肺疾病的基本方，药用南沙参、补骨脂、淫羊藿、丹参、赤芍、红花、水蛭、甘草。

5. 李琦　认为本病虽属正虚标实之证，但在临床上，仍以实证居多，且本病日久，虚实交错，唯有邪去方可正安，如一味补益，反可助邪留寇。治疗原则以祛邪为主，兼顾益气。治法当是平喘降逆，祛痰活血泻水，兼顾补气，自拟降肺平逆汤：杏仁 15 g，芦根 30 g，薏苡仁 30 g，白芥子 15 g，莱菔子 15 g，葶苈子 15 g，丹参 30 g，浙贝母 15 g，鱼腥草 30 g，黄芪 30 g，瓜蒌 15 g，甘草 6 g。

第四节　慢性肺源性心脏病

慢性肺源性心脏病简称肺心病，是指慢性肺、胸廓疾病或肺血管病变所引起的肺循环阻力增加、肺动脉高压，进而引起右心室肥大、扩大，甚至发生右心衰竭的心脏病。根据中西医病名对照，慢性肺源性心脏病属中医学“肺心病”范畴，结合临床特点亦可从“肺胀”、“喘证”、“痰饮”、“心悸”、“水肿”等角度进行辩证。

一、诊断要点

1. 临床表现　咳痰喘促等。

2. 辅助检查　肺动脉高压的表现为胸痛；右心受累的表现为右心室增大，右心功能不全，肝、胃肠道有瘀血，饮食欠佳等。

二、病因病机

本病病因与外感六淫、痰湿、水饮、瘀血等息息相关。禀赋不足，年老体弱，纵欲、劳累、忧伤，又复加频繁的外感内伤，肺、脾、肾、心四脏受损，引起本病的发生。肺脾肾虚是本病发生的主要原因；外邪侵袭是本病发生、发展的主要因素；痰瘀互结，贯穿着本病的始终，痰既是一种病理产物，又是继发性病因。

三、辩证要点

①辨虚实：新病多实，久病多虚；发作期多实，缓解期多虚。②辨脏腑：病位在肺，与肾、心、脾有关。

四、治疗原则

肺心病的治疗原则是实则治肺，治以祛邪利气。应区别寒、热、痰、气、瘀的不同，分别采用温宣、清肃、祛痰、降气、活血化瘀等法。虚则治肺肾，以肾为主，治以培补摄纳。针对脏腑病机，采用补肺、纳肾、温阳、益气、养阴、固脱、化瘀等法。虚实夹杂，下虚上实者，当分清主次，权衡标本，适当处理。

五、辩证论治

（一）发作期

1. 风寒袭肺证

症状　畏冷发热或不发热，咳喘气急，咳嗽，痰稀白，苔白滑，脉浮紧。

治法　宣肺散寒，止咳化痰。

方药　小青龙汤。

加减举例　痰多胸满不能平卧者，加葶苈子、枳壳；血瘀者，加丹参、赤芍、川芎。

中成药　可选柴胡注射液清热解表；或用小青龙合剂（口服液、胶囊、颗粒）宣肺散寒、止咳化痰；或通宣理肺口服液解表散寒、宣肺止嗽；或外感风寒颗粒解表散寒、疏风退热、止咳。

2. 痰热郁肺证

症状　喘咳气促，胸闷，痰多黏稠色黄，伴胸中烦热，身热，咽干，舌苔黄腻，脉滑数。

治法　清泄痰热。

方药　越婢加半夏汤。

加减举例　痰热内盛，痰黏不易咯出者，加鱼腥草、浙贝母；喘息不能平卧者，加葶苈子、射干；血瘀者，加丹参、益母草、红花。

中成药　泻白丸宣肺解热、止嗽疏邪、消痰定喘、清热顺气；或牛黄蛇胆川贝液（散）清热燥湿、化痰止咳、平喘；或罗汉果止咳冲剂（糖浆）清泄肺热、祛痰止咳；或蛇胆川贝散清热祛风、止嗽化痰。

3. 痰浊阻肺证

症状 胸满闷窒，甚则胸盈仰息，咳嗽痰多，黏腻色白，咳吐不利，舌苔腻厚，脉滑。

治法 化痰降气。

方药 三子养亲汤合二陈汤。

加减举例 寒痰较重，痰黏白如沫、畏寒喜温者，加干姜、细辛；久病脾虚，神疲体倦者，加党参、白术。

中成药 二陈合剂燥湿化痰、理气和中；或杏苏二陈丸疏风解表、化痰止咳、理气疏郁；或除痰止嗽丸清肺降火、除痰止嗽；或平喘抗炎胶囊降气化痰、止咳平喘。

4. 痰蒙神窍证

症状 神志恍惚，谵妄，烦躁不安，嗜睡，昏迷，或肢体颤动，咳逆喘促，咳痰不爽，舌质暗红，苔白腻或黄，脉细数。

治法 涤痰开窍。

方药 涤痰汤。

加减举例 加郁金、葶苈子加强其涤痰之功；肝风内动，表现为头痛、性情急躁、偶抽搐者，加钩藤、全蝎；血瘀，表现为唇舌青紫、面色偏暗者，加桃仁、红花。

中成药 清开灵注射液清热解毒、化痰通络、醒神开窍；或痰热清注射液（片）清热、解毒、化痰；或复方麝香注射液豁痰开窍、醒脑安神；或涤痰丸降气涤痰；或导痰丸利膈消痞、化痰利气。

5. 阳虚水泛证

症状 水肿，畏寒，心悸，气短不能平卧，腹胀，纳呆，便溏，尿少，唇绀，舌苔白腻，脉细数。

治法 温脾补肾，利水消肿，活血化瘀。

方药 真武汤。

加减举例 血瘀甚，发绀明显者，加泽兰、益母草、红花；若水肿势剧，上渍心肺，表现为心悸喘满，倚息不得平卧者，加沉香、椒目、葶苈子。

中成药 固肾定喘丸温肾纳气、利水定喘；或真武丸温阳化痰、下气利水；或大桂枝丸温阳化气、利水。

（二）缓解期

1. 肺肾气虚证

症状 胸满气短，气怯声低，咳声低弱，痰吐稀薄，动则喘甚，呼多吸少，气不得续，形疲神惫，汗出，肢冷，舌淡或暗紫，脉沉细无力。

治法 补肺纳肾，降气平喘。

方药 补肺汤；

加减举例 肾不纳气者，加核桃仁、沉香；肺虚有寒，怕冷、舌质淡者，加干姜、肉桂、细辛；血瘀者，加川芎、丹参。

中成药 固本丸以补益脾肺、祛湿化痰；或人参蛤蚧丸补肺益肾、止咳定喘；或百合固金丸滋肾保肺、止咳化痰；或人参固本丸扶元润燥、滋阴养血、清金降火、补精益肾。

2. 气虚血瘀证

症状 喘咳无力，痰吐不爽，气不得续，形疲神惫，心悸，面青唇紫，舌苔淡暗，脉微细或沉弱。

治法 益气活血，止咳化痰。

方药 生脉散合血府逐瘀汤。

加减举例 痰多咯吐不利者，加紫菀、浙贝母；阴虚肺热，面红者，加沙参、玉竹。

中成药 生脉注射液益气强心、生津复脉、回阳救逆、扶正祛邪；或注射用血栓通活血祛瘀、通脉活络；或补肺活血胶囊以益气活血；或复方血栓通胶囊活血化瘀、益气养阴；或归芪补血口服液益气补血、活血祛瘀。

六、特色治疗

1. 单味中药　现代药理研究表明，多种单味中药对肺心病具有治疗作用。

（1）降低肺动脉高压：如黄芪、川芎、赤芍、当归、前胡、丹参、川贝母、莱菔子等。

（2）改善肺循环：如川芎、当归、黄芪等。

（3）收缩心肌：如川芎、黄芪等。

（4）改变肺内血管构型：如前胡、黄芪等。

（5）改善血液流变学：如川芎、丹参、水蛭、桃仁、红花等。

（6）抗感染：如鱼腥草、黄芩、连翘、甘草等。

（7）祛痰：如桔梗、瓜蒌、前胡、紫菀、百部、远志、浙贝母、甘草、南沙参等。

（8）平喘：如麻黄、藁本、辛夷、川芎、蛤蚧、阿胶、丹参、细辛、紫苏子、白芥子、百合、百部、浙贝母等。

2. 针灸疗法

（1）刺灸：结合针灸治疗本病能明显改善患者咳嗽痰多、水肿等症状。

治法　化痰，降逆平喘。

针灸处方　心俞、肺俞、风池、大椎。

随症配穴　加重期以肺肾虚外感证者，加天突、膻中、尺泽、太渊；脾肾阳虚水泛证者，加脾俞、肾俞、气海、足三里；痰浊蒙窍证者，加膻中、丰隆、列缺；元阳欲脱证者，加水沟、涌泉、内关、关元；缓解期以肺脾气虚证者，加肾俞、脾俞、关元、气海；肺肾阴虚证者，加肾俞、气海、太溪、三阴交。急性期 1 次 /d，缓解期隔日 1 次，10 次为 1 个疗程。

刺灸方法针灸并用，多用泻法或平补平泻。

（2）电针疗法：取大椎、二椎下、陶道穴，常规消毒针刺后，接通 G6805 针灸治疗仪，频率、强度以患者耐受为度。3 穴可交替使用，隔日治疗 1 次，10 次为 1 个疗程。

（3）芒针疗法　心肺气虚者取鸠尾、上脘、天突、足三里；上盛下虚者取天突、气海、关元、秩边、三阴交。按芒针常规方法针刺，兼补泻手法。

（4）头针疗法：取穴双侧胸腔区，局部常规消毒，快速针刺，用提插补法。留针 30 min，隔日治疗 1 次，5 次为 1 个疗程。

（5）耳针疗法：取耳穴脑、交感、肺、皮质、肾等，毫针强刺激，留针 30 min；耳针对呼吸衰竭有一定治疗效应，作用缓慢而持久。

（6）割治疗法　取穴膻中、掌 1 穴（示指第 1 节指腹正中，男左女右）。操作：纵切口 1cm 深达皮下，剪除部分皮下组织，止血钳伸入达骨膜面，来回捣动数次，增强刺激。包扎切口，6 日后拆线。

（7）穴位埋线　取穴定喘透肺俞、肺俞透心俞，均为双侧。常规消毒，用 0 ~ 1 号羊肠线约 3cm 埋入穴位后创可贴覆盖针眼，2 次 / 月。

（8）穴位注射：取 75% 复方当归注射液 0.5 ~ 0.7 mL 注射于膈俞穴，左右膈俞穴交替使用。

（9）刺络放血：取穴大椎，双侧肺俞、孔最、丰隆，常规消毒后三棱针点刺出血，然后拔罐 10 min，使血充分流出，1 次 /d，连续 6 日后 ~ 改为隔日 1 次，共治疗 14 日为 1 个疗程，疗程间休息 3 日。

（10）刺络拔罐疗法：适于痰热壅盛者，选肺俞、风门，常规消毒局部皮肤，以三棱针点刺 2 穴，使其出血，然后以闪火法，在出血部位拔罐，10 min 后起罐，1 次 /d。

3. 推拿治疗　分推胸胁 10 余次；斜擦两肋 1 min。捏拿上肢往返 3 ~ 5 遍；直擦上肢 2 min；按揉心俞、肺俞、脾俞、肾俞、命门各 1 min；点按丰隆、足三里 2 min；横擦前胸部 2 ~ 3 遍。1 次 /d。

4. 其他疗法

（1）穴位敷贴疗法：选穴肺俞、中府、天突、膏肓、膻中、定喘，用白芥子、甘遂、延胡索、细辛等药共为细末，用生姜汁调药粉呈糊状，制成药饼如蚕豆大，敷于穴位，用敷贴专用贴固定，贴 2 ~ 4 h 后取掉，局部可有红晕微痛为度。若起大水泡，消毒后挑破，涂矾冰液，预防感染。可在夏天三伏和冬天三九应用此法为佳，坚持：3 ～ 5年。

（2）经典食疗：①紫苏子、莱菔子各10 g，白芥子6 g，粳米100 g。前三味水煎取汁，入粳米煮成粥服用。1 ～ 2剂 /d，分2 ～ 3次食用。功效温化寒痰、醒神开窍，用于治疗痰浊闭窍证急性发作期肺心病。②芡实、白扁豆、薏苡仁、山药、龙眼肉、大枣、莲子、百合各6 g，粳米150 g。共煮粥服用，1剂 /d。功能益肺补肾，可用于肺肾气虚证慢性肺心病缓解期的治疗。③乌鱼150 g（切片），冬瓜100 g（切块），粳米70 g。共煮粥，煮沸时，再加入料酒、盐等调味品，直煮至成粥，1剂 /d，分2 ～ 3次食用，功能补虚利水，对肺心病、心力衰竭水肿者，经常服用有益。

七、名医诊治特色

1. 周次清　认为肺心病患者出现瘀血症状，多为肺气虚衰、无力运血所致，是一种因虚致实的瘀血证，单用活血化瘀法不但不能减轻症状，反而可引起疲乏无力、食欲减退、肝区疼痛等不良反应，治宜益气养血活血法，方选保元汤（人参、黄芪、肉桂、甘草、生姜）合芎归散（川芎、当归）。阳虚血瘀者则在上述症状的基础上，伴见畏寒肢冷、尿少水肿等，治宜益气温阳、养血活血，方选六味回阳饮（人参、炙甘草、附子、炮姜、熟地黄、当归）合黄芪桃红汤。若见气阴双虚者，宜用生脉散合桃红四物汤。

2. 周嫦昆　认为肺心病患者是气阴不足与痰热瘀水并存，再感外邪，气阴两伤及痰热瘀水更为加重，则出现以心肺脾肾四脏相关而以心肺表现为主的各种复杂症状。本病为本虚标实的病机，气阴不足为其本，痰热瘀水为其标。据此制定了益气养阴以扶正固本，活血化瘀与清热利水以治其标的基本治疗原则，自拟肺心病专方：人参10 g，麦冬20 g，玉竹30 g，黄芩12 g，连翘20 g，陈皮15 g，桔梗15 g，法半夏10 g，川芎12 g，白茅根30 g，车前子15 g，砂仁10 g，甘草6 g。

3. 周仲瑛　认为肺胀病久卫外不固则邪易乘袭，邪犯于肺则肺气更伤，促使病情恶化。虽说发时标实为主，缓解期本虚为主，但从病机演变总的趋势衡量，愈发必致正气愈虚。治疗既应遵守发时治标的原则，采用祛邪宣肺法，又不能忽视扶正祛邪的要求，具体处理当辨其病性的寒热施治。外寒内饮证，可取小青龙汤解表散寒、温肺化饮；复合苏子降气汤温肺化痰、降气平喘。痰热郁肺证，可取越婢加半夏汤、桑白皮汤清肺化痰、降逆平喘，复合沙参麦冬汤补益肺阴。

4. 裘沛然　认为本病的基本病机为肺、心、脾、肾阳气虚乏，伴见饮停、血瘀，部分患者出现风动症。也有一部分患者因寒痰留滞，郁而化热，或风热引动痰饮，痰热相搏，伤及阴分，常用真武汤法变通，药用熟附子、干姜、猪苓、茯苓、白术、白芍、葶苈子、细辛、麻黄、五味子、黄芪、桃仁、杏仁、大枣等，共奏补气温阳，化饮利水，降逆平喘之功。

第五节　支气管哮喘

支气管哮喘是由多种细胞包括气道的炎症细胞和结构细胞（如嗜酸粒细胞、肥大细胞、T淋巴细胞、中性粒细胞、平滑肌细胞、气道上皮细胞等）和细胞组分参与的气道慢性炎症性疾病。根据中西医病名对照，支气管哮喘属中医学“哮病”范畴，结合临床特色亦可从“喘证”角度进行辩证。

一、诊断要点

1. 诱因　反复发作喘息、呼吸困难、胸闷或咳嗽，多与接触变应原、冷空气、物理刺激、化学刺激、病毒性上感、运动有关。

2. 临床表现　发作时可闻及散在或弥漫性，以呼气相为主的哮鸣音，呼气相延长。上述症状可经治疗缓解或自行缓解。

3. 辅助检查　症状不典型者，应至少具备以下一项试验阳性：①支气管激发试验阳性；②支气管舒张试验阳性；③最大呼气流量日内变异率或昼夜波动率≥ 20%。④除外其他疾病所引起的喘息、胸闷和咳嗽。

二、病因病机

外感风寒或风热之邪；吸入花粉、烟尘、异味气体；过食生冷，嗜食酸、咸或甘肥甜腻，进食海膻鱼蟹虾；素体不强，病后体弱，皆能发生本病。上述各种原因，既是导致支气管哮喘的原因，也是每次发病的诱因，如气候、饮食、情志、劳累等俱可诱发，这些诱因每多错杂相关，其中尤以气候变化为主。本病病理因素以痰为主。病位在肺系，与脾、肾关系密切。肺为贮痰之器，脾为生痰之源，肺不能布散津液，脾不能运输水精，肾不能蒸化水液，以致津液凝聚而成，伏藏于肺，成为发病的潜在因素。每遇诱因触发即可发作。支气管哮喘发作期为内伏之痰，遇感触发，发时痰随气升，气因痰阻，痰气搏结，壅塞气道，气管狭窄，通气不利，肺气升降失常。同时气体的呼吸出入，又复引动停积之痰，以致痰鸣吼响，气急短促。若反复发作，寒痰伤及脾肾之阳，痰热耗灼肺肾之阴，则可从实转虚，缓解期表现肺、脾、肾等脏器虚弱之候。

三、辩证要点

①辨虚实：本病属邪实正虚，发作时以邪实为主，未发时以正虚为主，但久病正虚者，发时每多虚实错杂。②辨脏腑：本病病位在肺，与脾、肾、心三脏功能失常关系密切。③辨标本：本病以肺、脾、肾、心阳气虚；肺、肾阴虚为本。寒痰、热痰，或兼表证为标。

四、治疗原则

发时治标，平时治本为原则，区分寒热虚实，分别施治。寒痰宜温化宣肺，痰热当清化肃肺，表证明显者兼以解表；阳气虚者应予温补，阴虚者则予滋养，分别采用补肺、健脾、益肾等法。

五、辩证论治

（一）发作期

1. 寒哮证 – 寒痰伏肺证

症状　呼吸急促，喉中哮鸣有声，胸膈满闷如塞，咳不甚，痰少咯吐不爽，面色晦暗带青，口不渴，或渴喜热饮，天冷或受寒易发，形寒怕冷，舌苔白滑，脉弦紧或浮紧。

治法　温肺散寒，化痰平喘。

方药　射干麻黄汤合小青龙汤。

加减举例　痰涌喘逆不得卧者，加葶苈子、杏仁、紫苏子、前胡、陈皮；痰稠胶固难出，哮喘持续难平者，加皂荚、白芥子；久病阳虚痰盛，发作频繁，发时喉中痰鸣如鼾，声低，气短不足以息，咳痰清稀，面色苍白，汗出肢冷，舌淡苔白，脉沉细者，当标本同治，温阳补虚，降气化痰，用苏子降气汤；肺气虚，气短声低神疲者，加党参；肾气虚，动则气短难续者，加核桃仁、紫石英、诃子、沉香；阳虚明显，怕冷、汗出、肢冷者，加附子、补骨脂、钟乳石。

中成药　小青龙颗粒以温肺散寒、化痰平喘；或冷哮丸散寒化痰、平喘止哮；或天南星丸祛湿化痰、温化寒痰、止咳平喘。

2. 热哮证 – 痰热壅肺证

症状　气粗息涌，喉中哮鸣，胸高胁胀，咳呛阵作，咳痰色黄或白，黏浊稠厚，排吐不利，烦闷不安，汗出，面赤，口苦，口渴喜饮，舌质红，苔黄腻，脉弦滑或滑数。

治法　清热宣肺，化痰定喘。

方药　定喘汤。

加减举例　无表证者，麻黄可减量应用，取其宣肺定喘之功；痰鸣息涌不得卧，肺气壅实者，加葶苈子、地龙或大黄、芒硝；痰吐稠黄胶黏，痰热内盛者，加知母、海蛤粉、射干、鱼腥草、瓜蒌、胆南星，或吞服礞石滚痰丸；风寒外束，痰热内郁之寒包热，恶寒、发热、身痛、烦躁、口渴者，加石膏，配麻黄；表寒重者，加桂枝；哮久热伤肺阴，且痰热不净，虚中夹实，发时喘急气促，或喘哮持续，咳呛，痰少质黏，口燥咽干，烦热颧红，舌红少苔，脉细数者，当养阴清热，敛肺化痰，方用麦冬汤；阴虚显著者，去人参，加沙参、天花粉、五味子；痰黏难咯者，加川贝母；肾虚气逆，动则喘甚者，加地黄、当归、山茱萸、核桃仁、紫石英、诃子。

中成药　消咳喘糖浆止咳、祛痰、平喘；或葶贝胶囊清肺化痰、止咳定喘；或复方气管炎片祛痰、止咳。

3. 痰哮证－痰气壅实证

症状　寒热俱不显著，喘咳胸满，但坐不得卧，痰涎壅盛，喉如曳锯，咳痰黏腻难出，舌苔厚浊，脉滑实。

治法　涤痰除壅，利气平喘。

方药　三子养亲汤。

加减举例　胸闷，苔浊腻者，加法半夏、杏仁；咳吐浊痰者，另吞皂荚丸；痰壅喘急，不能平卧者，暂予控涎丹以泻其壅。

中成药　泻白糖浆宣肺解热、化痰止咳；或二陈丸燥湿化痰、理气和胃；或茯苓丸燥湿行气、软坚化痰。寒哮证－寒痰伏肺证和此证均可用苓桂咳喘胶囊以止咳化痰，降气平喘。

（二）缓解期

1. 肺虚证

症状　气短声低，咳痰清稀色白，平素自汗，面色㿠白，怕风，常易感冒，每因气候变化而诱发，发前喷嚏频作，鼻塞流清涕，舌淡苔白，脉细弱或虚大。

治法　补肺固卫。

方药　玉屏风散。

加减举例　呛咳少痰、口咽干燥、舌红少苔气阴两虚者，加党参、麦冬、五味子；纳差、便溏脾虚者，加茯苓、党参；怕冷畏风明显者，加桂枝、白芍、生姜、大枣。

中成药　玉屏风颗粒以补肺固卫；或参贝北瓜膏（颗粒）平喘化痰、润肺止咳、补中益气；热哮证－痰热壅肺证和此证均可用息喘丸益气养阴、清肺平喘、止咳化痰。

2. 脾虚证

症状　平素痰多，倦怠无力，食少便溏，或食油腻易腹泻，每因饮食不当而引发，面色萎黄不华，舌质淡，苔薄腻或白滑，脉细软。

治法　健脾化痰。

方药　六君子汤。

加减举例　脾阳不振，形寒肢冷、便溏者，加附子、干姜、桂枝；中气下陷，见便溏、少腹下坠、脱肛者，则可改用补中益气汤。

中成药　六君子丸补脾益气、燥湿化痰；或固本丸补益脾肺、祛湿化痰；或补中益气丸补中益气、升阳举陷、益气健脾。

3. 肾虚证

症状　平素短气息促，动则为甚，吸气不利，腰酸腿软，脑转耳鸣，劳累后喘哮易发，或畏寒肢冷，面色苍白，质胖嫩，脉象沉细。或颧红，烦热，汗出黏手，舌红苔少，脉细数。

治法　补肾摄纳。

方药　金匮肾气丸或七味都气丸。

加减举例　阳虚明显者，肾气丸加补骨脂、淫羊藿、鹿角片；阴虚明显者，七味都气丸加麦冬、当归、龟胶；肾虚不能纳气者，加核桃仁、五味子，或予参蛤散。

中成药　金匮肾气丸温补肾阳、化气利水；或选用右归丸温肾壮阳。

六、特色治疗

1. 单味中药　现代药理研究表明，多种单味中药具有支气管哮喘辅助治疗作用。

（1）黄芪：对体液免疫具有双向调节作用，故可作为过敏性哮喘的双向调解药物。

（2）麻黄：含有多种生物碱，其中主要为麻黄碱。麻黄碱对支气管平滑肌有松弛作用。对痉挛状态的支气管有明显的解痉作用，该作用与麻黄促进交感神经末梢释放去甲肾上腺素以及直接作用于肾上腺素能受体有关。麻黄提取物有平喘、镇咳、祛痰、抗炎、抗过敏和解痉等作用。

（3）地龙：地龙提取物有解热、镇静、抗惊厥、抗组胺、平喘等作用。广地龙有效成分之一琥珀酸钠具有宽胸、化痰、平喘的作用。其舒张支气管平滑肌作用缓慢而持久，临床适用于支气管哮喘。

（4）洋金花：洋金花提取物治疗哮喘病的药理机制与其拮抗胆碱能受体的作用有关。

（5）川芎：川芎提取物川芎嗪具有调节免疫、抑制炎症和抗纤维化等多种生物学作用。

（6）银杏叶：治疗哮喘的可能机制为降低气道高反应性，减轻气道炎症，抗自由基，调节免疫。

2. 针灸疗法

（1）刺灸：针灸治疗有明显的即时平喘作用，减少哮喘发作的次数，减轻哮喘的发作程度，改善肺功能，改善患者体质，提高免疫功能，减少西药用量。

治法　寒饮伏肺者温肺散寒、止哮平喘，针灸并用，泻法；痰热壅肺者清热润肺、化痰平喘，只针不灸，泻法；肺肾阴虚者滋阴润肺、平降喘逆，多针少灸，补法或平补平泻；肺脾气虚者培土生金、扶正固本，心肾阳虚者补益心肾、温阳平喘，均针灸并用，补法。

针灸处方　中府、天突、膻中、孔最、定喘、丰隆。

随症配穴　寒饮伏肺者，加风门、太渊疏风宣肺；痰热壅肺者，加大椎、曲池、太白清化痰热；肺肾阴虚者，加肾俞、关元、太溪滋肾益肺；肺脾气虚者，加脾俞、足三里培土生金；心肾阳虚者，加心俞、肾俞、气海、关元、内关补益心气、振奋元阳；潮热盗汗者，加阴郄、复溜滋阴敛汗。

刺灸方法　风门、肺俞、脾俞、肾俞、心俞等不可直刺、深刺，以免伤及内脏；心肾阳虚气海、关元加灸；其他腧穴常规针刺；顽固性哮喘可施行瘢痕灸。严重发作者针刺 2 次 /d 或数次，缓解期每隔 1 ~ 2 日治疗 1 次。

（2）皮肤针法：取两侧胸锁乳突肌、第 7 颈椎至第 2 胸椎旁开 1.5 寸处足太阳膀胱经、鱼际至尺泽穴手太阴肺经。每个部位循经叩刺，以皮肤潮红或微渗血为度。适用于发作期。

（3）耳针疗法：取对耳屏、肾上腺、气管、肺、皮质下、交感，毫针强刺激，留针 30 min；发作期治疗 1 ~ 2 次 /d；缓解期用弱刺激，每周治疗 2 次。

（4）电针治疗：按针刺处方每次选 2 ~ 3 对穴，针刺得气后接电针仪，用疏密波刺激 30 ~ 40 min，哮喘持续者可适当延长刺激时间。多用于发作期。

（5）穴位注射：发作期选天突、定喘，每穴注入 0.1% 肾上腺素 0.2 mL，1 次 /d；缓解期选胸 1 ~ 7 夹脊、肺俞、膏肓、脾俞、肾俞，每次选用 2 ~ 3 穴，用胎盘组织液、黄芪注射液按 1 ： 2 比例混合，每穴注入 0.5 ~ 1 mL，2 ~ 3 次 / 周。

（6）穴位封闭：取天突、水突。用 0.5% 普鲁卡因注射于天突、水突穴，每次 5 ~ 10 mL，1 次 /d，15 ~ 20 次为 1 个疗程。

（7）穴位埋线：急性期取大椎、定喘、肺俞、足三里、丰隆；慢性期选肾俞、肺俞、足三里、丰隆。以咳为主加孔最，以喘为主加鱼际。常规消毒穴位，用 1 号羊肠线约 2cm 埋入穴位后创可贴覆盖针眼，每 20 日埋线 1 次，3 次为 1 个疗程。

（8）割治疗法：选膻中、定喘及鱼际等穴，每次 1 穴，隔 2 周重复 1 次。方法：①常规消毒，局部麻醉，用手术刀纵向切开皮肤（切开皮层即可），切口长 0. 2 ~ 0.5cm，切除皮下脂肪少许。②用镊子伸入切口轮夹皮下组织数次，或用刀柄在骨膜上滑动（如膻中穴）。③如切口在 1cm 以上则需要缝合，覆盖消毒敷料，包扎。

（9）刺络拔罐法：主穴取定喘、肺俞、风门、大椎、肩中俞，用梅花针叩刺，重刺激，以针眼略有血液渗出为宜。再视证型选择配穴，轻叩，然后用火罐在上述穴位上拔火罐，吸拔出血，治疗1次/d，症状缓解后，1次/d，5次为1个疗程。

3. 推拿治疗　开天门10 ~ 20次；按揉头面部穴位5 min；推桥弓20 ~ 30次；拿五经、颈项、风池3 ~ 5遍；按揉天突、膻中、中脘、天枢、定喘各1 min；一指禅推肺俞、膈俞、风门、太渊各1 ~ 2 min；直擦背部膀胱经，以透热为度；2次/d。

4. 其他疗法

（1）穴位敷贴：取肺俞、膏肓、膻中、脾俞、肾俞，用白芥子、甘遂、细辛、肉桂、天南星等药制成膏药，在三伏期间贴敷，适用于缓解期。

（2）刮痧疗法：取穴膀胱经风门、肺俞、心俞、胃俞、脾俞、肾俞，肺经中府、尺泽、太渊，大肠经曲池、商阳，经外奇穴定喘等，胃经足三里、丰隆，督脉风府、大椎。刮拭顺序为脊背部、肘掌侧、手腕掌侧、小腿外侧。操作：常规消毒后，在相应的部位涂上刮痧油，按以上顺序刮拭相应部位。

（3）经典食疗：①养肺粥：紫苏子10 g，粳米50 ~ 100 g，红糖适量。先将紫苏子捣碎成泥，入粳米、红糖，加水煮粥。早晚温热服。适用于寒哮。②豆腐萝卜甜饮：豆腐500 g，麦芽糖100 g，生萝卜汁1杯，混合煮开，为1日量。分早、晚2次服。适用于热哮。

七、名医诊治特色

1. 祝谌予　认为本病病因痰浊阻肺者居多，因肺胃气逆，或肝经部火致病者亦不少。治疗时非常重视人身气机的调畅，所谓“气顺则一身痰涎自消”。除宣肺、肃肺之外，还常以降胃气和疏肝气为主治喘。如用《伤寒论》中旋覆花汤治疗肺胃气逆之喘证，盖旋覆花、赭石既有镇喘降逆之功，法半夏、生姜又有和胃化痰之效，相得益彰。而对于精神紧张或情志不遂，肝经郁火犯肺致喘者，则常用逍遥散，加牡丹皮、黄芩、地龙、钩藤、杏仁、桑白皮等平喘解痉、宣肺止咳之药，以调畅气机、气顺痰消。

2. 邵长荣　认为气郁痰壅而致喘，要考虑适当用通泻药物。中医学认为“肺与大肠相表里”，六腑以通为用，而大黄等攻下药能“开导阳邪，宣通涩滞”，起“开门逐贼”的作用。肺肠热盛，宜用清泻，邵氏运用大黄，不拘一格，剂量根据患者的体质及耐受力调整增加，既不伤正气，又达到治疗目的，腑气畅通则肺肠清，肺气肃降则喘自平。其运用芦苇更具特色，芦苇有清肺热生津液之功能，虽属性寒，但味甘淡而力薄，最大的优点是性不滋腻，生津而不恋邪，与大黄相伍，共奏润肠通腑作用。

3. 姜春华　对发作持续顽固不止者，常采取标本兼治法，以温肾益气加入平喘药。古人有平时治本、发时治标之说，后人奉为守则，然亦非绝对。治本以补肾益肺为主，益肺常用人参、黄芪、五味子，补肾用巴戟天、熟地黄、淫羊藿、菟丝子、补骨脂等。经探索治喘新药，虎耳草、旋覆花、碧桃干、老鹳草、防风、瓜蒌合用颇有效，治喘不一定用麻黄也。

4. 赵锡武　认为实喘责之于肺，治当祛邪为主。初起外寒引动内饮者，咳咯白色泡沫状稀痰，小青龙汤最好，兼烦躁者加石膏；若咳咯黄痰、出热汗、脉滑数有力，予厚朴麻黄汤加味：麻黄9 g，厚朴9 g，杏仁9 g，干姜9 g，细辛9 g，五味子9 g，白术12 g，石膏9 ~ 30 g，大枣7枚，浮小麦30 g。气虚加党参，喘甚加白果，痰多加二陈汤。虚喘则责之于肾，此多为实喘迁延日久发展而来，症见咳痰黄稠，动则气喘，张口抬肩，乃上盛下虚，方选六味地黄丸或加五味子、沉香以纳气归根；肾阳虚者，金匮肾气丸主之。

第六节　肺　炎

肺炎是由多种病原微生物或其他因素引起的终末气道、肺泡和肺间质的炎症。临床表现为寒战、高热、咳嗽、咳痰、胸痛、呼吸困难等。本病与中医学的“肺热病”相类似，可归属“咳嗽”、“喘证”、“肺热喘嗽”等范畴。

一、诊断要点

1. 症状　起病急，有寒战、高热、咳嗽、胸痛等症状。

2. 体征　肺实变体征和（或）湿啰音。

3. 辅助检查　血常规：白细胞 $>10\times10^9/L$ 或 $<4\times10^9/L$，伴或不伴核左移；胸部 X 线显示：新出现或进展性肺部浸润性病变。

二、病因病机

本病病位在肺系，与肝、心、肾关系密切，属外感病。因外邪侵袭，肺卫受感或正气内虚，病理产物积聚，抗邪无力而发病。前者以外感为主，邪袭肺卫为其突出表现，病程中可产生化火生痰、伤津耗液、逆传心包等病机变化；后者以正气内虚为内因，体内积生痰湿、水饮、瘀血等病理产物，抗病能力下降，易感受外邪而使病情加重，多罹患慢性疾病（如肺胀、消渴、虚劳、胸痹等）。病机以肺胃热盛、痰热壅肺为主，常兼有气阴两虚；肺炎恢复期多以气阴两虚为主，或兼有痰热壅肺。若失治或误治，则邪进正衰、正气不固，形成邪陷正脱。

三、辩证要点

（1）辨虚实：以实者居多。一般新感初期、急性期以实证（外邪、痰热）为主；体虚外感、久病复感及恢复期以虚实夹杂或气阴两虚、兼有痰热为主。

（2）辨咳嗽音：咳声高扬者属实，咳声低弱者属虚。

（3）辨痰的颜色、性质及数量：少或干咳无痰者，多属燥热、阴虚；痰多者，常属痰湿、痰热、虚寒；痰白而稀薄者属风、属寒；痰黄而黏稠者属热；痰中带血多属热伤肺络或阴虚肺燥。

四、治疗原则

肺热病的主要治疗原则是祛邪扶正。外感初期、急性期以邪袭肺卫为主要表现，治疗重在解表散邪，病程中可产生化火化痰、伤津耗液、邪陷心包等变化，应辅以清肺化痰、养阴润肺、豁痰开窍等治法；体虚外感、久病复感，以肺胃热盛、痰热壅肺为主，常兼有气阴两虚，治疗宜标本兼顾；后期及恢复期多以气阴两虚为主，或兼有痰热壅肺，宜益气养阴，辅以清肺化痰；邪陷正脱者，应固脱为主、辩证治疗。

五、辩证论治

1. 外感风寒证

症状　发热，恶寒，气急，咽痒，咳痰稀薄色白，常伴鼻塞，流清涕，头痛，肢体酸楚，无汗，舌苔薄白，脉浮或浮紧。

治法　辛温解表，宣肺止咳。

方药　荆防败毒散。

加减举例　素体阳虚畏寒怕冷者，加细辛、桂枝；外感风寒兼肺热，咳嗽咳痰黄稠、口干渴、舌苔黄者，去羌活，加浙贝母、鱼腥草、瓜蒌、黄芩；咳嗽甚者加杏仁、百部。

中成药　荆防败毒丸发汗解表、散风祛湿；或通宣理肺丸（口服液）解表散寒、宣肺止咳；或外感风寒颗粒解表散寒、疏风退热、止咳；或荆防合剂发汗解表、散风祛湿。

2. 风热犯肺证

症状　发热，微恶风寒，或有汗出，鼻流浊涕，咳痰不爽，痰黄黏稠，咽痛喉痛，口干欲饮，舌苔薄黄，脉浮数。

治法　辛凉解表，疏风清热。

方药　银翘散。

加减举例　热伤阴津，口干渴、舌红者，加麦冬、玄参、天花粉、白茅根；胸闷、舌苔黄腻者，加藿香、佩兰、六一散、枳壳；咽痛甚者，加射干、玄参、青果。

中成药　瓜霜退热灵口服液清热解毒、开窍镇静；或银黄颗粒清热、解毒、消炎；或连花清瘟胶囊清瘟解毒、宣肺泄热；或双黄连口服液疏风解表、清热解毒。

3. 燥邪犯肺证

症状　咳嗽少痰，或略有黏痰不易咯出，或痰中带有血丝，咽干、咽痛，唇、鼻干燥。咳甚则胸痛，初起或有恶寒发热等表证，舌苔薄黄而干，舌尖红，脉细数或无变化。

治法　清肺润燥，疏风清热。

方药　桑杏汤合清燥救肺汤。

加减举例　痰中带血者，加白及、生地黄、芦根；口干舌红，口渴甚者，加天花粉、玄参；发热恶寒、无汗、舌苔薄白干、脉浮紧者，此为凉燥，杏苏散合止嗽散；气短、乏力者，可加西洋参、黄芪。

中成药　外感风寒证、风热犯肺证与本证均可用柴胡注射液清热解表；清燥救肺丸清燥润肺；或养阴清肺口服液（合剂、膏）养阴润肺，清肺利咽；风热犯肺证与本证均可用维C银翘颗粒辛凉解表、清热解毒；香菊冲剂辛凉解表。

4. 痰热壅肺证

症状　身热烦渴，汗出，咳嗽气粗，或伴喘促，或痰黄带血，胸闷胸痛，口渴，舌红苔黄，脉洪数或滑数。

治法　清热化痰，宣肺止咳。

方药　清金化痰汤。

加减举例　若邪热壅肺，气喘较著者，可合麻杏石甘汤；若痰黄如脓或腥臭，酌加鱼腥草、薏苡仁、冬瓜子；若痰热伤津者，可加沙参、麦冬、天花粉。

中成药　清开灵注射液清热解毒、化痰通络、醒神开窍；或金荞麦片清热解毒、化痰止咳；或复方气管炎片祛痰、止咳。

5. 肺胃热盛证

症状　身热，午后为甚，心烦，口渴多饮，咳嗽痰黄，腹满便秘，舌红，苔黄或灰黑而燥，脉滑数。

治法　宣肺化痰，泄热通腑。

方药　宣白承气汤。

加减举例　热盛津伤者，加沙参、麦冬、天花粉。

中成药　痰热壅肺证与本证均可用痰热清片清热、解毒、化痰；凉膈散泻火通便、清上泄下；或葛根黄芩黄连片解表清里。

6. 气阴两虚证

症状　身热渐退，或无身热，干咳痰少而黏，自汗神倦，纳少口干，舌红少苔，脉细或细数。

治法　益气养阴，润肺止咳。

方药　生脉散合沙参麦冬汤。

加减举例　烦躁失眠者，加炙远志、莲子心、酸枣仁；午后潮热者，加地骨皮、青蒿、鳖甲。

中成药　参麦注射液益气固脱、养阴生津、生脉；或养阴清肺口服液（丸）益气养阴、润肺；或沙参麦冬润肺颗粒补气益阴。

7. 邪陷心包证

症状　咳嗽气促、痰声辘辘、烦躁、神昏谵语、高热不退，甚则四肢厥冷、舌质红绛、苔黄而干、脉细滑数。

治法　清心泄热，豁痰开窍。

方药　清营汤合菖蒲郁金汤。

加减举例　高热烦躁、神昏谵语者，加安宫牛黄丸化开冲服；高热惊厥者，加服紫雪丹1.5 ~ 3 g；腑实便秘者，加大黄、芒硝。

中成药　清开灵注射液清热解毒、化痰通络、醒神开窍；或复方麝香注射液豁痰开窍、醒脑安神；

或生脉注射液理气开窍、益气强心、生津复脉；或安宫牛黄丸清热解毒、镇惊开窍；或犀角地黄丸清热凉血；或瓜霜退热灵清热解毒、开窍镇静。

8. 邪陷正脱证

症状　呼吸短促，鼻翼煽动，面色苍白，大汗淋漓，甚则汗出如油，四肢厥冷，发绀，烦躁不安，身热骤降；或起病无身热，面色淡白，神志逐渐模糊。舌质淡紫，脉细数无力，或脉微欲绝。

治法　益气固脱，潜阳益阴。

方药　生脉散合参附汤。

加减举例　神志昏迷者，加石菖蒲；面色青紫者，加丹参、川芎；汗出明显者，加山茱萸、煅龙牡；肢冷息微者，加炮附子急煎频服。

中成药　参麦注射液益气固脱、养阴生津、生脉；或参附注射液回阳救逆、益气固脱；或息喘丸益气养阴、清肺平喘、止咳化痰；或养阴清肺颗粒（合剂、口服液、膏）养阴清热、润肺止咳；或参贝北瓜膏（颗粒）平喘化痰、润肺止咳、补中益气。

六、特色治疗

1. 单味中药　现代药理研究表明，多种单味中药具有较强抗菌、抑菌、抗病毒等作用。其机制可能与其抑制细菌呼吸和糖代谢中间产物的氧化和脱氧、抑制蛋白质和核酸的合成、导致细菌中镁的缺乏，阻止细菌细胞壁的合成等有关。

（1）对革兰阳性菌感染有效的中草药：①抗葡萄球菌、金黄色葡萄球菌、乙型溶血性链球菌的有金银花、连翘、野菊花、牛蒡子、夏枯草、蒲公英、紫花地丁、四季青、鱼腥草、白毛夏枯草、白头翁、一枝黄花、重楼、半枝莲、虎杖、马鞭草、鸭跖草、黄柏、黄连、黄芩、青黛、桑叶、栀子、大黄、败酱草、板蓝根、穿心莲、桔梗、大蒜、诃子、功劳叶、金荞麦等。②抗肺炎链球菌的有金银花、桔梗、虎杖、侧柏叶、厚朴、苏木、板蓝根、鱼腥草、射干、功劳叶、牡丹皮、大黄、知母、蒲公英、老鹳草、百部、天冬、冬虫夏草、四季青、紫花地丁、大青叶、栀子、黄芩、黄连。

（2）对革兰氏阴性菌感染有效的中草药：①抗铜绿假单胞菌：薄荷、荆芥、防风、桑叶、知母、夏枯草、金银花、五倍子、诃子、紫花地丁、黄连、白头翁、黄芩、蒲公英、穿心莲、一枝黄花、百部、牡丹皮、重楼、四季青、大黄、虎杖、矮地茶、半边莲。②抗肺炎克雷伯菌肺炎亚种、变形杆菌、百日咳杆菌：防风、紫苏、野菊花、剪刀草、大黄、知母、夏枯草、牡丹皮、大青叶、板蓝根、金银花、连翘、虎耳草、马齿苋、茯苓、仙鹤草、重楼、黄连、黄芩、百部、马鞭草、地锦草、虎杖、大蒜、五味子、贯众、金银草、穿心莲等。③抗流感嗜血杆菌：板蓝根、射干、桔梗、白芷、败酱草、瓜蒌、高良姜、苏木、五味子等。④对真菌有效的中草药：桂枝、牡丹皮、藿香、马兜铃、白果、满山红、葱白、大蒜、山豆根、白芷、大黄、栀子、白头翁、黄连、川楝子、黄芩、黄柏、白芥子、冬虫夏草、百部、黄精、一枝黄花、土荆皮。⑤对呼吸道病毒有效的中草药：板蓝根、贯众、大蒜、菊花、柴胡、白头翁、重楼、黄芩、佩兰、香薷、老鹳草、连翘、败酱草、薄荷、夏枯草、金银花、大青叶、秦皮、桂枝、赤芍、侧柏叶、大黄等。

2. 针灸疗法

（1）刺灸：针灸治疗肺炎能较迅速改善各种症状及体征，促进肺部啰音消失及病灶的吸收。

治法　辛凉宣肺，涤痰定喘。

针灸处方　中府、巨骨、肺俞、风门。

随症配穴　高热者，加大椎、曲池；胸痛者，加内关；腹胀者，加足三里。

刺灸方法　主穴先以 1 寸毫针，平补平泻施捻转手法约 1 min，再用大号火罐在双侧肺俞、风门两穴拔罐，将针罩在罐内，停留 10 ~ 15 min，以皮肤高肿、红紫或针眼渗出少量水液为佳。配穴仅针刺，用泻法。一般每日针 1 次，重者 2 次 /d。

（2）穴位注射：取穴肺俞、膻中、孔最、少商。每穴注入银黄注射液 0.2 mL，隔日 1 次，3 次为 1 个疗程。

（3）三棱针法：取大椎、十宣、尺泽、委中和井穴放血。

（4）耳针疗法：取肺、胸、肾上腺、内分泌、皮质下，毫针刺激，留针 30 min，高热者，耳背第一静脉放血。

（5）拔罐疗法：取风门、肺俞、膏肓，或在肺部有湿啰音处拔火罐，每日或间日 1 次。

3. 推拿治疗　分推胸胁 10 余次；横擦肩背、腰部。从肩背部到腰骶部，往返 2 遍。斜擦两肋 1 min。捏拿上肢往返 3 ～ 5 遍；直擦上肢 2 min；振百会、大椎、命门穴各 1 min；按揉肺俞、膻中、列缺、尺泽、曲池 1 min；点按丰隆、足三里 2 min；横擦前胸部 2 ～ 3 遍。1 次 /d。

4. 其他疗法

（1）药熏疗法：取腋下淋巴结区，用黄柏 120 g，防风 15 g，加水 1 500 mL，煎成 1 000 mL，取药液蒸汽熏治，每次熏 30 min，同时吸入药物蒸汽 10 min，2 次 /d。

（2）激光照射：主穴取肺俞、天突、膻中。咳喘加定喘，虚弱加身柱，痰多加丰隆。以氦氖激光器治疗，波长 623. 8nm，功率 1.5mW，以光导纤维直接作用于穴位，纤维光束治疗处功率≥ 1mW。每穴照射 3 min，1 ～ 2 次 /d，8 ～ 10 日为 1 个疗程。

（3）吸入疗法：临床多通过超声雾化器将中药药液和液体充分混合成雾化微粒，吸入肺内，以控制炎症和感染。常用药物有：双黄连注射液 0.6 ～ 1.2 g 加入生理盐水 20 mL，雾化吸入，2 次 /d。鱼腥草注射液 8 mL 加入生理盐水 20 mL，雾化吸入，2 次 /d。复方黄芩注射液 10 mL 加生理盐水 20 mL，雾化吸入 2 次 /d。临床亦可采用双黄连气雾剂 6 ～ 12 mL/d，每间隔 1 h 重复吸入，每次吸入 10 ～ 15 下。适用于痰热壅肺证。

（4）灌肠法：石膏、白芍、金银花各 20 g，黄芩、连翘、牡丹皮、赤芍各 15 g，桔梗 10 g，荆芥 12 g，鱼腥草 40 g，大黄 5 g。水煎取汁灌肠，1 ～ 3 次 /d。适用于肺胃热盛、腑实便秘者。

（5）药熨治疗：①二子萸附方：紫苏子、白芥子、芜萸、香附各 30 g，细辛 10 g，食盐 30 g，食醋少许。上药用铁锅在炉上翻炒至芳香灼手，装入柔软布袋内，立即在脊柱及两旁或啰音密集处来回推熨。开始可隔衣而熨，待温度下降，再直接熨于皮肤上，2 次 /d，6 日为 1 个疗程。用于迁延性肺炎。②三子养亲方：紫苏子，莱菔子各 60 g，白芥子 30 g。混合炒热，布包熨背部，用于痰实气喘者。

（6）经典食疗：①枇杷叶 15 g，粳米 50 g。先煎枇杷叶，去渣取汁，入粳米煮作粥，空腹食用。适用于肺炎咳嗽明显患者。②鲜香蕉根 200 g，捣烂绞汁煮熟，加食盐少许调服。具有清热润肠作用，适用于老年肺炎、大便干结患者。③雪梨 1 ～ 2 个，川贝母 6 g，冰糖适量。将梨洗净切片，加川贝母和冰糖水炖，早、晚饮用，2 次 /d。适用于肺炎恢复期或干咳迁延不愈者，功能为润肺止咳化痰。

七、名医诊治特色

1. 何任　认为肺炎之病机应是正气不足，卫外无权，感受风温之邪而致病，从卫、气、营、血加以辩证。此病多发于冬、春之际，其病在肺、卫，宜辛凉透邪为主。常用银翘散、麻杏石甘汤、千金苇茎汤等。本病传变迅速，每易出现神昏谵妄等逆传心包之候，其治疗宜清营透热，清心开窍，如用清营汤、安宫牛黄丸等。至于正伤而脱者，以生脉散为主，视证情合龙骨、牡蛎乃至人参、附子之类。自拟方治本病，药用：麦冬、玄参、浙贝母、金银花、桔梗、百部、连翘、冬瓜子、沙参、芦根、鲜薏苡仁、蒲公英为主，随证加减，效果甚显。

2. 张沛虬　认为大叶性肺炎一般分三期治疗。①发病期：邪在肺卫，以辛凉解表、宣肺化痰为主，方用银翘散加减。②进展期：出现气血两燔，相当于大叶性肺炎实变期，治宜清热解毒、宣肺化痰，方用麻杏石甘汤加味。③恢复期：即气阴两伤，治宜益气养阴、清热化痰，方用养阴清肺汤加减。此外，正虚而引起的重症肺炎，除按分期分型进行治疗外，同时要重视扶正，人参白虎汤也常用。

3. 郑惠伯　夏秋暑湿季节，肺炎凡见湿温、暑温、时疫之症，属于湿热并重、邪留气分者，证属湿热郁滞、肺气失宣者，治以化浊利湿，清热解毒，宣通肺气，方用甘露消毒丹加麻黄、杏仁、蝉蜕、僵蚕、柴胡，以疏风清热，宣肺止咳；而柴胡一味与甘露消毒丹中黄芩配用，即取小柴胡汤柴芩相配之意，具有良好的和解退热作用。

4. 董建华　治疗温热病，重视宣畅气机，宣通上焦，轻可去实。本病多见上焦气机为邪热壅闭而周行壅滞，失其清虚灵动之机，为无形之气机壅实。当予轻苦微辛具流动之品，轻灵平淡之方，拨动气机，透泄无形之邪。切忌重药杂投，使无病之地反先遭克伐。自拟辛凉Ⅰ号（桑叶、菊花、桔梗、连翘、杏仁、甘草、薄荷、芦根、金银花、荆芥、牛蒡子），用治证属卫分或卫气合并的大叶性肺炎，以辛凉解表，清热解毒。

5. 陆芷青　认为肺炎大多由外感而起，有风寒与风热之异，但也有热毒内壅，清肃无权，不外寒与热两种属性。因风寒外受而致肺炎以麻杏石甘汤合千金苇茎汤加味：麻黄 3 ~ 5 g，石膏（先煎）18 ~ 30 g，杏仁 9 ~ 12 g，生甘草 5 g，鲜芦根 30 g（先煎代水），冬瓜子 12 g，桃仁 9 g，薏苡仁 18 g，鱼腥草 30 g。因风寒外受而致肺炎以大青龙汤投之，方中麻黄份量可用至 9 g，石膏 30 g，桂枝 6 g，小儿酌减。肺炎后期气阴两伤之证，以生脉散投之。

第四章

心血管内科疾病

第一节 心力衰竭

心力衰竭是指在有适量静脉血回流的情况下，由于心脏收缩和（或）舒张功能障碍，心排血量不能满足机体代谢需要，出现的一种以异常水、钠潴留和周围组织血液灌注不足为特征的临床综合征。中医学有“心力衰竭”之名，常归属“心悸”、“喘证”、“水肿”等范畴。

一、诊断要点

1. 左心衰的诊断主要根据原有的心脏病体征及其特征性呼吸困难等肺循环充血的表现；右心衰的诊断主要根据原有心脏病的体征和体循环淤血表现，且患者多有左心衰的病史。

2. Framingham 心力衰竭诊断标准（有增补）有助于心力衰竭的诊断。

（1）主要条件：①夜间阵发性呼吸困难和（或）端坐呼吸。②颈静脉怒张。③肺部啰音。④心脏扩大。⑤急性肺水肿。⑥第三心音奔马律。⑦颈静脉压升高 >16cmH_2O。⑧循环时间 >25 秒。⑨肝颈静脉回流征阳性。

（2）次要条件。①踝部水肿和（或）尿量减少而体重增加。②无上呼吸道感染的夜间咳嗽。③劳力性呼吸困难。④淤血性肝大，有时为肝区不适或疼痛。⑤胸腔积液。⑥潮气量低于最大量的 1/3。⑦心动过速（>120 次 /min）。

（3）主要或次要标准：治疗 5 日内体重下降 >4.5kg。

判断方法：具有 2 项主要条件或 1 项主要条件及 2 项次要条件即可确诊。

3. 劳力性气促和阵发性夜间呼吸困难是左心衰竭的早期症状，颈静脉充盈和肝大是右心衰竭的早期症状，两者如果不进行细致的诊察均易被临床医师所忽略，加之上述症状也不一定都是心力衰竭所致，故临证中必须详细询问患者病史，仔细检查，综合分析，避免漏诊和误诊。

二、病因病机

形成心功能不全主要病因有外邪侵袭、过度劳倦或久病伤肺、情志失调、饮食不节等。外邪侵袭，郁于气道，导致肺气宣降不利，升降失常，肺气壅塞，心主血，肺主气，气血互根互用，肺气受损，致心气不足，鼓动无力，导致心力衰竭。忧思伤脾，使中阳失运，或郁怒伤肝，肝疏泄失常，均可致气滞或痰阻，升降失常，治节无力，血行不畅；或痰郁化热成火，煎熬血液，均可导致瘀血内生，血行失畅，心脉痹阻，则发为心衰。饮食不当，损伤脾胃，运化失健，积湿成痰，痰湿上阻心肺，脉道不利，心气鼓动无力，亦可发为本病。因年迈体虚或久病体虚，日久导致心阳不振，气血运行失畅，心脉因之瘀滞，心失营运；或各种疾病迁延日久，耗气伤津，伤阳损阴，加之外感六淫、内伤情志、体劳过度、药物失宜等，耗损阴阳，致使阴阳并损，均可出现心衰。本病以心阳虚衰为本，每因感受外邪、劳倦过度、情志所伤等诱发，病变脏腑以心为主，涉及肝、脾、肺、肾四脏，同时与气（阳）、血、水关系密切，为本虚标实之证。本病日久可致肾阳不足，难以上养心阳脾阳，甚至出现阳气虚脱，阴阳不相维系，症见冷汗淋漓、面色灰白、口唇紫暗、神昏脉微等危重症状。

三、辩证要点

（1）辨原发病：心力衰竭多因心系病所致，临床当辨别原发病。除心力衰竭的典型症状外，可根据其他伴随症或病因进行鉴别。

（2）辨虚实缓急：本病为本虚标实之证。应了解患者年龄、性别、既往健康状况、发病缓急新旧等。一般来说，年轻人、新病、既往体健多为实，老年人、重病久病之后多为虚。

（3）辨气血水分：“气分”病变以气阳虚乏表现为主；“血分”病变以血瘀络阻表现为主；“水分”病变引起水肿，则以瘀血水饮凝聚，日久结聚而成。

四、治疗原则

瘀血、痰饮、水湿是本病重要的病理因素，故以“气、血、水同治分消”作为中医治疗心力衰竭的三大法则。治疗时必须以益气活血、化痰通络、温阳利水为主，同时据痰、瘀、水三者的侧重不同，分别施予化痰、活血化瘀、利水之法。

五、辩证论治

1. 心肺气虚，痰瘀痹阻证

症状　心悸气短，动则尤甚，神疲乏力，时有汗出，胸闷心痛，咳唾痰涎，舌质暗红，或舌下血脉青紫，苔白腻或白滑，脉弦滑或细或涩或结代。

治法　补益心肺，通瘀化痰。

方药　圣愈汤合小陷胸汤。

加减举例　心烦失眠、口干咽燥者，加麦冬、生地黄、玄参、柏子仁；喘促不已者，加葶苈子、大枣、桑白皮、杏仁；心气郁结，表现为心悸烦闷，精神抑郁，胸胁胀痛者，加郁金、柴胡、合欢皮、佛手。

中成药　丹参注射液活血化瘀、通脉养心；或丹红注射液静脉滴注活血化瘀；或补心气口服液补益心气；或心宝丸温补心肾、益气助阳、活血通脉；或清心沉香八味散清心肺、理气、镇静安神。

2. 心肾阳虚，痰饮上逆证

症状　喘促气逆，不能平卧，或夜间喘甚，心悸不寐，咳痰清稀量多，形寒肢冷，腰膝酸软，小便不利，舌质淡紫，苔白腻或白滑，脉沉细或弦细而滑。

治法　温补心肾，泻肺逐饮。

方药　参附汤合葶苈大枣泻肺汤。

加减举例　下肢水肿者，加猪苓、车前草；纳呆食少者，加谷芽、麦芽、神曲；肺气不宣，表现为胸闷、咳喘者，加杏仁、桔梗、前胡。

中成药　恒制咳喘胶囊益气养阴、温阳化饮、止咳平喘；或桂茸固本丸温补脾肾、益气固本；或利尔眠胶囊清心降火、交通心肾；或神衰康颗粒扶正固本、益智安神、补肾健脾；或五加参颗粒益气健脾、补肾安神；或益心颗粒温补心肾。

3. 心肾阳虚，水饮泛滥证

症状　下肢或全身水肿，喘促气急，形寒肢冷，腰膝酸软，心悸胸闷，小便短少，舌淡，苔白或白腻，脉沉细。

治法　温补心肾，通阳利水。

方药　真武汤合五苓散。

加减举例　喘促不止、心悸不宁者，加葶苈子、车前子、紫苏子、桑白皮；夹瘀血者，加丹参、赤芍、桃仁；恶心呕吐者，加法半夏、陈皮、生姜。

中成药　肾炎舒胶囊（颗粒、片）益肾健脾、利水消肿；或肾炎温阳片温肾健脾、化气行水；或交通心肾胶囊交通心肾、补肾益精、清心安神；或全鹿片补肾、益气；或护肾保元合剂补肾助阳。

4. 心肾阳衰，虚阳外越证

症状　喘促日久，呼多吸少，动则更甚，身肿尿少，形寒神疲，渐至喘憋持续不解，抬肩撷肚，面赤躁扰，汗出如油，四肢厥冷，舌质淡紫，苔少或无，脉浮大无根。

治法　回阳救逆，益气固脱。

方药　参附龙牡汤合通脉四逆汤。

加减举例　水饮泛滥而肢肿甚者，加茯苓、猪苓、泽泻；气阴两亏者，加黄芪、麦冬、生地黄、五味子。

中成药　参雄温阳胶囊补肾壮阳；或鱼鳔补肾丸补肾益精；或四味生精口服液益气宁神、温补肾阳、生精益髓；或参茸蛾补肾助阳胶囊补气助阳、益精生髓；或参茸颗粒（口服液）补益心肾。心肾阳虚，水饮泛滥证和此证均可用参附注射液回阳救逆、益气固脱。

六、特色治疗

1. 单味中药现代药理研究表明，多种中药具有治疗心力衰竭的作用。

（1）增强心肌收缩力：如人参、附子、黄芪、党参、灵芝、刺五加、何首乌、黄精、刺蒺藜、毛冬青、牡丹皮、水蛭、全蝎、蟾酥、青皮、枳实、郁金、罗布麻、香附、钩藤、益母草、大蓟、小蓟、瓜蒌、肉桂等。

（2）利水消肿，减轻心脏负荷：如茯苓、泽泻、猪苓、葶苈子、紫苏子、黄芪、车前草、桑白皮等。

2. 针灸疗法

（1）刺灸：针灸能改善心衰患者症状，具有调整和辅助治疗作用。

治法宁心定悸，化痰平喘，温阳利水，取任脉、手三阴经俞穴及其相应俞、募穴为主。

针灸处方　内关、膻中、巨阙、中府、心俞、厥阴俞、肺俞、天突、定喘、丰隆、水道、委阳。

刺灸方法针、灸并用，补法或平补平泻；根据症状情况，每次选用 4 ～ 6 穴，诸穴常规针刺，背部穴位当注意针刺的角度、方向和深度。留针 30 min 至 1 h。

随症配穴　心阳不振者，加关元、足三里；心脾两虚者，加脾俞、足三里；心血瘀阻者，加曲泽、膈俞；水气凌心者，加水分、阴陵泉；心肾阳虚者，加灸肾俞、气海、关元、足三里。

（2）皮肤针法：取气管两侧、颌下部、后颈、骶部以及内关、膻中、三阴交、人迎，中度刺激至局部出现红晕略有出血点为度。2 次 /d。

（3）耳针疗法：取耳穴心、交感、神门、皮质下、小肠等穴。毫针轻刺激，1 次 /d。亦可采用王不留行贴压耳穴。

（4）穴位注射：按常规选穴，每次选用 2 ～ 4 穴，用维生素 B_1 注射液、维生素 B_{12} 注射液，或丹参注射液，每穴注射 0.5 mL。1 次 /d。

3. 推拿疗法　推拿适合于慢性心力衰竭治疗。捏拿五经、颈项 3 ～ 5 遍；横擦前胸部 2 ～ 3 遍；横擦肩背、腰部往返 2 ～ 3 遍；斜擦两肋 1 min。振百会、大椎、命门穴各 1 min；按揉心俞、脾俞、肾俞、足三里、气海、关元，1 次 /d。

4. 其他疗法

（1）穴位敷贴：取车前子 10 g 研为细末，与独头蒜 5 枚、田螺 4 个共捣成泥，敷神阙穴；或用蓖麻籽 50 粒、薤白 3 ～ 5 个，共捣烂敷涌泉穴。1 次 /d，连敷 5 日。胸痛者，可用通心膏（徐长卿、当归、丹参、王不留行、鸡血藤、葛根、延胡索、红花、川芎、桃仁、姜黄、郁金、三七、血竭、椿皮、穿山甲、乳香、没药、樟脑、冰片、木香、人工麝香、硫酸镁、透骨草），敷心俞、厥阴俞。

（2）经典食疗：①参附桂枝粥：红参粉 5 g，附片、桂枝各 10 g，大米 30 g，冰糖适量。将附片、桂枝等药水煎取汁，加大米煮为稀粥服食。待熟时调入红参粉、冰糖，再煮沸即可食用。②草芪龙苓粥：炙甘草、黄芪、龙眼肉各 10 g，茯苓粉、大米各 50 g，白糖少许。将炙甘草、黄芪择净，放入锅中，加清水适量，水煎取汁，加茯苓粉、大米、龙眼肉煮粥，待熟时调入白糖，再煮沸即可食用。

第二节　心律失常

心律失常是指心律起源部位、心搏频率与节律以及冲动传导等任何一项异常。中医学称心律失常为“心动悸”。心动悸是指由于诸种原因使心脏气机紊乱，心动异常，以心悸、怔忡、惊惕不安、胸闷气短为主要表现的心系疾病。

一、诊断要点

（1）可有心悸，乏力，头晕，甚至晕厥等症状，亦可无症状。

（2）需做常规心电图，或必要时做 24 h 动态心电图来判断心律失常类型。

（3）将心律失常分为快速型及缓慢型心律失常。

（4）除功能性心律失常外，应尽量寻找引起心律失常的原发疾病。

二、病因病机

本病的病因很多，主要有外邪侵袭、七情刺激、饮食不节、体质虚弱等。上述病因等均可直接或间接损伤于心，全心之气血、阴阳亏虚，或全心之血脉痹阻，心失濡养而发生心悸、怔忡、脉律失常。其病位在心，但与其他脏腑密切相关。心失所养、心脉瘀阻、脏腑功能失调是其基本病变。本病的临床表现很多，但不外虚实两端，虚证之中通常有心气不足、心血不足、心气阴两虚、心阳不足、心阳虚脱、心神不宁等；实证之中通常有痰扰心脉、心脉瘀阻等。证型可以变化发展，心气不足，帅血无力，可以造成心脉瘀阻；痰浊血瘀可以阻塞脉道，令心失濡养，心气不足，心血不通，气阴两虚，心阳不足，甚至心阳虚脱。

三、辩证要点

（1）辨惊悸与怔忡：大凡惊悸发病，多与情绪有关，可由骤遇惊恐，忧思恼怒，悲哀过极或过度紧张而诱发，多为阵发性，病来虽速，病情较轻，实证居多，病势轻浅，可自行缓解，不发时如常人。怔忡多由久病体虚、心脏受损所致，无精神因素亦可发生，常持续心悸，心中惕惕，不能自控，活动后加重，病情较重，每属实证，或虚中夹实，病来虽渐，不发时亦可见脏腑虚损症状。惊悸日久不愈，亦可形成怔忡。

（2）辨虚实：心悸症状特点多为虚实夹杂，虚者指脏腑气血阴阳亏虚，实者多指痰饮、瘀血、火邪之类。辩证时，要注意分清虚实的多寡，以决定治疗原则。

（3）辨脉象：观察脉象变化是心悸辩证中重要的客观内容，常见的异常脉象如结脉、代脉、促脉、涩脉、迟脉，要仔细体会，掌握其临床意义。临床应结合病史、症状，推断脉症从舍。一般认为，阳盛则促，数为阳热，若脉虽数、促而沉细、微细，伴有面浮肢肿，动则气短，形寒肢冷，舌淡者，为虚寒之象。阴盛则结，迟而无力为虚，脉象迟、结、代者，一般多属虚寒，其中结脉表示气血凝滞，代脉常为元气虚衰、脏气衰微。凡久病体虚而脉象弦滑搏指者为逆，病情重笃而脉象散乱模糊者为病危之象。

（4）辨病情：对心悸的临床辩证应结合引起心悸原发疾病的诊断，以提高辩证准确性，如功能性心律失常所引起的心悸，常表现为心率快速型心悸，多属心虚胆怯，心神动摇；冠心病心悸，多为气虚血瘀，或由痰瘀交阻而致；风心病引起的心悸，以心脉痹阻为主；病毒性心肌炎引起的心悸，多由邪毒外侵，内舍于心，常呈气阴两虚，瘀阻络脉证。

四、治疗原则

按急则治其标、缓则治其本的原则，病情急重者首先是消除症状，病情较缓者，首先是消除病因以治其本。

五、辩证论治

1. 心虚胆怯证

症状　心悸，善惊易恐，坐卧不安，少寐多梦，舌苔薄白，脉象动数或虚弦。

治法　镇惊定志，以安心神。

方药　安神定志丸。

加减举例　心阴不足者，加柏子仁、五味子、酸枣仁；心阳不振者，加附子、桂枝；心血不足者，加熟地黄、阿胶；气虚自汗者，加麻黄根、浮小麦、乌梅。

中成药　复脉定颗粒补气活血、宁心安神；或补心气口服液补益心气；或二十五味珍珠丸安神开窍；或紫雪口服液辟秽开窍、泻火散结、镇惊安神、清心开窍。

2. 心脾两虚证

症状　心悸气短，头晕目眩，面色不华，神疲乏力，纳呆便溏，舌质淡，脉细弱。

治法　健脾养心，补益气血。

方药　归脾汤。

加减举例　心动悸而脉结代者，加炙甘草汤；热病后期损及心阴而致心悸者，加生脉散；神疲乏力、气短、失眠多梦者，加合欢皮、首乌藤、五味子、柏子仁。

中成药　心可舒胶囊活血化瘀、行气止痛；或补中益气丸补中益气、升阳举陷、益气健脾；或归脾丸益气健脾、养血安神。

3. 心阴亏虚证

症状　心悸易惊，心烦失眠，口干微热，五心烦热，盗汗，舌红少津，脉细数。

治法　滋阴养血，宁心安神。

方药　天王补心丹或朱砂安神丸。

加减举例　阴虚火旺而兼见五心烦热、梦遗腰酸者，加知柏地黄丸；喜惊易恐者，加珍珠母、生龙骨、煅牡蛎。

中成药　十一味参芪胶囊补中益气、养血生津、扶正祛邪、化瘀止痛；或天狮滋心阴胶囊滋养心阴、活血止痛；或滋心阴颗粒（口服液）滋养心阴、活血止痛；或稳心颗粒、参松养心胶囊益气养阴。

4. 心阳不振证

症状　心悸不安，胸闷气短，面色苍白，形寒肢冷，舌淡苔白，脉象虚弱或沉细而数。

治法　温补心阳，安神定悸。

方药　桂枝甘草龙骨牡蛎汤。

加减举例　汗出肢冷、面青唇紫、喘不得卧者，加人参、附子；水饮内停者，加葶苈子、五加皮、大腹皮、车前子。

中成药　参附注射液回阳救逆、益气固脱；或人参养荣丸与十全大补颗粒（口服液）温补气血；或心宝丸温补心肾、益气助阳，活血通脉；或宁心宝胶囊提高窦性心律、改善窦房结和房室传导功能、改善心脏功能。

5. 水饮凌心证

症状　心悸眩晕，胸脘痞闷，形寒肢冷，小便短少，或下肢水肿，渴不欲饮，恶心吐涎，舌苔白滑，脉象弦滑。

治法　振奋心阳，化气行水。

方药　苓桂术甘汤。

加减举例　水饮上逆恶心呕吐者，加法半夏、陈皮、生姜。

中成药　三七冠心宁片活血益气、宣畅心阳、疏通心脉、蠲除瘀阻；或护心胶囊活血化瘀、温中理气；或参桂胶囊益气通阳、活血化瘀。

6. 血脉瘀阻证

症状　心悸怔忡，短气喘息，胸闷不舒，心痛时作，或形寒肢冷，舌质暗或有瘀点、瘀斑，脉虚或结代。

治法　活血化瘀。

方药　血府逐瘀汤。

加减举例　胸痛甚者，加沉香、檀香、荜茇；气短乏力、自汗、脉细缓或结代者，重用人参、黄芪。

中成药　舒胸胶囊（颗粒）活血、祛瘀、止痛；或冰七片活血理气、开窍止痛；或血栓通胶囊活血通络。水饮凌心证和此证均可用黄杨宁片宁心复脉、通络止痛。

六、特色治疗

1. 单味中药

（1）对快速性心律失常，下列中药能阻滞心肌细胞膜钠通道：如苦参、莲子心、缬草、当归、石菖蒲、山豆根、甘松、三七、延胡索、地龙等。

（2）对缓慢性心律失常兴奋 β 受体的中药：如麻黄、附子、细辛、吴茱萸、椒目、丁香等。

2. 针灸疗法

（1）刺灸：针灸治疗心律失常能减轻症状，而且对疾病的本身也有调整和治疗作用。但在器质性心脏病出现心衰倾向时，则应及时采用综合治疗措施，以免延误病情。

治法　养心安神、宁心定悸；取手少阴、手厥阴经腧穴和相应俞、募穴为主。

针灸处方　神门、内关、通里、心俞、巨阙、厥阴俞、膻中。

刺灸方法　针灸并用，多用补法；阴虚火旺者只针不灸，平补平泻。诸穴常规针刺，急性发作者可用泻法；背部穴位当注意针刺的角度、方一向和深度。留针 30 min 至 1 h，以症状消失或减缓为度。

随症配穴　心阳不振者，加关元、足三里；心虚胆怯者，加百会、胆俞；心脾两虚者，加脾俞、足三里；阴虚火旺者，加劳宫、太溪；心血瘀阻者，加曲泽、膈俞；水气凌心者，加水分、阴陵泉。

（2）皮肤针法：取气管两侧、颌下部、后颈、骶部以及内关、膻中、三阴交、人迎，中度刺激。至局部出现红晕略有出血点为度。发作时可每日治疗 2 次。

（3）耳针疗法：取耳穴心、交感、神门、皮质下、小肠等。毫针轻刺激，留针中行针 2 ~ 3 次。1 次 /d。亦可采用王不留行贴压耳穴。对于反复发作者，可于发作终止之后，每 3 日更换 1 次。

（4）穴位注射：按常规选穴，每次选用 2 ~ 4 穴，用维生素 B_1 注射液、维生素 B_{12} 注射液，每穴注射 0.5 mL，1 次 /d。另一般穴位治疗：选心、神门、交感点，用 5 分毫针刺入穴内，留针 30 min，10 min 行针 1 次，中度刺激，适用于室上速及室速。

3. 推拿疗法　捏拿五经、颈项 3 ~ 5 遍。按揉心俞、膈俞、肾俞、内关、足三里、气海、关元。指振百会、大椎、命门穴各 1 min；横擦前胸部 2 ~ 3 遍；斜擦两肋 1 min；直擦背部膀胱经及横擦腰骶部，往返 2 ~ 3 遍。1 次 /d。

4. 其他疗法

经典食疗：①莲子 30 g，粳米 50 g。先将莲子煮成如泥，再入粳米煮作粥，空腹食用，每日早、晚各服 1 次。②万年青 25 g，红糖适量。将万年青加水 150 mL，煎至 50 mL，滤出汁，反复两次。将两汁混合，加入红糖，1 日内分 3 次服完。1 剂 /d，连用 1 周。

第三节　原发性高血压

原发性高血压是以血压升高为主要临床表现伴或不伴有多种心血管危险因素的综合征，简称高血压。根据中西医病名对照，原发性高血压属中医学“风眩”、“眩晕”、“头痛”范畴。

一、诊断要点

1. 在未用抗高血压药情况下，收缩压≥ 140mmHg 和（或）舒张压≥ 90mmHg，按血压水平将高血压分为 1、2、3 级。

2. 收缩压≥ 140mmHg 和舒张压 <90mmHg 单列为单纯性收缩期高血压。

3. 患者既往有高血压史，目前正在用抗高血压药，血压虽然低于 140/90mmHg，亦应该诊断为高血压。

4. 要排除继发性高血压，如肾动脉狭窄等。

二、病因病机

情志内伤，如素体阳盛，恼怒过度，或长期忧郁恼怒，气郁化火；饮食不节，损伤脾胃，或嗜酒肥甘，饥饱劳倦，伤于脾胃，健运失司；头部外伤或手术后，气滞血瘀；体虚、久病、失血、劳倦过度；肾阴素亏，肝失所养；大病久病或失血之后，虚而不复；劳倦过度，气血衰少，皆能发生本病。本病病位在清窍，由气血亏虚、肾精不足致脑髓空虚，清窍失养，或肝阳上亢、痰火上逆、瘀血阻窍而扰动清窍发病，与肝、脾、肾三脏关系密切。本病的病性以虚者居多，故张景岳谓“虚者居其八九”，如肝肾阴虚、肝风内动，气血亏虚、清窍失养，肾精亏虚、脑髓失充。本病实证多由痰浊阻遏、升降失常，痰火气逆、上犯清窍，瘀血停着、痹阻清窍而成。在本病发病过程中，各种病因病机可以相互影响，相互转化，形成虚实夹杂；或阴损及阳，阴阳两虚。肝风、痰火上扰清窍，进一步发展可上蒙清窍，阻滞经络，而形成中风；或突发气机逆乱，清窍暂闭或失养，而引起晕厥。

三、辩证要点

（1）辨脏腑：眩晕病位虽在清窍，但与肝、脾、肾三脏功能失常关系密切。

（2）辨虚实：眩晕以虚证居多，夹痰夹火亦兼有之；一般新病多实，久病多虚，体壮者多实，体弱者多虚；发作期多实，缓解期多虚。

（3）辨体质：面白而肥多为气虚多痰，面黑而瘦多为血虚有火。

（4）辨标本：眩晕以肝肾阴虚、气血不足为本，风、火、痰、瘀为标。

四、治疗原则

眩晕的治疗原则主要是补虚而泻实，调整阴阳。虚证以肾精亏虚、气血衰少居多，精虚者填精生髓，滋补肝肾；气血虚者宜益气养血，调补脾肾。实证则以潜阳、泻火、化痰、逐瘀为主要治法。

五、辩证论治

1. 肝阳上亢证

症状　眩晕耳鸣，头痛且胀，遇劳、恼怒加重，肢麻震颤，失眠多梦，急躁易怒，舌红苔黄，脉弦。

治法　平肝潜阳，滋养肝肾。

方药　天麻钩藤饮。

加减举例　阴虚较盛．舌红少苔、脉弦细数者，加生地黄、麦冬、玄参、何首乌、生白芍；肝阳化火，肝火亢盛，表现为眩晕、头痛较甚，耳鸣、耳聋暴作，目赤，口苦，舌红苔黄燥，脉弦数者，加龙胆、牡丹皮、菊花、夏枯草；便秘者，加大黄、芒硝或当归龙荟丸；眩晕剧烈，呕恶，手足麻木或肌肉瞤动者，有肝阳化风之势，尤其对中年以上者要注意是否有引发中风病的可能，加珍珠母、生龙骨、煅牡蛎，必要时加羚羊角增强清热熄风之力。

中成药　天麻钩藤颗粒、天麻醒脑胶囊、天麻首乌片以平肝潜阳；或安宫降压丸清热镇惊、平肝降压；或复方羚角降压胶囊（片）清肝熄风：或虎杖叶胶囊平肝潜阳；或脉君安片平肝熄风、解肌止痛；或脑立清胶囊（丸）平肝潜阳、醒脑安神。

2. 肝火上炎证

症状　头晕且痛，其势较剧，目赤口苦，胸胁胀痛，烦躁易怒，寐少多梦，小便黄，大便干结，舌红苔黄，脉弦数。

治法　清肝泻火，清利湿热。

方药　龙胆泻肝汤。

加减举例　肝火扰动心神，失眠、烦躁者，加磁石、龙齿、珍珠母、琥珀；肝火化风，肝风内动，肢体麻木、颤震，欲发中风病者，加全蝎、蜈蚣、地龙、僵蚕。

中成药　龙胆泻肝丸、心脑静片清热降火；或高血压速降丸清热熄风、平肝降逆；或降压袋泡茶（颗粒）清热泻火、平肝明目；或脉络通片清泻肝火、通经活络；或清热明目茶清热祛风、平肝明目；或清肝降压胶囊清热平肝、补益肝肾。

3. 痰浊上蒙证

症状　眩晕，头重如蒙，视物旋转，胸闷作恶，呕吐痰涎，食少多寐，苔白腻，脉弦滑。

治法　燥湿祛痰，健脾和胃。

方药　半夏白术天麻汤。

加减举例　素体阳虚，痰从寒化，痰饮内停，上犯清窍者，用苓桂术甘汤合泽泻汤。

中成药　安脑丸清热解毒、醒脑安神、豁痰开窍、镇惊熄风；或牛黄降压丸（胶囊）清心化痰、镇静降压；或清脑降压片清肝泻火、化痰祛湿、活血化瘀、平肝熄风、潜阳、养阴。

4. 瘀血阻窍证

症状　眩晕头痛，兼见健忘，失眠，心悸，精神不振，耳鸣耳聋，面唇紫暗，舌瘀点或瘀斑，脉弦涩或细涩。

治法　活血化瘀，通窍活络。

方药　通窍活血汤。

加减举例　天气变化加重，或当风而发者，重用川芎，加防风、白芷、荆芥穗、天麻等理气祛风之品；经验可用人工麝香或者白芷10倍代麝香。

中成药　复方银杏叶胶囊与血络通胶囊活血化瘀、通脉舒络；或活血通脉片活血通脉、强心镇痛；或苦丁降压胶囊清肝明目、凉血活血；或罗布麻降压片平肝潜阳、熄风活血、通络止痛；或脑血康滴丸活血化瘀、破血散结；或脑血康胶囊（口服液、片）活血化瘀、破血散结。

5. 气血亏虚证

症状　头晕目眩，动则加剧，遇劳则发，面色㿠白，爪甲不荣，神疲乏力，心悸少寐，纳差食少，便溏，舌淡苔薄白，脉细弱。

治法　补养气血，健运脾胃。

方药　归脾汤。

加减举例　气虚卫阳不固，自汗时出、易于感冒者，重用黄芪，加防风、浮小麦；脾虚湿盛，泄泻或便溏者，加薏苡仁、泽泻、炒扁豆、当归；气损及阳，兼见畏寒肢冷、腹中冷痛等阳虚症状者，加桂枝、干姜；血虚较甚，面色㿠白无华者，加熟地黄、阿胶、紫河车粉（冲服），并重用参、芪；中气不足，清阳不升，表现时时眩晕、气短乏力、纳差神疲、便溏下坠、脉象无力者，用补中益气汤。

中成药　补中益气丸补中益气、升阳举陷、益气健脾；或归脾丸益气健脾，养血安神；或回心康片益气活血、镇静平肝；或排毒养颜胶囊通便排毒、健脾益肾、补血化瘀；或芪苈强心胶囊益气温阳、活血通络、利水消肿。

6. 肝肾阴虚证

症状　眩晕久发不已，视力减退，两目干涩，少寐健忘，心烦口干，耳鸣，神疲乏力，腰酸膝软，遗精，舌红苔薄，脉弦细。

治法　滋养肝肾，养阴填精。

方药　左归饮。

加减举例　阴虚生内热，表现咽干口燥、五心烦热、潮热盗汗、舌红、脉弦细数者，加炙鳖甲、知母、青蒿；心肾不交，失眠、多梦、健忘者，加阿胶、鸡子黄、酸枣仁、柏子仁；水不涵木，肝阳上亢者，加清肝、平肝、镇肝之品，如龙胆、柴胡、天麻等。

中成药　六味地黄丸与杞菊地黄丸滋补肝肾；或冬青补汁温补肝肾、滋阴益精；或杜仲颗粒补肝肾、降血压；或还精煎口服液补肾填精、扶正祛邪、阴阳两补、益元强壮；或降脂灵颗粒滋补肝肾、养血明目。

六、特色治疗

1. 单味中药　现代药理研究表明，多种单味中药具有降压作用。

（1）扩张血管：防己、黄芩、钩藤、益母草、赤芍、罗布麻叶等。

（2）利尿：防己、杜仲、桑寄生、泽泻、茯苓、萹蓄、茵陈、龙胆、罗布麻等。

（3）中枢性降压：远志、酸枣仁等。

（4）钙离子阻滞：防己、川芎、当归、赤芍、红花、三棱、丹参、前胡、肉桂、五味子、藁本、白芷、羌活、独活、葶苈子、桑白皮、茵陈、海金沙、龙眼肉等。

（5）中枢神经节阻断：全蝎、地龙、钩藤、桑寄生等。

（6）β 受体阻滞：葛根、佛手、淫羊藿等。

（7）影响血管紧张素生成：山楂、何首乌、白芍、木贼、红花、板蓝根、青风藤、海风藤、牛膝、泽泻、海金沙、胆南星、法半夏、瓜蒌、降香、细辛等。

目前有资料初步阐明了一些单成分如汉防己甲素、钩藤碱、萝芙木、毛冬青甲素等的降压作用机制。

2. 针灸疗法

（1）刺灸：取穴①肝阳上亢证选用太冲、光明、阳陵泉、曲池等。②痰浊中阻证选用丰隆、曲池、百会、内关等。③瘀血内阻证选用风池、曲池、丰隆等。④肝肾阴虚证选用三阴交、风池、内关、肾俞、太溪等。⑤阴阳两虚证选用气海、关元、风池、太冲、曲池等。手法：补法、泻法。

（2）耳穴：主穴为降压沟、神门、交感、对屏尖、耳背、心、肝、脾、肾等，将王不留行贴压于所选穴位上，并交替按摩。此法适用于所有原发性高血压患者。

3. 推拿疗法　选用足三里、三阴交、风池、涌泉、大椎等穴位。用推、拿、按、摩、揉等手法。

4. 其他疗法

（1）穴位敷贴法：蓖麻仁 50 g，吴茱萸、附子各 20 g。贴两脚心涌泉穴处。此法适用于痰浊上蒙证。

（2）药枕法：菊花 1000 g，川芎 400 g，牡丹皮、白芷各 200 g。供睡时枕用。此法适用于瘀血阻窍证。

（3）敷脐疗法：吴茱萸（用猪胆汁制）450 g，龙胆 10 g，白矾 100 g，朱砂、硫黄各 50 g，环戊甲噻嗪 175mg。敷脐时用。此法适用于肝阳上亢证。

（4）足浴：磁石、石决明、桑枝、桑叶、白蒺藜、白芍、杜仲、茺蔚子等药物足浴并足底按摩。此法适用于肝肾阴虚证。

（5）经典食疗：①芹菜粥：芹菜连根 120 g，粳米 250 g。煮粥食用。②菊花粥：菊花末 15 g，粳米 100 g。煮粥食用。

第四节　冠状动脉粥样硬化性心脏病

冠状动脉粥样硬化性心脏病简称冠心病，是指由于脂质代谢不正常，血液中的脂质沉着在原本光滑的动脉内膜上，一些类似粥样的脂类物质堆积而成白色斑块，称为动脉粥样硬化病变，这些斑块渐渐增多造成动脉腔狭窄，使血流受阻，导致心脏缺血，产生心绞痛。属中医学“胸痹心痛”。在古代文献中，也属“肝心痛”、“卒心痛”、“厥心痛”范畴。

一、诊断要点

1. 症状　有典型的发作特点和体征，含服硝酸甘油后可缓解，结合年龄和存在冠心病的危险因素，除外其他疾病引起的心绞痛。

2. 辅助检查　心电图（静息、发作时）、动态心电图、心电图负荷试验、超声心电图（静息、负荷）、放射性核素检查（ECT）、冠状动脉造影等。

3. 除外其他引起心绞痛的疾病，如各种原因所致的主动脉瓣病变、肥厚型心肌病、甲状腺功能亢进、贫血等。

二、病因病机

中医学认为，本病的发生与年老肾衰、饮食不节、情志失调、寒邪侵袭等因素有关。其病位在心，与心、肝、肾、脾诸脏的盛衰相关，多属本虚标实之证，常在心气、心阳、心血、心阴不足或肝、脾、肾失调的基础上，兼夹痰浊、气滞、血瘀、寒凝等病变，产生不通则痛与不荣则痛的表现。

三、辩证要点

（1）辨病位：左侧胸部或膻中处突发憋闷而痛，可窜及肩背、前臂，可兼心悸，时发时止等，常因情志刺激、饮食、劳累、寒冷等因素诱发。局限于胸膺部位，多为气滞或血瘀；放射至肩背、咽喉、脘腹甚至手指者，为虚损已显，邪阻已著。

（2）辨病势：心痛发作频繁者重，偶尔发作者轻。每次心痛发作瞬息即逝者轻，持续不能缓解者重。心痛症状属实者较轻，虚象明显者重。初发者一般较轻，病程迁延日久者重。脉象不疾不缓，节律规整者轻，脉象过疾、过缓，或见脉结代者为重。疼痛遇劳发作，休息或服药后能缓解者为顺证，若服药后难以缓解者为危候。

（3）辨虚实：一般认为冠心病为本虚标实之病。其标实为寒凝气滞，痰瘀痹阻，其本虚为心气亏虚，阴阳不足。

（4）辨寒热：猝然心痛如绞，形寒，甚则手足不温，冷汗自出，多因气候骤冷或骤遇风寒而发病或加重，苔薄白，脉沉紧或促者多属寒证。心烦不寐，舌质红或绛，苔黄，脉滑数者多属热证。

四、治疗原则

冠心病心绞痛的治疗应本着“急则治标”、“缓则治本”的原则，在发作期主要选用有速效止痛作用之药剂、气雾剂、丸片剂以迅速控制病情，缓解心痛；而在缓解期则重在根据不同证型予以补气养阴、活血化瘀、疏通心脉等治疗，并针对与发病有关的危险因素采取综合性防治措施，控制或消除危险因素，以预防和减少心绞痛的发生。但对于严重心绞痛者，应及时采用中西医结合治疗控制病情，以免发展为心肌梗死。

五、辩证论治

1. 心脉瘀阻证

症状　心胸剧痛，如刺如绞，痛处固定，入夜尤甚，心悸不宁，舌质紫暗、有瘀点或瘀斑，脉沉涩或结代。

治法　活血化瘀，通脉止痛。

方药　血府逐瘀汤。

加减举例　胁痛者，加香附、延胡索；心气阴不足者，加白参、麦冬；心烦失眠者，加酸枣仁、首乌藤。

中成药　丹参注射液活血化瘀、通脉养心；或丹红注射液静脉滴注以活血通络；或奥欣康心脑康胶囊活血化瘀、通窍止痛；或冰七片活血理气、开窍止痛；或补虚通瘀颗粒益气补虚、活血通络；或丹参合剂（口服液、颗粒、片）活血化瘀、养心通脉。

2. 痰浊痹阻证

症状 胸闷如窒而痛，痛引肩背，气短喘促，肢体沉重，体胖多痰，或有咳嗽，呕恶痰涎，舌苔浊腻，脉象弦滑。

治法 化痰泄浊，通阳开胸。

方药 瓜蒌薤白半夏汤合涤痰通脉汤。

加减举例 阳虚有寒者，加熟附子、肉桂；痰郁化火者，加黄连、天竺黄。

中成药 瓜蒌皮注射液行气除满、开胸除痹；或血络通胶囊祛痰通络；或蟾麝救心丸扩张冠状动脉、改善心肌供氧、增强心脏功能；或二夏清心片健脾祛痰、清心除烦；或利脑心胶囊活血祛瘀、行气化痰、通络止痛。

3. 寒凝心脉证

症状 胸痛彻背，感寒痛甚，胸闷气短，心悸喘息，面色苍白，四肢厥冷，冷汗自出，口淡不渴或吐清涎，小便清长，大便溏薄，舌淡苔白，脉象沉迟。

治法 温通心阳，散寒止痛。

方药 通脉四逆汤。

加减举例 血瘀心脉，痛剧者，加丹参、三七末；气虚者，加白参。

中成药 麝香保心丸温阳通脉；或参桂胶囊益气通阳、活血化瘀；或血栓心脉宁胶囊芳香开窍、活血散瘀；或心舒乐片活血化瘀、舒通心脉。

4. 气阴两虚证

症状 胸闷隐痛，时发时止，心悸气短，倦怠懒言，面色少华，头晕目眩，遇劳则甚，舌偏红或有齿印，脉细数或结代。

治法 益气养阴，通脉止痛。

方药 生脉散合炙甘草汤。

加减举例 心血虚明显者，加当归、川芎、白芍；心烦不眠者，加酸枣仁、首乌藤；心胸闷痛明显者，加丹参、三七末。

中成药 参麦注射液益气固脱、养阴生津、生脉；或百祥正心泰胶囊补气活血、通脉益肾；或补益强心片益气养阴、活血利水；或参松养心胶囊益气养阴、活血通络、清心安神；或炙甘草合剂益气、养血、温阳复脉。

5. 心肾阴虚证

症状 胸闷胸痛，心悸盗汗，心烦不寐，腰膝酸软，眩晕耳聋，大便秘结，舌红少苔或无苔，脉象细数。

治法 滋阴补肾，养心安神。

方药 左归饮合天王补心丹。

加减举例 心胸闷痛明显者，加丹参、三七末；心气虚弱者，加白参；腰痛者，加续断、杜仲。

中成药 参芎注射液补益心肾、活血通络；或心元胶囊滋肾养心、活血化瘀；或活力源片益气养阴、强心益肾；或强力蜂乳浆胶丸益气养阴、扶正固本。

6. 心阳不振证

症状 心胸疼痛，气短乏力，形寒肢冷，面色苍白，或见唇甲青紫，舌淡苔白，脉沉微或迟缓无力。

治法 补气助阳，温通心脉。

方药 人参四逆汤。

加减举例 血瘀心痛者，加丹参、三七末；尿少水肿者，加茯苓、猪苓。

中成药参附注射液回阳救逆、益气固脱；或护心胶囊活血化瘀、温中理气；或益心酮滴丸活血化瘀、宣通心脉、理气舒络；或益心通脉颗粒温通心阳、活血化瘀；或银盏心脉滴丸活血化瘀、通脉止痛。

六、特色治疗

1. 单味中药

（1）扩张冠状动脉：延胡索、丹参、川芎、前胡、瓜蒌、人参、党参、当归、麦冬等。

（2）抗心绞痛：麝香、冰片、石菖蒲、苏合香、樟脑等。

2. 针灸疗法

（1）刺灸：针灸能缓解冠心病心绞痛，改善心肌缺血状态，起到振奋胸阳、化瘀通络的作用。

治法扶正祛邪，标本兼顾。可温振心阳、化瘀通络、补气养阴、疏肝解郁、祛痰化浊和回阳固脱。取手少阴、手厥阴经腧穴及其相应俞、募穴为主。

针灸处方　内关、通里、间使、郄门、厥阴俞、膻中、心俞、巨阙、足三里、三阴交。

刺灸方法　针、灸并用，平补平泻或补法；每次选用 4 ~ 6 穴，诸穴常规针刺，背部穴位当注意针刺的角度、方向和深度。留针 30 min 至 1 h。

随症配穴　心血瘀阻者，加膈俞、阴郄；气阴两虚者，加阴郄、太溪；心阳不振者，加灸关元、命门、巨阙；肝气郁结者，加太冲、蠡沟；痰浊壅盛者，加中脘、丰隆；阴虚阳亢者，加百会、风池、太溪、太冲：阳气暴脱者，重灸关元、气海。

（2）耳针疗法：取耳穴心、神门、皮质下、肾、交感、肾上腺等穴。毫针轻刺激，1 次 /d。亦可采用王不留行贴压耳穴。

（3）皮肤针法：循后项、背部膀胱经第一侧线叩刺，以及叩刺内关、膻中、三阴交，中度刺激至局部皮肤潮红为度。每日治疗 1 ~ 2 次。

（4）穴位注射：按常规选穴，每次选用 2 ~ 4 穴，用维生素 B_1、维生素 B_{12} 注射液，或丹参注射液，每穴注射 0.5 mL。1 次 /d。

3. 推拿疗法　①背俞穴综合手法：患者取自然舒适位或卧位，医者先在患者背俞穴上（以左侧肩胛间区为主）寻找压痛敏感点，找到后即以此为俞施以指揉法、点按法，手法轻重以患者感觉舒适为度，需反复寻找，治疗 3 ~ 5 遍，直至疼痛明显缓解或消失。如为慢性病变患者，若触及结节状或条索状阳性反应物时，可酌情选用弹拨法、捋顺法，手法轻重以患者能耐受为度，最后施以散法。②胸部点按法、点振法：先以指揉法施术于天突、膻中、气户、屋翳、中府等穴，继以指按法及指振法，每穴 3 次，最后施以任脉捋顺及循肋分推两胁。③四肢部腧穴点按法：分别点按、弹拨极泉、曲泽、内关、神门等穴。辩证加减：气滞血瘀、寒邪壅盛者，揉心俞、厥阴俞，横擦屋翳，使热透胸背。痰涎壅盛、痹阻脉络者，摩腹，擦督脉胸段。

4. 其他疗法

（1）穴位敷贴：取穴心俞、内关、膻中、阿是穴，给予心绞痛宁膏、通心膏等药物穴位贴敷。1 次 /d。

（2）外治法①心痛乐（寒）气雾剂：含肉桂、香附等。温通散寒，理气止痛。对准舌下，每次喷雾 1 ~ 2 下。②心绞痛宁膏：含丹参、红花等。活血化瘀，芳香开窍。贴敷心前区。

（3）经典食疗：①黑芝麻、白糖各 500 g。黑芝麻烤熟后捣碎加入白糖拌匀，口服，每次 3 ~ 4 勺，3 次 /d。②西洋参 3 g，三七 3 g。研末，分 2 ~ 3 次吞服，1 剂 /d。③延胡索粉、三七粉、全蝎粉、水蛭粉各 1 ~ 2 g。研末，吞服，1 剂 /d。

第五节　急性心肌梗死

急性心肌梗死（AMI）是指急性心肌坏死缺血，大多发生在冠状动脉病变的基础上，主要是由于冠状动脉供血的急剧减少或中断，导致心肌严重、持久地急性缺血而发生的局部坏死。其基本病因是冠状动脉粥样硬化病变基础上的继发性血栓形成，造成冠状动脉严重的、持续的阻塞。临床表现为突发严重而持久的胸痛、胸闷，甚至出冷汗，气促，不能平卧。中医学认识本病较早，《灵枢·厥病》中始称其为“真心痛”。急性心肌梗死在国家标准《中医临床诊疗术语》中所对应的中医病名为“厥（真）心痛”。

一、诊断要点

1. 临床表现　有缺血性胸痛的临床病史。

2. 辅助检查　心电图的动态演变。心肌坏死的血清心肌标记物浓度的动态改变。必须具备其中2项才可诊断为AMI。

二、病因病机

内因久患胸痹之疾，心气亏虚日久，心阳渐衰，心阴血不足，寒、痰、瘀血内阻，外因寒冷、饱食、酗酒、劳累或喜怒不节等，致气血逆乱，心脉猝然痹阻，营气不从，逆陷于心而成瘀血内结，气滞于内，热结不散，痰瘀互结，形成心体失养，脉络瘀阻之真心痛。

三、辩证要点

（1）辨病程长短：不同证型常出现于AMI的不同时期，其中寒热两型具有明显时相变化规律，发现AMI病例绝大多数于发病后1日内有不同程度的寒象，特别是心痛的当时，寒证尤为明显。

（2）辨病情轻重：据观察，在AMI发生过程中的各种心气虚证中，其轻重程度依序表现为心气虚证、心气竭证、心气脱证，且分别与Killp分级的Ⅱ度、Ⅲ度和Ⅳ度相符合。

四、治疗原则

急性心肌梗死之本虚与标实较心绞痛更为突出，病情更重，通法为其基本法则，再根据病情的标本虚实、轻重缓急，决定是以通为主，或以补虚为主，还是通补兼施。有溶栓指征者应速溶栓，使血脉畅通，辅以中药及其他西药治疗。在发作期必须选用有速效止痛作用之药剂以迅速缓解心绞痛等症状。疼痛缓解后再予以辩证论治，常以补气活血，温阳通脉为法，以减少心肌坏死范围，防止各种并发症发生。心痛发作时应用宽胸气雾剂、寒性心痛气雾剂等口腔喷雾给药，并舌下含化复方丹参滴丸、速效救心丸缓解疼痛。亦可联合采用针灸等方法缓解疼痛。

五、辩证论治

1. 气阴亏虚，心络瘀阻证

症状　胸口剧痛，心悸气短，神疲乏力，自汗盗汗，手足心热，面色㿠白或两颧微赤，舌质紫暗或见瘀点，舌下络脉青紫，脉细数无力或结代。

治法　益气养阴，化瘀通络。

方药　生脉散合血府逐瘀汤。

加减举例　心悸、脉结代者，加炙甘草、甘松、苦参；心烦少寐者，加酸枣仁、莲子心。

中成药　生脉注射液理气开窍、益气强心、生津复脉、回阳救逆、扶正祛邪、活血化瘀；或银杏叶片益气养阴、化瘀通络；或利脑心胶囊活血祛瘀、行气化痰、通络止痛。

2. 阳气虚衰，寒凝心脉证

症状　胸痛剧烈，形寒肢冷，面浮足肿，气急喘促，不能平卧，手足青紫厥冷，舌质紫暗，苔白或滑腻，脉沉细无力或微弱。

治法　益气温阳，散寒通脉。

方药　参附汤合枳实薤白桂枝汤。

加减举例　畏寒、恶心呕吐者，加丁香、法半夏；血瘀心脉者，加丹参、三七。

中成药　参附注射液回阳救逆、益气固脱；或麝香保心丸芳香温通、益气强心。

3. 痰浊阻痹，火热扰心证

症状　胸痛如割，胸闷如窒，心烦不寐，气短痰多，心悸不宁，腹胀纳呆，恶心呕吐，舌质红或绛，苔黄腻，脉滑数。

治法　清热化痰，宽胸止痛。

方药　小陷胸汤合温胆汤。

加减举例　心下痞满、恶心呕吐者，加藿香、丁香；痰稠色黄、心烦发热者，加天竺黄、黄芩、鱼腥草。

中成药　气阴亏虚，心络瘀阻证与本证均可用血栓通注射液活血化瘀；脉络通片行气活血、化瘀止痛、通脉活络。

六、特色治疗

1. 单味中药

（1）扩张冠状动脉：丹参、川芎、瓜蒌、延胡索、麦冬等。

（2）止痛：麝香、冰片、苏合香、樟脑等。

（3）回阳固脱：人参（需用较大剂量）、附子、干姜等。

2. 针灸疗法

（1）刺灸：AMI 属于急危重症，针灸能有效改善心肌缺血状态，对减轻或缓解心绞痛具有一定治疗作用。

治法　急则治标，标实当泻。以温阳散寒，活血化瘀，理气化痰，通脉止痛为法；正虚阳脱者，当回阳救逆，益气固脱。取手少阴、手厥阴经腧穴及其相应俞、募穴为主。

针灸处方　内关、膻中、间使、郄门、巨阙、厥阴俞、心俞、丰隆。

刺灸方法　针、灸并用，泻法或平补平泻；每次选用 2 ~ 4 穴，诸穴常规针刺，背部俞穴当注意针刺的角度、方向和深度。留针 30 min 至 1 h。

随症配穴　气虚血瘀者，加足三里、膈俞、阴郄；寒凝心脉者，加灸关元、命门；正虚阳脱者，加水沟、中冲，重灸关元、气海。

（2）耳针疗法：取耳穴心、神门、皮质下、交感、肾上腺等。毫针轻刺激，1 次 /d。亦可采用王不留行贴压耳穴。

（3）穴位注射：按常规选穴，每次选用 1 ~ 2 穴，用丹参注射液 2 mL，每穴注射 0.5 ~ 1 mL。1 次 /d。

3. 推拿治疗　本病不适宜推拿治疗。

4. 其他疗法

（1）探鼻取嚏：用于急救。用消毒棉签轻柔刺激鼻腔取嚏，适用于神志昏迷者。

（2）穴位敷贴：取穴内关、膻中、阿是穴，给予心绞痛宁膏、通心膏（徐长卿、当归、丹参、王不留行、鸡血藤、葛根、延胡索、红花、川芎、桃仁、姜黄、郁金、三七、血竭、椿皮、穿山甲、乳香、没药、樟脑、冰片、木香、人工麝香、硫酸镁、透骨草）等药物穴位贴敷。1 次，/d。

（3）经典食疗：①花生壳 50 g，绿豆 5 g。煎 1 碗汤服下，2 次 /d。②三棱、莪术粉各 1 g。温开水送服，2 ~ 3 次 /d。③丹参 30 g，白酒 500 g，浸泡，每餐饭前饮用 10 mL。

第六节　心包炎

心脏外面有脏层和壁层两层心包膜，如它们发生炎症改变即为心包炎，可使心脏受压而舒张受限制。心包炎可分为急性和慢性两类，慢性心包炎较严重的类型是缩窄性心包炎。本病男性多于女性。中医学称其为“支饮”。

一、诊断要点

1. 症状　心前区疼痛，常于体位改变、深呼吸、咳嗽、卧位，尤其当抬腿或左侧卧位时加剧，坐位或前倾位时减轻，常位于胸骨下或心前区，常放射至左肩、背部。后期因大量胸腔积液而出现呼吸困难，甚至出现端坐呼吸。

2. 体征　心包摩擦音是急性纤维蛋白性心包炎的典型体征。心包积液在 200 mL 以上或渗液迅速积聚时则产生心浊音界向两侧扩大，相对浊音界消失，心尖搏动减弱、消失或出现于心浊音界左缘内侧处，心率增快，肝 – 颈静脉反流征阳性，肝大伴触痛，腹水，皮下水肿，出现奇脉。

3. 实验室及其他检查

（1）心电图检查：主要表现为除 aVR 和 V1 导联外，所有导联 ST 段呈弓背向下抬高，T 波高耸直立，一至数日后，ST 段回到基线，T 波低平及倒置，数周后逐渐恢复正常；心包积液时 QRS 波群低电压，大量积液时可见电交替；无病理性 Q 波，常有窦性心动过速。

（2）超声心动图：是诊断心包积液简便、安全、灵敏和可靠的无创方法。可观察有无心包粘连，若有大量纤维素样物质对预测心包缩窄有意义，可确定穿刺部位，指导心包穿刺。

（3）X 线胸片：当心包积液超过 250 mL 以上时，可出现心影增大呈烧瓶状，心影随体位改变而变动；对结核性心包炎或肿瘤性心包疾病也可提供病因学诊断线索。

（4）心包穿刺：当有心包积液时作心包穿刺，将渗液作涂片、培养和找病理细胞，有助于确定病原。

（5）心包镜检：凡有心包积液需手术引流者，可先行心包镜检查直接观察心包，在可疑区域做心包活检，从而提高病因诊断的准确性。

二、病因病机

本病多由先天不足或后天失养，正气亏虚，御外无力，易感染痨虫或热毒，郁而不解，痨虫侵袭心包而发病。温热或湿热之邪入侵，正邪一相搏而见发热；邪客于心，心脉瘀阻而胸部刺痛、痛有定处，心悸；毒邪犯肺，使肺气失宣而气促咳喘；毒伤及脾胃，脾失运化，水湿内停而肢体水肿，腹大如鼓，胃气上逆而呃逆；心气亏虚不能下交于肾，肾虚难以化气行水，加上肺失宣降，脾失运化，水溢肌肤发为水肿。肾气衰竭，气化失司，湿浊水毒不得下泄，逆犯心包而发病。本病病位主要在心及心包，涉及肺、脾、肝、肾等脏。病性本虚标实、体虚邪盛。本虚为心肺脾肾亏虚，是发病的关键。标实为风、热、湿、毒、瘀血、水饮、痰浊、气滞为主。

三、辩证要点

（1）辨标本缓急：心包炎的病因多样，病性方面有本虚标实，本在于气阴亏损，或心肾阳虚，其标多为风热、热毒等交互为患，病程急性期、早期以标实为主，后期则多以本虚或本虚标实为主。

（2）辨风热与湿热：发热恶寒，烦躁汗出，咳嗽，心悸气短，胸闷胸痛，脉浮数或结代属风热之邪内舍心包；发热面赤，烦躁不安，胸闷胸痛，心悸，脉数有力属热毒蕴结心包。

（3）辨阴虚与阳虚：五心烦热，心悸气短，胸闷心痛，脉细数或结代属阴虚饮停证；气喘胸痛，面色无华，腰酸腿软，畏寒肢冷，下肢水肿，口有尿味，少尿无尿，舌质淡胖有齿痕，苔薄白，脉沉弱属阳虚水泛证。

四、治疗原则

本病形成原因复杂多样，因此首先针对病因治疗，根据不同的病因给予不同的治疗。对症治疗也是心包炎的重要治疗，对于积液量不多者，可以单独中医辩证治疗，效果满意且不会发生激素的不良反应，无积液渗出反跳现象。

五、辩证论治

1. 风热袭表，内舍心包证

症状　发热恶寒，口渴咽干，烦躁汗出，咳嗽，心悸气短，胸闷胸痛，舌质红，苔薄黄，脉浮数或结代。

治法　疏风清热，宣肺开胸。

方药银翘散。

加减举例　热毒盛者，加黄芩、大青叶、板蓝根；风热偏盛者，加桑叶、菊花。

中成药　益心丸益气强心、芳香开窍、活血化瘀；或维C银翘片清热解毒；或参苏宣肺丸解表散寒、宣肺化痰；或芒果止咳片宣肺化痰、止咳平喘；或川贝枇杷颗粒清热宣肺、化痰止咳。

2. 阴虚饮停证

症状　潮热盗汗，五心烦热，心悸气短，胸闷心痛，干咳少痰，痰中带血，咽喉干燥，舌红少津，脉细数或促、结代。

治法　养阴清热，逐饮除蒸。

方药　百合固金汤合泻白散。

加减举例　低热者，加知母、黄柏、银柴胡、地骨皮；痰中带血者，加仙鹤草、侧柏叶、白及。

中成药　青蒿鳖甲片养阴清热；或清骨散清虚热、退骨蒸；或秦艽鳖甲散滋阴养血、退热除蒸；或当归六黄散滋阴泻火、固表止汗；或滋心阴口服液以滋补心阴。

3. 热毒侵袭，壅结心包证

症状　发热面赤，咳嗽气急，烦躁不安，胸闷胸痛，心悸，舌红苔黄，脉数有力。

治法　清热解毒，活血止痛。

方药　仙方活命饮。

加减举例　热毒盛者，加黄芩、黄连、黄柏；热伤阴津，口干烦热者，加生地黄、玄参、麦冬。

中成药　犀角地黄丸清热凉血；或神犀丹清热开窍、凉血解毒；或荣心丸活血化瘀、清热解毒、强心复脉；或蟾麝救心丸扩张冠状动脉、改善心肌供氧、增强心脏功能。

4. 阳虚饮泛证

症状　气喘胸痛，精神萎靡，面色无华，腰酸腿软，畏寒肢冷，下肢水肿，口有尿味，少尿无尿，舌质淡，胖有齿痕，苔薄白，脉沉弱。

治法　温补肾阳，利水排毒。

方药　真武汤。

加减举例　胸痛明显者，加延胡索、香附；泛恶呕吐者，加藿香、法半夏。

中成药　参附强心丸益气助阳、强心利水；或芪苈强心胶囊益气温阳、活血通络、利水消肿；或人参北芪片扶正固本、补气壮阳、强心固脱、补虚生津；或活心丸活血化瘀、益气强心；或海龙胶囊（丸）温补肾阳、补髓填精；或葶苈强心丸利水补心。

六、特色治疗

1. 单味中药

（1）清热解毒：桑叶、菊花、金银花、连翘、紫花地丁等。

（2）活血止痛：冰片、苏合香、麝香等。

2. 针灸疗法

（1）刺灸：针灸治疗能改善心包炎疼痛、发热等临床症状，具有一定的辅助治疗作用。

治法　清热解毒，凉血活血；益气养阴，滋阴清热；活血化瘀，行气定痛。取手厥阴、手阳明、足少阴经腧穴为主。

针灸处方　内关、神门、郄门、合谷、膻中。

刺灸方法　只针不灸，用泻法或平补平泻；每次选用4～6穴，诸穴常规针刺，中等强度刺激，留针30 min。

随症配穴　热毒炽盛、血瘀阻脉者，加大椎、膈俞、委中、血海；气阴两虚、热毒内结者，加足三里、复溜；阴虚火旺者，加心俞、肾俞、太溪、劳宫。高热者，加大椎、商阳；大便秘结者，加天枢、支沟；气急、喘息者，加天突、平喘；胸闷者，加间使、巨阙。

（2）耳针疗法：取耳穴心、神门、皮质下、交感、肾上腺等穴，配穴取内分泌、肾、胃，毫针轻刺激，1次/d。亦可采用王不留行贴压耳穴。

（3）艾灸疗法：取中脘、足三里、心俞、厥阴俞、膻中。施以温和灸或温针灸或者艾条悬灸，适用于慢性心包炎气血不足、气虚血瘀，无明显阳亢或热象者。取腹部关元、气海、神阙大炷重灸，用于急性心包炎的救治。

（4）皮肤针法：用皮肤针在病变部位沿经脉叩刺，以局部潮红为度。后期反复叩刺脾俞、胃俞、膈俞、肺俞和手足阳明经，隔日 1 次。

（5）刺血疗法：在肢体末端用三棱针循经轻点刺，以出血为度，隔日 1 次。

3. 推拿疗法　推拿适合于心包炎辅助治疗。横擦前胸部 2 ~ 3 遍；横擦肩背、腰部往返 2 ~ 3 遍。斜擦两肋 1 min。振百会、大椎、命门穴各 1 min；按揉心俞、脾俞、肾俞、足三里、气海、关元。1 次 /d。

4. 其他疗法

（1）穴位敷贴：以地黄玄参膏贴心前区，适用于阴虚内热型患者，1 次 /d。地黄玄参膏组成：熟地黄、生地黄、当归、栀子、黄柏、黄芩、知母、山茱萸、白芍、玄参、麦冬、天冬、肉苁蓉、天花粉各 20 g，五味子、红花、生甘草各 15 g。用麻油煎熬后，黄丹收膏，石膏 120 g 搅匀即成。或将大黄、丹参、乳香、没药、当归、川芎、细辛、法半夏、白芷、干姜等制止痛膏，贴在内关、膻中、心俞、厥阴俞及心前区。每次 24 h，隔日 1 次，15 次为 1 个疗程。有缓解疼痛作用。

（2）中药喷雾：细辛气雾剂由细辛挥发油、冰片组成。将气雾剂对准口腔喷雾 2 ~ 3 次。有止痛效果。

（3）敷脐疗法：紫雪丹 1 粒捣碎，鸡蛋清调糊，置于麝香追风膏中心，外敷神阙穴。连续治疗 3 ~ 5 次。适用于高热的患者。

（4）穴位涂擦：薄荷、硼砂、青黛各 10 g，牛黄、冰片各 1.5 g。研末，姜汁调膏，先用生姜蘸蜜搽舌，药涂擦膻中、巨阙两穴，以皮肤透热为度。1 次 /d，30 次为 1 个疗程。具有祛风通络，活血化瘀的功效。

（5）经典食疗：新鲜芹菜 500 g，麦冬 15 g，天冬 15 g。将新鲜芹菜择洗干净切碎放入家用榨汁机中榨汁约 500 mL，将麦冬、天冬去杂质洗净加 500 mL 水煮沸浓缩至 200 mL，与芹菜汁混匀，早、晚服食。

第五章

脾胃疾病

第一节　反　胃

反胃是以脘腹痞胀，宿食不化，朝食暮吐，暮食朝吐为主要临床表现的一种病。

一、历史沿革

反胃又称胃反。胃反之名，首见于汉代张仲景《金匮要略·呕吐哕下利病脉证治》篇。宋代《太平圣惠方·治反胃呕吐诸方》则称之为“反胃”。其后亦多以反胃名之。

《金匮要略·呕吐哕下利病脉证治》中说：“趺阳脉浮而涩，浮则为虚，涩则伤脾；伤脾则不磨，朝食暮吐，暮食朝吐，宿谷不化，名为胃反。”明确指出本病的病机主要是脾胃损伤，不能腐熟水谷。有关治疗方面，提出了使用大半夏汤和茯苓泽泻汤，至今仍为临床所常用。

隋代巢元方《诸病源候论·胃反候》对《金匮要略》之说有所发挥，将病因病机归纳为血气不足、胃寒停饮、气逆胃反，指出“荣卫俱虚，其血气不足，停水积饮，在胃脘则脏冷，脏冷则脾不磨，脾不磨则宿谷不化，其气逆而成胃反也”。

唐代王冰在《素问》注文中更将本病精辟总结为“食入反出，是无火也”。宋代《圣济总录·呕吐门》也说：“食久反出，是无火也。”

金元时期，朱丹溪《丹溪心法·翻胃》提出血虚、气虚、有热、有痰之说，治法方药则更趋丰富全面。

明代张景岳对于反胃的病因、病机、辩证、治法、方药等有了系统性的阐发，他在《景岳全书·反胃》一节中说：“或以酷饮无度，伤于酒湿，或以纵食生冷，败其真阳；或因七情忧郁，竭其中气；总之，无非内伤之甚，致损胃气而然。”又说：“反胃一证，本属火虚，盖食入于胃，使胃暖脾强，则食无不化，何至复出……然无火之由，则犹有上中下三焦之辨，又当察也。若寒在上焦，则多为恶心或泛泛欲吐者，此胃脘之阳虚也。若寒在中焦，则食入不化，每食至中脘，或少顷或半日复出者，此胃中之阳虚也。若寒在下焦，则朝食暮吐，暮食朝吐，乃以食入幽门，丙火不能传化，故久而复出，此命门之阳虚也”；“虚在上焦，微寒呕吐者，惟姜汤为最佳，或橘皮汤亦可，虚在中焦而食入反出者，宜五君子煎、理中汤……虚在下焦而朝食暮吐……其责在阴，非补命门以扶脾土之母，则火无以化，土无以生，亦犹釜底无薪，不能腐熟水谷，终无济也。宜六味回阳饮，或人参附子理阴煎，或右归饮之类主之。此屡用之妙法，不可忽也”；“反胃由于酒湿伤脾者，宜葛花解酲汤主之，若湿多成热，而见胃火上冲者，宜黄芩汤或半夏泻心汤之类主之。”其中补命门火之说是他对本病治疗上的一大创见。

明代李中梓根据临床实际，进一步丰富了反胃的辩证内容。他在《医宗必读·反胃噎嗝》中说：“反胃大都属寒，然不可拘也。脉大有力，当作热治，脉小无力，当作寒医。色之黄白而枯者为虚寒，色之红赤而泽者为实热，以脉合证，以色合脉，庶乎无误。”

清代李用粹《证治汇补·反胃》对七情致病认识较为深刻。他说：“病由悲愤气结，思虑伤脾……皆能酿成痰火，妨碍饷道而食反出。”对反胃的病因病机，做了新的补充。清代陈士铎《石室秘录·噎嗝反胃治法》说：“夫食入于胃而吐出，似乎病在胃也，谁知肾为胃之关门，肾病而胃始病。”这种看法，与张景岳补命门以扶脾土的观点基本相同。清代沈金鳌《杂病源流犀烛·噎塞反胃关格源流》言：“反胃原于真火衰微，胃寒脾弱，不能纳谷，故早食晚吐，日日如此，以饮食入胃，既抵胃之下脘，复返而出也。若脉数，为邪热不杀谷，乃火性上炎，多升少降也”。同时指出：“亦有瘀血阻滞者，亦有虫而反出者，亦有火衰不能生土，其脉沉迟者。”进一步丰富了对反胃病因病机的认识。

以上所引各家之说，从不同的方面对反胃作了阐述，使本病的辩证论治内容日趋完善。

二、范围

西医学的胃、十二指肠溃疡病，胃、十二指肠憩室，急慢性胃炎，胃黏膜脱垂症，十二指肠郁积症，胃部肿瘤，胃神经症等等，凡并发胃幽门部痉挛、水肿、狭窄，或胃动力紊乱引起胃排空障碍，而在临床上出现脘腹痞胀，宿食不化，朝食暮吐，暮食朝吐等症状者，均可参照本篇内容辩证论治。

三、病因病机

反胃多由饮食不节，酒色过度，或长期忧思郁怒，损伤脾胃之气，并产生气滞、血瘀、痰凝阻胃，使水谷不能腐熟，宿食不化，导致脘腹痞胀，胃气上逆，朝食暮吐，暮食朝吐。

（一）脾胃虚寒

饥饱失常，嗜食寒凉生冷，损及脾阳，以致脾胃虚寒，不能消化谷食，终至尽吐而出。思虑不解，或久病劳倦多可伤脾，房劳过度则伤肾，脾伤则运化无能不能腐熟水谷；肾伤则命火衰微，不能温煦脾土，则脾失健运，谷食难化而反。

（二）痰浊阻胃

酒食不节、七情所伤、房室、劳倦等病因，均可损伤脾胃，因之水谷不能化为精微而成湿浊，积湿生痰，痰阻于胃，逐使胃腑失其通降下行之功效，宿食不化而成反胃。

（三）瘀血积结

七情所伤，肝胃气滞，或遭受外伤，或手术创伤等原因可导致气滞血瘀。胃络受阻，气血不和，胃腑受纳、和降功能不及，饮食积结而成反胃。

（四）胃中积热

多由于长期大量饮酒，吸烟，嗜食甘肥浓、膏粱厚味，经常进食大量辣椒等辛烈之品，均可积热成毒，损伤胃气，而成反胃之证。抑或痰浊阻胃，瘀血积结，郁久化热。邪热在胃，火逆冲上，不能消化饮食，而见朝食暮吐，暮食朝吐。此即《素问·至真要大论篇》病机十九条中所说“诸逆冲上，皆属于火”、“诸呕吐酸……皆属于热”之意。

由此可见，本病病位在胃，脾胃虚寒、不能腐熟水谷是导致本病的最主要因素，但同时与肝、脾、肾等脏腑密切相关。除气滞、气逆外，还有痰浊、水饮、积热、瘀血等病理因素共同参与发病过程，而且各种病因病机之间往往相互转化。痰浊、水饮多为脾胃虚寒所致；痰浊、瘀血等可使气虚、气滞、食停，同时也可郁久化热；诸因均可久病人络，而成瘀血积结。

四、诊断与鉴别诊断

（一）诊断

1. 发病特点

反胃在临床上较为常见，患者以成年人居多，男女性别差异不大，对老年患者要特别提高警惕，注意是否有癌肿等病存在。

2. 临床表现

本病一般多为缓起，先有胃脘疼痛，吐酸，嘈杂，食欲不振，食后脘腹痞胀等症状，若迁延失治或治疗不当，病情则进一步加剧，逐渐出现脘腹痞胀加剧，进食后尤甚，饮食不能消化下行，停积于胃腑，终致上逆而呕吐。其呕吐的特点是朝食暮吐，暮食朝吐，呕出物多为未经消化的宿食，或伴有痰涎血缕；严重患者亦可呕血。

患者每因呕吐而不愿进食，人体缺乏水谷精微之濡养，日见消瘦，面色萎黄，倦怠无力。由于饮食停滞于胃脘不能下行，按压脘部则感不适，有时并可触及包块；振摇腹部，可听到漉漉水声。

脉象，舌质，舌苔，则每随其或寒或热，或虚或实而表现不同，可据此作为进一步的辩证依据。

（二）鉴别诊断

1. 呕吐

从广义言，呕吐可以包括反胃，而反胃也主要表现为呕吐。但一般呕吐多是食已即吐，或不食亦吐，呕吐物为食物、痰涎、酸水等，一般数量不多。反胃则主要是朝食暮吐，暮食朝吐，患者一般进食后不立即呕吐，但因进食后，食物停积于胃腑，不能下行，至一定时间，则尽吐而出，吐后始稍感舒畅。所吐出的多为未经消化的饮食，而且数量较多。

2. 噎膈

噎膈是指吞咽时哽噎不顺，饮食在胸膈部阻塞不下，和反胃不同。反胃一般多无吞咽哽噎，饮食不下是饮食不能下通幽门，在食管则无障碍。噎膈则主要表现为吞咽困难，饮食不能进入贲门。噎膈虽然也会出现呕吐，但都是食入即吐，呕吐物量不多，经常渗唾痰涎，据此亦不难作出鉴别。

五、辩　证

（一）辩证要点

1. 注意呕吐的性质和呕吐物的情况

反胃的主要特征是朝食暮吐，暮食朝吐，因此在辩证中必须掌握这一特点。要详细询问病史，例如呕吐的时间、呕吐的次数、呕吐物性状及多少等，这对于辩证很有价值。

2. 要细辨反胃的证候

反胃的辩证可概括为寒、热、痰、瘀四个主要证型。除从呕吐物的性质内容判断外，其他症状、脉象、舌质、舌苔、患者过去和现在的病史、身体素质等，均有助于辩证。

（二）证候

1. 脾胃虚寒

症状：食后脘腹胀满，朝食暮吐，暮食朝吐，吐出宿食不化及清稀水液，吐尽始觉舒适，大便溏少，神疲乏力，面色青白，舌淡苔白，脉细弱。甚者面色苍白，手足不温，眩晕耳鸣，腰酸膝软，精神萎靡。舌淡白，苔白滑，脉沉细无力。

病机分析：此证之主要病机是脾胃虚寒，即胃中无火。因胃中无火，胃失腐熟通降之职，不能消化与排空，乃出现朝食暮吐，暮食朝吐，宿食不化之症状，一旦吐出，消除停积，故吐后即觉舒适。《素问·至真要大论篇》云："诸病水液，澄澈清冷，皆属于寒。"患者吐出清稀水液，故云属寒，大便溏少，神疲乏力，面色青白，亦属脾胃虚寒；舌淡白，脉弱，均为阳气虚弱之症。其严重者面色苍白，手足不温，舌质淡白，脉沉细无力，为阳虚之甚；腰酸膝软，眩晕耳鸣属肾虚；精神萎靡属肾精不足神气衰弱之征。这些表现，是由肾阳衰弱，命火不足，火不生土，脾失温煦而致，此属脾肾两虚之证，较前述之脾胃虚寒更为严重。

2. 胃中积热

症状：食后脘腹胀满，朝食暮吐，暮食朝吐，吐出宿食不化及混浊酸臭之稠液，便秘，溺黄短，心烦口渴，面红。舌红干，舌苔黄厚腻，脉滑数。

病机分析：朝食暮吐，暮食朝吐，宿食不化，是属反胃之症。《素问·至真要大论篇》说："诸转反戾，水液浑浊，皆属于热。"今患者吐出混浊酸臭之液，故属于热证。内热消烁津液，故口渴便秘，小便短黄；

内热熏蒸，故心烦，面红。舌红干，苔黄厚，脉滑数，皆为胃中积热之征。

3. 痰浊阻胃

症状：经常脘腹胀满，食后尤甚，上腹或有积块，朝食暮吐，暮食朝吐，吐出宿食不化，并有或稠或稀之痰涎水饮，或吐白沫，眩晕，心下悸。舌苔白滑，脉弦滑，或舌红苔黄浊，脉滑数。

病机分析：有形痰浊，阻于中焦，故不论已食未食，经常都见脘腹胀满。呕吐白色痰涎水饮或白沫，乃痰浊之征；痰浊积于中焦，故可见上腹部积块；眩晕乃因痰浊中阻，清阳不升所致；心下悸为痰饮阻于心下；舌苔白滑，脉弦滑，是痰证之特征；舌红，苔黄浊，脉滑数者，是属痰郁化热的表现。

4. 血瘀积结

症状：经常脘腹胀满，食后尤甚，上腹或有积块，朝食暮吐，暮食朝吐，吐出宿食不化，或吐黄沫，或吐褐色浊液，或吐血便血，上腹胀满刺痛拒按，上腹部积块坚硬，推之不移。舌质暗红或兼有瘀点，脉弦涩。

病机分析：有形之瘀血，阻于胃关，影响胃气通降下行，故不论已食未食，经常都见腹部胀满；吐黄沫或褐液，解黑便，皆由瘀血阻络，血液外溢所致；腹胀刺痛属血瘀；上腹积块坚硬，推之不移，舌暗有瘀点，脉涩等皆为血瘀之征。

六、治　疗

（一）治疗原则

1. 降逆和胃

以降逆和胃为基本原则，阳气虚者，合以温中健脾，阴液亏者，合以消养胃阴，气滞则兼以理气，有瘀血或痰浊者，兼以活血祛痰。病去之后，当以养胃气、胃阴为主。如此，方能巩固疗效，促进健康。

2. 注意服药时机

掌握服药的时机，也是治疗反胃的一个关键。由于反胃患者，宿食停积胃腑，若在此时服药，往往不易吸收，影响药效。故反胃患者应在空腹时服药，或在宿食吐净后再服药，疗效较佳。

（二）治法方药

1. 脾胃虚寒

治法：温中健脾，和胃降逆。

方药：丁蔻理中汤加减。方中以党参补气健脾，干姜温中散寒；寒多以干姜为君，虚多以党参为君；辅以白术健脾燥温；甘草补脾和中，加白豆蔻之芳香醒胃，丁香之理气降浊，共奏温阳降浊之功。

吐甚者，加半夏、砂仁，以加强降逆和胃作用。病久脾肾阳虚者，可在上方基础上，加入温补命门之药，如附子、肉桂、补骨脂、吴茱萸之类；如寒热错杂者，可用乌梅丸。

除上述方药之外，尚可用丁香透膈散或二陈汤加味。如《证治汇补·反胃》说：“主以二陈汤，加藿香、蔻仁、砂仁、香附、苏梗；消食加神曲、麦芽；助脾加人参、白术；抑肝加沉香、白芍；温中加炮姜、益智仁；壮火加肉桂、丁香，甚者用附子理中汤，或八味丸。”又介绍用伏龙肝水煎药以补土，糯米汁以泽脾，代赭石以镇逆。《景岳全书·反胃》用六味回阳饮，或人参附子理阴煎，或右归饮之类，皆经验心得之谈，可供临床参考。

2. 胃中积热

治法：清胃泻热，和胃降浊。

方药：竹茹汤加减。方中竹茹、栀子清胃泄热，兼降胃气；半夏、陈皮、枇杷叶和胃降浊。

热重可加黄芩、黄连；热积腑实，大便秘结，可加大黄、枳实、厚朴以降泄之。

久吐伤津耗气，气阴两虚，表现反胃而唇干口燥，大便干结，舌红少苔，脉细数者，宜益气生津养阴，和胃降逆，可用大半夏汤加味。《景岳全书·反胃》谓：“反胃出于酒湿伤脾者，宜葛花解酒汤主之；若湿多成热，而见胃火上冲者，宜黄芩汤，或半夏泻心汤主之。”亦可随宜选用。

3. 痰浊阻胃

治法：涤痰化浊，和胃降逆。

方药：导痰汤加减。方中以半夏、南星燥湿化痰浊；陈皮、枳实以和胃降逆；茯苓、甘草以渗湿健脾和中。

痰郁化热者，宜加黄芩、黄连、竹茹；若体尚壮实者可用礞石滚痰丸攻逐顽痰。痰湿兼寒者，可加干姜、细辛；吐白沫者，其寒尤甚，可加吴茱萸汤；脘腹痞满、吐而不净者可选《证治汇补》木香调气散（白豆蔻、丁香、木香、檀香、藿香、砂仁、甘草）行气醒脾、化浊除满。

吐出痰涎如鸡蛋清者，可加人参、白术、益智仁，以健脾摄涎。如《杂病源流犀烛·噎嗝反胃关格源流》云："凡饮食入胃，便吐涎沫如鸡子白，脾主涎，脾虚不能约束津液，故痰涎自出，非参、术、益智不能摄也。"

4. 瘀血积结

治法：祛瘀活血，和胃降浊。

方药：膈下逐瘀汤加减。方中以香附、枳壳、乌药理气和胃，气为血帅，气行则血行；复以川芎、当归、赤芍以活血；桃仁、红花、延胡索、五灵脂以祛瘀；丹皮以清血分之伏热。可再加竹茹、半夏以加强降浊作用。

吐黄沫，或吐血，便血者，可加降香、田七以活血止血；上腹剧痛者可加乳香、没药；上腹结块坚硬者，可加鳖甲、牡蛎、三棱、莪术。

（三）其他治法

（1）九伯饼：天南星、人参、半夏、枯矾、枳实、厚朴、木香、甘草、豆豉为末，老米打糊为饼，瓦上焙干，露过，每服一饼，细嚼，以姜煎平胃散下，此方加阿魏甚效。

（2）壁虎（即守宫）1 ~ 2只（去腹内杂物捣烂），鸡蛋1个。用法：将鸡蛋一头打开，装入壁虎，仍封固蒸熟，每日服1个，连服数日。

（3）雪梨1个、丁香50粒，梨去核，放入丁香，外用纸包好，蒸熟食用。

七、转归及预后

反胃之证，可由胃痛、嘈杂、泛酸等证演变而来，一般起病缓慢，变化亦慢。临床所分四证，可以独见，亦可兼见。

病初多表现为单纯的脾胃虚寒或胃中积热，其病变在无形之气，温之清之，适当调治，较易治疗。

患病日久，反胃频繁，除影响进食外，还可损伤胃阴，常在脾胃虚寒的同时并见气血、阴液亏虚；同时多为本虚而标实，或见寒热错杂，或合并痰浊阻胃或瘀血积结，其病变在有形之积，耗伤气血更甚，较难治疗。此时治疗时应注重温清同进，补泻兼施，用药平稳，缓缓图之。

久治不效，应警惕癌变可能。年高体弱者，发病之时已是脾肾两亏，全身日见衰弱，四种证候可交错兼见，进而发展为真阴枯竭或真火衰微之危症，则预后多不良。

八、预防与护理

要注意调节饮食，戒烟酒刺激之品，保持心情舒畅，避免房事劳倦。出现胃痛、嘈杂、泛酸之证者，应及时诊治，尽量避免贪食竹笋和甜腻等食品，以免变生反胃。得病之后，饮食宜清淡流质，避免粗哽食物；患者呕吐之时，应扶助患者以利吐出。药汁宜浓缩，空腹服。中老年患者一旦出现反胃，应注意排除癌肿可能。

第二节　呃　逆

呃逆是以喉间呃呃有声，声短而频，不能自控为主要临床表现的一种病证。古称"哕"，又称"哕逆"，俗称打嗝。

呃逆在《内经》中称"哕"，并阐发了其病机，《素问·宣明五气》篇曰："胃气上逆，为哕。"同时记载了三种简便的治疗方法，如《灵枢·杂病》云："哕，以草刺鼻，嚏而已；无息而立迎引之，立已；大惊之，亦可已。"至元·朱丹溪始称"呃"，《丹溪心法·呃逆》篇曰："古谓之哕，近谓之呃，乃胃寒所生，寒气自逆而呃上。亦有热呃，亦有其他病发呃者”。至明代统称“呃逆”，《景岳全书·呃逆》篇日：“而呃之大要，亦惟三者而已，则一日寒呃，二日热呃，三日虚脱之呃。”对本病分类可谓提纲挈领。清·李用粹《证治汇补·呃逆》篇，将呃逆分为火、寒、痰、虚、瘀五种，并对每种呃逆的临床表现进行了较详细的论述，至今仍有一定的临床指导意义。

现代医学的单纯性膈肌痉挛、胃肠神经官能症、食管癌、胃炎、胃扩张、肝硬化晚期、脑血管病、尿毒症等疾病，以及胃、食管手术后或其他原因引起的膈肌痉挛，出现呃逆的临床表现时，可参考本节进行辩证论治。

一、病因病机

呃逆的病因多为饮食不当、情志不舒和正气亏虚等，或突然吸入冷空气而引发呃逆。其病机主要是胃失和降，胃气上逆，动膈冲喉。

（一）外感寒邪

外感寒邪，胃中吸入冷气，寒遏胃阳，气机不利，气逆动膈，上冲于喉，发出呃呃之声，不能自制。

（二）饮食不当

由于过食生冷，或因病而服寒凉药物过多，寒气蕴结中焦，损伤胃阳，胃失温煦，或过食辛辣煎炒之物，或醇酒厚味，或因病过用温补之剂，燥热内生，胃火炽盛，胃失和降，反作上逆，发生呃逆。

（三）情志不舒

因恼怒太过，肝失条达，气机不利，以致肝气横逆犯胃，胃失和降，气逆动膈。或因肝气郁结，不能助脾运化，聚湿生痰；或因忧思伤脾，脾失健运，滋生痰湿；或因气郁化火，灼津成痰；或素有痰饮内停，复因恼怒，皆可致逆气挟痰，上犯动膈而发生呃逆。

（四）体虚病后

禀赋不足，年老体弱，久病肾虚，或劳累太过耗伤中气，脾阳失温，胃气虚衰，清气不升，浊气不降，气逆动膈冲喉而发生呃逆。或过汗、吐、下，虚损误攻，妇人产后，或热病伤阴，使胃阴不足，失于润养，和降失职，虚火上炎动膈冲喉而发生呃逆。

呃逆之病位在膈，病变关键脏腑在胃，与肺、肝、脾、肾诸脏有关。膈位于肺胃之间，膈上为肺，膈下为胃，二脏与膈位置邻近，经脉又相连属。若肺失肃降或胃气上逆，皆可致膈间气机不利，逆气动膈，上冲喉间，发出呃呃之声，手太阴肺之经脉，起于中焦，下络大肠，还循胃口，上膈属肺，将胃、膈、肺三者紧密相连。另外，胃之和降，还赖于肝之条达，若肝气郁滞，横逆犯脾胃，气逆动膈，亦成呃逆。肺胃之气的和降，又赖于肾气的摄纳，若久病伤肾，肾失摄纳，则肺胃之气不能顺降，上逆动膈而发呃逆。可见呃逆病机关键在于胃失和降，胃气上逆，动膈冲喉。胃气上逆，除胃本身病变外，同时与肺气肃降，肾气摄纳，肝气条达之功能紊乱等均有关系。

二、诊断要点

（一）症状

自觉气逆上冲，喉间呃呃连声，声短而频，不能自制为主证，其呃声或高或低，发作间隔或疏或密，间歇时间不定。伴有胸膈痞闷，胃脘不舒，嘈杂灼热，腹胀嗳气，心烦不寐等症状。多与受凉，过食寒凉、辛辣，或情志郁怒等诱发因素有关。偶发性的呃逆，或病危胃气将绝时之呃逆，为短暂症状，不列为呃逆病。

（二）检查

X线胃肠钡透及内镜等检查有助于诊断。必要时检查肝、肾功能、B超、心电图、CT等有助于鉴别诊断。

三、鉴别诊断

（一）嗳气

嗳气与呃逆同属胃气上逆之证，嗳气声音低缓而长，可伴酸腐气味，气排出后自感舒适，病势较缓，多在饱食、情志不畅时发病。而不同于呃逆喉间呃呃连声，声短而频，不能自制。

（二）干呕

干呕与呃逆同属胃气上逆之证，干呕患者可见呕吐之状，但有声无物，或有少量痰涎而无食物吐出。干呕之声为呕声，也不同于呃逆的呃呃连声，声短而频。

四、辩　证

辩证时首先要分清功能性呃逆、病理性呃逆。若因受寒或肝郁出现短暂的呃逆，又无明显兼症，可不治自愈。非器质性病变引起的呃逆为功能性疾病，经治可愈。若呃逆反复发作，并有明显的兼症，或出现在其他慢性病症的过程中，可视为病理性呃逆，当辩证治疗。首先辨清此病的寒热虚实。寒者呃声沉缓有力，得热则减，遇冷加重，伴胃脘不适，苔白脉缓；热者呃声洪亮，声高短促，伴口臭烦渴，便秘溲赤，苔黄脉大；虚者呃声低长，时断时续，体虚脉弱；实者呃声洪亮，连续发作，脉弦有力等。

（一）胃寒气逆

1. 证候

呃逆声沉缓有力，得热则减，遇寒加重，喜食热饮，恶食冷饮，膈间及胃脘痞满不适，或有冷感，口淡不渴，舌质淡，苔白或白滑，脉象迟缓。多在过食生冷，受凉、受寒后发病。

2. 分析

由过食生冷或受凉等，致寒积中焦，胃气为寒邪阻遏，胃失和降，上逆动膈冲喉而成呃逆；胃中实寒，故呃声沉缓有力；胃气不和，故脘膈痞闷不适。得热则减，遇寒更甚者，是因寒气得温则行，遇寒则凝之故；口淡不渴，舌苔白，脉迟缓者，均属胃中有寒之象。

（二）胃火上逆

1. 证候

呃声洪亮，冲逆而出，口臭烦渴，多喜冷饮，尿黄便秘，舌红苔黄或黄燥，脉滑数。多在过食辛辣，或饮酒等后发病。

2. 分析

由于嗜食辛辣烤制及醇酒厚味之品，或过用温补药物，或素体阳盛再加辛辣等品，久则胃肠积热化火，胃火上冲，故呃声洪亮，冲逆而出；阳明热盛，灼伤胃津，故口臭烦渴而喜冷饮；热邪内郁，肠间燥结，故大便秘结，小便短赤；舌苔黄，脉滑数，均为胃热内盛之象。

（三）气逆痰阻

1. 证候

呃逆连声，呼吸不利，脘胁胀满，或肠鸣矢气，可伴恶心嗳气，头目昏眩，脘闷食少，或见形体肥胖，平时多痰，舌苔薄腻，脉象弦滑。常在抑郁恼怒后加重，情志舒畅时缓解。

2. 分析

因七情所伤，肝气郁结，失于条达，横犯脾胃，胃气上冲动膈而成呃逆；肝郁气滞，故胸胁胀满不舒；气郁日久化火，灼津成痰，或因肝木克脾，脾失健运，聚湿成痰，痰气互结，阻于肺则呼吸不利，阻于胃则恶心嗳气，阻于肠则肠鸣矢气；清气不升，浊阴不降，故见头目昏眩；舌苔薄腻，脉象弦滑，皆为气逆痰阻之象。

（四）脾胃虚寒

1. 证候

呃声低沉无力，气不得续，泛吐清水，面色苍白，手足欠温，伴有脘腹冷痛，食少乏力，或见腰膝无力，大便稀溏或久泻。舌淡苔白，脉沉细而弱。

2. 分析

若饮食不节或劳倦伤中，使脾胃阳气受损；或素体阳虚，脾胃无力温养，脾胃升降失调，则胃气上逆，故呃声低弱无力，气不得续。脾胃俱虚，运化无力，则食少乏力；阳虚则水饮停胃，故泛吐清水；若久病及肾，肾阳衰微，则腰膝无力，便溏久泻；手足不温，舌淡苔白，脉沉而细，均为阳虚之象。

（五）胃阴不足

1. 证候

呃声短促，气不连续，口干舌燥，烦渴少饮，伴不思饮食，或食后饱胀，大便干燥，舌质红少苔，或有裂纹，脉细而数。

2. 分析

由于热病或郁火伤阴，或辛温燥热之品耗损津液，使胃中津液不足，胃失濡养，难以和降，气逆扰膈，故呃声短促，虚则气不连续；胃阴耗伤不能上润，则见口干舌燥，烦渴少饮；脾胃虚弱，运化无力，故见不思饮食，食后饱胀；津液耗伤，大肠失润，故大便干燥；舌质红，苔少而干，脉细数，均为阴虚之象。

五、治　疗

呃逆治疗当以和胃、降逆、平呃为主。但要根据病情的寒热虚实之偏重不同，分别以寒则温之，热则清之，实则泻之，虚则补之。若重病中出现呃逆，治当大补元气，或滋阴养液以急救胃气。

（一）中药治疗

1. 胃寒气逆

（1）治法：温中散寒，降逆止呃。

（2）处方：丁香散（《古今医统》）。方中丁香辛温，散寒暖胃为君，柿蒂味苦，下气降逆止呃为臣，二者相合，温中散寒，降逆止呃，两者相得益彰，疗效甚好，为临床治疗呃逆常用要药；佐以良姜温中散寒，宣通胃阳；使以炙甘草和胃益气。

若兼痰湿者，症见脘闷腹胀不舒，可加半夏、厚朴、陈皮等和降胃气，化痰导滞；兼表寒者，加苏叶、藿香以散寒解表，和胃降逆。

寒呃日久，中阳受伤可选用丁香柿蒂汤，以益气温中，降逆止呃；日久虚寒呃逆，可选用加味四逆汤，以补阳散寒，降逆止呃。

另可选用朴沉化郁丸，每次 9 g，每日 2 次，温开水送服；或用荜澄茄、良姜各等份，研末，加醋少许调服，每日 1 剂，连用 3 日。

2. 胃火上逆

（1）治法：清热和胃，降逆止呃。

（2）处方：竹叶石膏汤（《伤寒论》）。方中竹叶、生石膏辛凉甘寒，清泻胃火为主药；佐以法半夏和胃降逆；人参、麦冬养胃生津；粳米、甘草益胃和中。

若胃气不虚者去人参，常加柿蒂、竹茹降逆止呃；便秘者则合小承气汤，用大黄、枳实、厚朴通利大便，釜底抽薪，此乃上病下治之法；若中焦积热日久伤阴，可选用清胃散以清泻胃火，凉血养阴，降逆止呃。

另可用左金丸，每次 9 g，每日 2 次，温开水送服；或用柿蒂、黄连各 10 g，水煎内服治疗热呃。

3. 气逆痰阻

（1）治法：理气化痰，降逆止呃。

（2）处方：旋覆代赭石汤（《伤寒论》）方中旋覆花下气消痰，代赫石重镇降逆，二药相配，一轻一重，共成和降之功为主药；法半夏、生姜化痰和胃，佐以人参补中益气；甘草、大枣和中并引药归经。

如胃气不虚，可去人参、甘草、大枣，以防壅滞气机，加木香以行气止呃；若痰湿明显，可加陈皮、茯苓、浙贝以醒脾化痰；若兼热象，可加黄芩、竹茹以清热化痰。

本型还可选用木香顺气丸，每次 6 g，每日 2 次，温开水冲服；疏肝丸，每次 1 丸，每日 2 次，温开水送服。

4. 脾胃虚寒

（1）治法：温补脾胃，和中降逆。

（2）处方：理中丸（《伤寒论》）加减。方中干姜温中祛寒为主药；辅以人参、白术、炙甘草健脾益胃；加入刀豆甘温，温中下气，善治呃逆；丁香、白豆蔻辛温芳香，行气暖胃，宽膈止呃。

若寒甚者，加附子温中祛寒；肾阳不足者加肉桂、山萸肉等以温肾补脾。本型也可选用附子理中丸，每次1丸，每日2次，温开水送服。

5. 胃阴不足

（1）治法：益气养阴，和胃止呃。

（2）处方：益胃汤（《温病条辨》）加减。方中沙参、麦冬、玉竹、生地、冰糖甘润养阴益胃；可酌加柿蒂、刀豆、枇杷叶等顺气降逆。全方合用以达益气养阴、和胃止呃之效。

若神疲乏力，气阴两虚者，可加沙参、白术、山药；若纳差腹胀加炒麦芽、炒谷芽等；若阴虚火旺，咽喉不利加石斛、芦根以养阴清热。

本型也可选用枇杷膏，每次10 g，每日3次，温开水冲服；或用大补阴丸，每次1丸，每日2次，温开水送服。

（二）针灸治疗

1. 基本处方

取穴：膈俞、内关、膻中、中脘、足三里。

膈俞利膈止呃；内关宽胸利膈，畅通三焦气机；膻中宽胸理气，降逆止呃；中脘、足三里和胃降逆。

2. 加减运用

（1）胃寒气逆证：加梁门、气海以温胃散寒、疏通膈气、降逆止呃，针用补法，或加灸法。余穴针用平补平泻法，或加灸法。

（2）胃火上逆证：加内庭以清泻胃火、降逆止呃。诸穴针用泻法。

（3）气逆痰阻证：加太冲、阴陵泉以降逆化痰。诸穴针用平补平泻法。

（4）脾胃虚寒证：加关元、命门以温补中焦、和胃止呃。诸穴针用补法，或加灸法。

（5）胃阴不足证：加胃俞、三阴交以养阴止呃。诸穴针用补法。

3. 其他

（1）耳针疗法：取耳中、胃、神门、肝、心，毫针强刺激，留针30 min，每日1次；也可采用耳针埋藏或用王不留行籽贴压法。

（2）拔罐法：取中脘、梁门、气海，或用膈俞、肝俞、胃俞，每次留罐15 ~ 20 min，每日1 ~ 2次。

（3）穴位贴敷法：用麝香粉0.5 g，放入神阙穴内，用伤湿止痛膏固定，适用于实证呃逆，尤其以肝郁气滞者取效更捷；或用吴茱萸10 g，研细末，用醋调成膏状，敷于双侧涌泉穴，胶布或伤湿止痛膏固定，可引气火下行，适用于各种呃逆，对肝、肾气逆引起的呃逆尤为适宜。

（4）指压疗法：翳风、攒竹、内关、天突，任取1穴，用拇指或中指重力按压，以患者能耐受为度，连续按揉1 ~ 3 min，同时令患者深吸气后屏住呼吸，常能立即止呃；或取T_2 ~ L_1双侧夹脊穴、肺俞 ~ 肾俞的膀胱经，先用拇指或掌根摩揉，再提捏膀胱经3 ~ 5遍，后用拇指点按双侧膈俞1 ~ 2 min。

第三节　噎　膈

噎膈是指以吞咽食物梗噎不顺，重则食物不能进入胃腑，食入即吐为主要临床表现的一种病证。噎，指吞咽时梗塞不顺；膈，指格拒，食物不能下，下咽即吐。噎较轻，是膈之前期表现，在临床中往往二者同时出现，故并称噎膈。

膈之病名，首见于《内经》。《素问·阴阳别论》篇指出“三阳结，谓之膈”。《灵枢·上膈》篇曰：“脾脉……微急为膈中，食饮之而出，后沃沫”。在《内经》的许多章节中还记述了本病症的病因、病位、传变及转归，认识到其发病与精神因素、阳结等有关，所病脏腑多在胃脘，对后世治疗启迪很大。隋朝对此病有进一步的认识，如巢元方《诸病源候论·痞膈病诸候·气膈候》中认为：“此由阴阳不和，脏气不理，寒气填于胸膈，故气噎塞不通，而谓之气噎”。并将噎膈分为气、忧、食、劳、思五噎；忧、恚、气、寒、热五膈。唐宋以后将噎膈并称，孙思邈《备急千金要方·噎塞论》引《古今录验》，对五噎的证候，作了详细描述：“气噎者，心悸，上下不通，噎哕不彻，胸胁苦满”。至明清时期对其病因病机的认识较为全面，如李用粹在《证治汇补·噎膈》篇中曰：“有气滞者，有血瘀者，有火炎者，有痰凝者，有食积者，虽有五种，总归七情之变，由气郁化火，火旺血枯，津液成痰，痰壅而食不化也”。这些理论至今仍有重要的指导意义。

现代医学的食管癌、贲门癌以及贲门痉挛、贲门弛缓、食管憩室、反流性食管炎、弥漫性食管痉挛、胃神经官能症等疾病，出现噎膈的临床表现时，可参考本节进行辩证论治。

一、病因病机

噎膈之病，主要为七情内伤，饮食不节，年老体弱等原因，致使气、痰、瘀相互交阻，日久津气耗伤，食管失于润养，胃失通降而见噎膈。

（一）七情内伤

由于忧思恼怒，情志不遂，肝郁气滞，肝气横犯脾胃，脾伤则气结，运化失司，水湿内停，滋生痰浊，痰气相搏，阻于食道，食管不利或狭窄而见噎膈；肝伤则气郁，气郁则血凝，瘀血阻滞食道，饮食噎塞难下而成噎膈。

（二）饮食不节

因过食肥甘辛辣燥热之品，或嗜酒过度，造成胃肠积热，则津伤血燥，以致食道干涩而成噎膈。或常食发霉、粗糙之品，损伤食管脾胃而致噎膈。

（三）久病年老

由于大病久病，或年老气虚，或阴损及阳，久则脾肾衰败，阳气虚衰，运化无力，浊气上逆，壅阻食管咽喉，则吞咽困难而成噎膈。

噎膈之病位在食道，属胃所主，其病变脏腑又与肝、脾、肾有密切关系，因三脏与胃、食道皆有经络联系。脾为胃行其津液，若脾失健运，可聚湿生痰，阻于食道。胃气之和降，赖于肝气之条达，若肝失疏泄，则胃失和降，气机郁滞，久则气滞血瘀，食管狭窄。中焦脾胃赖于肾阴的濡养和肾阳的温煦，若肾阴不足，失于濡养，或脾肾衰败，阳气虚弱，运化受阻，浊气上逆均可发为噎膈。

噎膈之病因病机复杂，但主要为七情内伤，饮食不节，日久则气郁生痰，气滞血阻，滞于食管而见噎膈；其次为年老体弱等原因，致阴津亏虚，气血枯燥，食管失于润养，干涩难下而见噎膈。但时常虚实交错，相互影响，互为因果，因而使病证极为复杂，病情缠绵难愈。

二、诊断要点

（一）症状

初起咽部或食道内有异物感，进食时有停滞感，继则咽下梗噎，重则食不得咽下或食入即吐。常伴有胃脘不适，胸膈疼痛，甚则形体消瘦，肌肤甲错，精神疲惫等。

（二）检查

口腔与咽喉检查，食管、胃的 X 线检查，食管与胃的内镜及病理组织学检查，食管脱落细胞检查以及 CT 检查有助于早期诊断。

三、鉴别诊断

（一）梅核气

噎膈与梅核气两者均见吞咽过程中梗塞不舒的症状。梅核气自觉咽喉中有物梗塞，吐之不出，咽之不下，但饮食咽下顺利，无噎塞感，系气逆痰阻于咽喉所致。噎膈则饮食咽下暗梗阻难下，甚则不通。

（二）反胃

噎膈与反胃两者均有食入复出的症状，但反胃饮食能顺利咽下入胃，经久复出，朝食暮吐，暮食朝吐，宿谷不化，病证较噎膈轻，预后较好。

四、辩　证

首先辨清噎膈的虚实。气滞血瘀，痰浊内阻者为实；津枯血燥，气虚阳弱者为虚。新病多实，或实多虚少；久病多虚，或虚中夹实。吞咽困难，梗塞不顺，胸膈胀痛者多实；食道干涩，饮食难下，或食入即吐者多虚。然而临证时，多为虚实相杂，应注意详辨。噎膈以正虚为本，夹有气滞、痰阻、血瘀等为标实。初起以标实为主，可见梗塞不舒，胸膈胀满、疼痛等气血郁滞之证。后期以正虚为主，出现形体消瘦，皮肤枯燥，舌红少津等津亏血燥之候；面色㿠白，形寒气短，面浮足肿等气虚阳微之证。临证时应仔细辨明标本的轻重缓急，利于辩证施治。

（一）气滞痰阻

1. 证候

咽食梗阻，胸膈痞满，甚则疼痛，随情志变化可加重或减轻，伴有嗳气呃逆，呕吐痰涎，口干咽燥，大便干涩，舌质红，苔薄腻，脉弦滑。

2. 分析

由于气滞痰阻于食管，食道不利，则咽食困难，胸膈痞满，遇情绪舒畅可减轻，精神抑郁则加重；气结津液不能上承，且郁热伤津，故口干咽燥；津不下润则大便干涩；痰气交阻，胃气上逆，则嗳气呃逆，呕吐痰涎；舌质红，苔薄腻，脉弦滑，为气郁痰阻，兼有郁热伤津之象。

（二）瘀血阻滞

1. 证候

吞咽梗阻，胸膈疼痛，食不得下，甚则滴水难进，食入即吐，或吐出物如赤豆汁，兼面色暗黑，肌肤枯燥，形体消瘦，大便坚如羊屎，或便血，舌质紫暗，或舌红少津，脉细涩。

2. 分析

血瘀阻滞食道或胃口，道路狭窄，故吞咽困难，胸膈疼痛，食不得下，食入即吐；久病阴伤肠燥，故大便干结，坚如羊屎；久瘀伤络，血渗脉外，则吐物如赤豆汁，或便血；长期饮食不入，化源告竭，肌肤失养，故形体消瘦，肌肤枯燥；面色暗黑，为瘀血阻滞之征；舌质紫暗，少津，脉细涩为血亏瘀结之象。

（三）津亏热结

1. 证候

进食时咽喉梗涩而痛，水饮可下，食物难进，或入食即吐，兼胸背灼痛，五心烦热，口干咽燥，形体消瘦，肌肤枯燥，大便干结，舌质红而干，或有裂纹，脉弦细数。

2. 分析

由于胃津亏耗，不能上润，故进食时咽喉梗涩而痛；热结痰凝，阻塞食道，故食物反出；热结灼阴，津亏失润，则口干咽燥，大便干结；胃不受纳，无以化生精微，故五心烦热，形体消瘦，肌肤枯燥；舌红而干，或有裂纹，脉弦细而数，均为津亏热结之象。

（四）脾肾阳衰

1. 证候

长期吞咽受阻，饮食不下，胸膈疼痛，面色㿠白，形瘦神衰，气短畏寒，面浮足肿，泛吐清涎，腹胀便溏，舌淡苔白，脉细弱。

2. 分析

噎膈日久，阴损及阳，脾肾阳衰，饮食无以受纳和运化，浊气上逆，故吞咽受阻，饮食不下，泛吐涎沫；脾肾衰败，化源衰微，肌体失养，故面色㿠白，形瘦神衰；阳气衰微，寒湿停滞，气短畏寒，面浮肢肿，腹胀便溏；舌淡苔白，脉细弱，均为脾肾阳衰之象。

五、治　疗

噎膈的治疗在初期重在治标，宜以行气化痰、活血祛瘀为主；中、后期重在治本，以滋阴润燥、补气温阳为主。但本病表现极为复杂，常常虚实交错，治疗时应根据病情区分主次，全面兼顾。

（一）中药治疗

1. 气滞痰阻

（1）治法：化痰解郁，润燥降气。

（2）处方：启膈散（《医学心悟》）。方中丹参、郁金、砂仁理气化痰，解郁宽胸；沙参、贝母、茯苓润燥化痰，健脾和中；荷叶蒂和胃降逆；杵头糠治卒噎。

痰湿较重可加瓜蒌、天南星、半夏以助化痰之力；若津液耗伤加麦冬、石斛、天花粉以润燥；若郁久化热，心烦口干者，加黄连、栀子、山豆根；若津伤便秘者加桃仁、蜂蜜以润肠通便。

2. 瘀血阻滞

（1）治法：活血祛瘀，滋阴养血。

（2）处方：通幽汤（《脾胃论》）。方中生地、熟地、当归身滋阴润肠，解痉止痛；桃仁、红花活血祛瘀，通络止痛；甘草益脾和中；升麻升清降浊。

若胸膈刺痛，酌加三七、丹参、赤芍、五灵脂活血祛瘀，通络止痛；胸膈闷痛，加海藻、昆布、贝母、瓜蒌软坚化痰，宽胸理气；若呕吐痰涎，加莱菔子、生姜汁以温胃化痰。

3. 津亏热结

（1）治法：滋阴养血，润燥生津。

（2）处方：沙参麦冬汤（《温病条辨》）加减。方中沙参、麦冬、玉竹滋补津液；桑叶、天花粉养阴泻热；扁豆、甘草安中和胃；可加玄参、生地、石斛以助养阴之力；加栀子、黄连、黄芩以清肺胃之热。

若肠燥失润，大便干结，可加当归、瓜蒌仁、生首乌润肠通便；若腹中胀满，大便不通，胃肠热盛，可用人参利膈丸或大黄甘草汤泻热存阴，但应中病即止，以免耗伤津液；若食道干涩，口燥咽干，可用滋阴清膈饮以生津养胃。

4. 脾肾阳衰

（1）治法：温补脾肾，益气回阳。

（2）处方：补气运脾汤（《统旨方》）加减。方中人参、黄芪、白术、茯苓、甘草补脾益气；砂仁、陈皮、半夏和胃降逆；加旋覆花降逆止呕；加附子、干姜温补脾阳；加枸杞子、杜仲温养肝肾，填充精血。若气阴两虚加石斛、麦冬、沙参以滋阴生津。

若中气下陷、少气懒言可用补中益气汤；若气血两亏、心悸气短可用十全大补汤加减。

在此阶段，阴阳俱竭，如因阳竭于上而水谷不入，阴竭于下而二便不通，称为关格，系开合之机已废，为阴阳离决的一种表现，当积极救治。

（二）针灸治疗

1. 基本处方

取穴：天突、膻中、内关、上脘、膈俞、足三里、胃俞、脾俞。天突散结利咽，宽贲门；膻中、内关宽胸理气，降逆止吐；上脘和胃降逆，调气止痛；膈俞利膈宽胸；足三里、胃俞、脾俞和胃扶正。

2. 加减运用

（1）气滞痰阻证：加丰隆、太冲以理气化痰，针用泻法。余穴针用平补平泻法。

（2）瘀血阻滞证：加合谷、血海、三阴交以行气活血，针用泻法。余穴针用平补平泻法。

（3）津亏热结证：加天枢、照海以滋补津液、泻热散结，针用补法。余穴针用平补平泻法。

（4）脾肾阳衰证：加命门、气海、关元以温补脾肾、益气回阳。诸穴针用补法，或加灸法。

3. 其他

（1）耳针疗法：取神门、胃、食道、膈，用中等刺激，每日 1 次，10 次为 1 疗程，或贴压王不留行籽。

（2）穴位注射疗法：取足三里、内关，用维生素 B_1、维生素 B_6 注射液，每穴注射 1 mL，每 3 d 注射 1 次，10 次为 1 疗程。

第四节 呕 吐

呕吐是指胃失和降，气逆于上，胃内容物经食管、口腔吐出的一类病证。古代医家认为呕吐有别，谓“有物有声为呕”，“有物无声为吐”。但呕与吐常同时发生，很难截然分开，故并称为呕吐。呕吐可见于多种急慢性病证中，本篇讨论的是以呕吐为主症的病证。干呕、恶心病机相同，只是轻重有别，故合人本篇讨论。

《内经》对呕吐的病因论述颇详。如《素问·举痛论》日：“寒气客于肠胃，厥逆上出，故痛而呕也。”《素问·六元正纪大论》日：“火郁之发，民病呕逆。”《素问·至真要大论》日：“诸呕吐酸，暴注下迫，皆属于热”；“厥阴司天，风淫所胜……食则呕”；“少阴之胜……炎暑至……呕逆”；“燥淫所胜……民病喜呕，呕有苦”；“太阴之复，湿变乃举，体重中满，食饮不化，阴气上厥……呕而密默，唾吐清液。”认为呕吐可由寒气、火热、湿浊等引起。另外，还指出呕吐与饮食停滞有关，对肝、胆、脾在呕吐发生中的作用等都有论述，奠定了本病的理论基础。

在治疗上古代医家创立了许多至今行之有效的方剂，并指出呕吐有时是机体排除胃中有害物质的反应，如《金匮要略·呕吐秽下利病脉证治》日：“夫呕家有痈脓，不可治呕，脓尽自愈。”《金匮要略·黄疸病脉证并治》日：“酒疸，心中热，欲吐者，吐之愈。”这类呕吐常由痰水、宿食、脓血所致，不可止呕，邪去呕吐自止。

西医学的急慢性胃炎、胃黏膜脱垂症、贲门痉挛、幽门梗阻、十二指肠壅积症、肠梗阻、肝炎、胰腺炎、胆囊炎、尿毒症、颅脑疾病以及一些急性传染病等，当以呕吐为主要表现时，可参考本篇辩证论治。

一、病因病机

胃主受纳和腐熟水谷，其气主降，以下行为顺，若邪气犯胃，或胃虚失和，气逆而上，则发生呕吐。《圣济总论·呕吐》日：“呕吐者，胃气上逆而不下也。”

（一）外邪犯胃

感受风寒湿燥火之邪，或秽浊之气，邪犯胃腑，气机不利，胃失和降，水谷随逆气上出，发生呕吐。正如《古今医统大全·呕吐哕》所言：“无病之人卒然而呕吐，定是邪客胃府，在长夏暑邪所干，在秋冬风寒所犯。”由于感邪不同，正气之盛衰，体质之差异，胃气之强弱，外邪所致的呕吐，常因性质不同而表现各异，以寒邪致病居多。

（二）饮食不节

暴饮暴食，温凉失宜，或过食生冷油腻不洁之物，皆可伤胃滞脾，食滞内停，胃失和降，胃气上逆，发生呕吐。如《重订严氏济生方·呕吐论治》所曰：“饮食失节，温凉失调，或喜餐腥烩乳酪，或贪食生冷肥腻，露卧湿处，当风取凉，动扰于胃，胃既病矣，则脾气停滞，清浊不分，中焦为之痞塞，遂成呕吐之患焉。”

（三）情志失调

恼怒伤肝，肝失条达，横逆犯胃，胃失和降，胃气上逆；或忧思伤脾，脾失健运，食停难化，胃失和降，亦可致呕。《景岳全书·呕吐》云：“气逆作呕者，多因郁怒致动肝气，胃受肝邪，所以作呕。”

（四）脾胃虚弱

脾胃素虚，病后体虚，劳倦过度，耗伤中气，胃虚不能受纳水谷，脾虚不能化生精微，停积胃中，上逆成呕。《古今医统大全·呕吐哕》谓：“久病吐者，胃气虚不纳谷也。”若脾阳不振，不能腐熟水谷，以致寒浊内生，气逆而呕；或热病伤阴，或久呕不愈，以致胃阴不足，胃失濡养，不得润降，而成呕吐。如《证治汇补·呕吐》所谓：“阴虚成呕，不独胃家为病，所谓无阴则呕也。”

（五）其他因素

误食毒物或使用化学药物，伤及胃肠，加之情志因素及饮食调养失当，导致脾胃进一步损伤，脾胃虚弱、升降失常而出现恶心呕吐，脘腹胀满，纳呆，体倦乏力等症；后天之本受损，则气血化源不足，口久气阴亏虚。

呕吐的病因是多方面的，外感六淫，内伤饮食，情志不调，脏腑虚弱均可致呕。且常相互影响，兼杂致病。如外邪可以伤脾，气滞可以食停，脾虚或可成饮，故临床当辩证求因。

呕吐病位在胃，与肝、脾相关。胃气之和降，有赖于脾气的升清运化以及肝气的疏泄条达，若脾失健运，则胃气失和，升降失职；肝失疏泄，则气机逆乱，胃失和降，均可致呕吐。

呕吐实者由外邪、饮食、痰饮等邪气犯胃，致胃失和降，气逆而发；虚者由气虚、阳虚、阴虚等正气不足，使胃失温养、濡润，胃气不降所致。一般说来，初病多实，呕吐日久，损伤脾胃，中气不足，由实转虚。基本病机在于胃失和降，胃气上逆。《景岳全书・呕吐》云："呕吐一证，最当详辨虚实，实者有邪，去其邪则愈；虚者无邪，则全由胃气之虚也。所谓邪者，或暴伤寒凉，或暴伤饮食，或因胃火上冲，或因肝气内逆，或以痰饮水气聚于胸中，或以表邪传里，聚于少阳阳明之间，皆有呕证，此皆呕之实邪也。所谓虚证，或其本无内伤，又无外感，而常为呕吐者，此既无邪，必胃虚也。或遇微寒，或遇微劳，或遇饮食少有不调，或肝气微逆，即为呕吐者，总胃虚也。"

二、诊　断

（1）以呕吐食物、痰涎、水液诸物为主症，一日数次不等，持续或反复发作，常兼有脘腹不适，恶心纳呆，泛酸嘈杂等症。

（2）起病或急或缓，常有先恶心欲吐之感，多由气味、饮食、情志、冷热等因素而诱发，或因服用化学药物，误食毒物而致。

三、相关检查

（1）胃镜、上消化道钡餐透视可了解胃、十二指肠情况。

（2）血常规、血尿淀粉酶、腹部 B 超对确定胰腺及胆囊病变的性质有意义。

（3）腹部透视、头部 CT 或 MRI 以了解有无肠梗阻、颅脑占位性病变。

（4）若患者面色萎黄，呕吐不止，伴有尿少、浮肿，应及时检查肾功能，以确诊肾功能不全所致呕吐。

（5）育龄期妇女，应作尿液检查，查妊娠实验。

（6）呕吐不止，需检查电解质，了解有无电解质紊乱。

四、鉴别诊断

（一）反胃

反胃多系脾胃虚寒，胃中无火，难于腐熟，食入不化所致。表现为食饮入胃，滞停胃中，良久尽吐而出，吐后转舒，即古人称"朝食暮吐，暮食朝吐"。而呕吐是以有声有物为特征，病机为邪气干扰，胃虚失和所致。实者食入即吐，或不食亦吐，并无规律，虚者时吐时止，但多吐出当日之食。

（二）霍乱

急性呕吐当与霍乱鉴别。急性呕吐以呕吐为主，不伴腹泻；而霍乱则上吐下泻，或伴有腹痛如绞，吐泻剧烈者可出现肢冷、脉沉等危象。

（三）噎膈

呕吐与噎嗝，皆有呕吐的症状。然呕吐之病，进食顺畅，吐无定时。噎嗝的病位在食管，呕吐的病位在胃。噎嗝之病，进食哽噎不顺或食不得入，或食入即吐，甚者因噎废食。呕吐大多病情较轻，病程较短，预后尚好。而噎嗝多病情深重，病程较长，预后欠佳。

五、辩证要点

（一）辨可吐不可吐

降逆止呕为治疗呕吐的正治之法，但人体在应激反应状态下会出现保护性的呕吐，使胃内有害物质排出体外，不需要运用止吐的方法。如胃有痰饮、食滞、毒物、痈脓等有害之物发生呕吐时，不可见呕止呕，因这类呕吐可使邪有出路，邪去则呕吐自止。甚至当呕吐不畅时，尚可用探吐之法，切不可降逆止呕，以免留邪，与应该止吐之证区别清楚。

（二）辨实与虚

因外邪、饮食、七情因素，病邪犯胃所致，发病急骤，病程较短，呕吐量多，呕吐物多酸腐臭秽，或伴有表证，脉实有力，多为实证；因脾胃虚寒，胃阴不足而成，起病缓慢，病程较长，呕而无力，时作时止，吐物不多，酸臭不甚，常伴有精神萎靡，倦怠乏力，脉弱无力，多为虚证。

（三）辨呕吐物

吐物的性质常反映病变的寒热虚实、病变脏腑等。如酸腐难闻，多为食积内腐；黄水味苦，多为胆热犯胃；酸水绿水，多为肝气犯胃；痰浊涎沫，多为痰饮中阻；泛吐清水，多属胃中虚寒，或有虫积；黏沫量少，多属胃阴不足。

（四）辨可下与禁下

呕吐之病不宜用下法，病在胃不宜攻肠，以免引邪内陷。且呕吐尚能排除积食、败脓等，若属虚者更不宜下，兼表者下之亦误。所以，仲景有“患者欲吐者不可下之”之训。但若确属胃肠实热，大便秘结，腑气不通，而致浊气上逆，气逆作呕者，可用下法，通其便，折其逆，使浊气下行，呕吐自止。

六、治　疗

呕吐的治疗原则以和胃降逆为主。实者重在祛邪，根据病因分别施以解表、消食，化痰、降气之法，辅以和胃降逆之品，以求邪去胃安呕止。虚者重在扶正，分别施以益气、温阳、养阴之法，辅以降逆止呕之药，以求正复胃和呕止之功。虚实夹杂者，应适当兼顾治之。

（一）实证

1. 外邪犯胃

主证：发病急骤，突然呕吐。

兼次证：常伴发热恶寒，头身疼痛，或汗出，头身困重，胸脘满闷，不思饮食。

舌脉：苔白；脉濡缓。

分析：外感风寒之邪，或夏令暑秽浊之气，动扰胃腑，浊气上逆，故突然呕吐，胸脘满闷，不思饮食；邪束肌表，营卫失和，故恶寒发热，头身疼痛；伤于寒湿，则苔白，脉濡缓。

治法：解表疏邪，和胃降逆。

方药：藿香正气散加减。

方中藿香辛散风寒，芳化湿浊，和胃悦脾；辅以半夏燥湿降气，和胃止呕；厚朴行气化湿，宽胸除满；苏叶、白芷助藿香外散风寒，兼可芳香化湿；陈皮理气燥湿，并能和中；茯苓、白术健脾运湿；大腹皮行气利湿；桔梗宣肺利膈；生姜、大枣和脾胃，共为佐药；使以甘草调和诸药。若风寒偏重，寒热无汗，可加荆芥、防风疏风散寒；若暑湿犯胃，身热汗出，可加香薷饮解暑化湿；如秽浊犯胃，呕吐甚剧，可吞服玉枢丹辟秽止呕；若风热犯胃，伴头痛身热，可用银翘散去桔梗之升提，加橘皮、竹茹清热和胃；若兼食滞，脘闷腹胀，嗳腐吞酸，可去白术、甘草，加神曲、鸡内金、莱菔子以消积导滞；若暑热犯胃，壮热口渴，可选用连朴饮。

2. 饮食停滞

主症：呕吐酸腐，脘腹胀满，嗳气厌食，得食愈甚，吐后反快。

兼次症：大便或溏或结，气味臭秽。

舌脉：苔厚腻；脉滑实。

分析：食滞内阻，浊气上逆，故呕吐酸腐；食滞中焦，气机不利，故脘腹胀满，嗳气厌食；升降失常，传导失司，则大便不正常，化热与湿相搏，则便溏，热邪伤津，则便结；湿热内蕴，则苔厚腻，脉滑实。

治法：消食导滞，和胃降逆。

方药：保和丸加减。

方中山楂为主药，以消一切饮食积滞；辅以神曲消食健脾，莱菔子消食下气；佐以半夏、陈皮行气化滞，和胃止呕；茯苓健脾利湿和中；食积易化热，故佐连翘清热而散结。若积滞化热，腹胀便秘，可合小承气汤通腑泄热，使浊气下行，呕吐自止；若食已即吐，口臭干渴，胃中积热上冲，可用大黄甘草汤清胃降逆；若误食不洁、酸腐败物，而见腹中疼痛，欲吐不得者，可因势利导，用瓜蒂散探吐祛邪。

3. 痰饮内停

主症：呕吐多为清水痰涎，头眩心悸。

兼次症：胸脘痞闷，不思饮食，或呕而肠鸣有声。

舌脉：苔白腻；脉滑。

分析：脾不运化，痰饮内停，胃气不降，则胸脘痞闷，呕吐清水痰涎。水饮上犯，清阳之气不展，故头眩。水气凌心则心悸。苔白腻，脉滑，为痰饮内停之征。

治法：温化痰饮，和胃降逆。

方药：小半夏汤合苓桂术甘汤加减。

前方重在和中止呕，为治痰饮呕吐的基础方；后方重在健脾燥湿，温化痰饮。方中半夏、生姜和胃降逆，茯苓、桂枝、白术、甘草温脾化饮。若气滞腹痛者，可加厚朴、枳壳行气除满；若脾气受困，脘闷不食，可加砂仁、白豆蔻、苍术开胃醒脾；若痰浊蒙蔽清阳，头晕目眩，可用半夏白术天麻汤；若痰郁化热，烦闷口苦，可用黄连温胆汤清热化痰。另还可辩证选用二陈汤、甘遂半夏汤等。

4. 肝气犯胃

主症：呕吐吞酸，嗳气频作。

兼次症：胸胁胀满，烦闷不舒，每因情志不遂而呕吐吞酸更甚。

舌脉：舌边红，苔薄腻；脉弦。

分析：肝气不疏，横逆犯胃，胃失和降，因而呕吐吞酸，嗳气频作，气机阻滞，肝失疏泄，胸胁胀满，烦闷不舒；舌边红，苔薄腻，脉弦，为气滞肝旺之征。

治法：疏肝理气，和胃止呕。

方药：半夏厚朴汤合左金丸加减。

前方以厚朴、紫苏理气宽中，半夏、生姜、茯苓降逆和胃止呕；后者黄连、吴茱萸辛开苦降以止呕。若气郁化火，心烦口苦咽干，可合小柴胡汤清热止呕；若兼腑气不通，大便秘结，可用大柴胡汤清热通腑；若气滞血瘀，胁肋刺痛，可用膈下逐瘀汤活血化瘀。还可辩证选用越鞠丸、柴胡疏肝散等。

（二）虚证

1. 脾胃虚寒

主症：饮食稍有不慎，即易呕吐，大便溏薄，时作时止。

兼次症：胃纳不佳，食入难化，脘腹痞闷，口淡不渴，面色少华，倦怠乏力。

舌脉：舌质淡，苔薄白；脉濡弱。

分析：脾胃虚弱，中阳不振，水谷熟腐运化不及，故饮食稍有不慎即吐，时作时止，阳虚不能温布，则面白少华，倦怠乏力；中焦虚寒，气不化津，故口干而不欲饮。脾虚则运化失常，故大便溏薄。舌质淡，苔薄白，脉濡弱，乃脾阳不足象。

治法：益气健脾，和胃降逆。

方药：理中丸加味。

方中人参甘温入脾，补中益气；干姜辛热温中；白术燥湿健脾；炙甘草和中扶正，以达益气健脾，和胃降逆。若胃虚气逆，心下痞硬，干噫食臭，可用旋覆花代赭汤降逆止呕；若中气大亏，少气乏力，可用补中益气汤补中益气，升阳举陷；若病久及肾，肾阳不足，腰膝酸软，肢冷汗出，可用附子理中汤加肉桂、吴茱萸等温补脾肾。

2. 胃阴不足

主症：呕吐反复发作，时作干呕。

兼次症：呕吐量不多，或仅涎沫，口燥咽干，胃中嘈杂，似饥而不欲食。

舌脉：舌质红，少津；脉细数。

分析：胃热不清，耗伤胃阴，以致胃失濡养，气失和降，所以呕吐反复发作，时作干呕，似饥而不欲食。津液不能上承，故口燥咽干；舌质红少津，脉细数，为津液耗伤，虚中有热之象。

治法：滋养胃阴，降逆止呕。

方药：麦门冬汤加减。

方以人参、麦门冬、粳米，甘草等滋养胃阴，半夏降逆止呕。若阴虚甚，五心烦热者，可加石斛、天花粉、知母养阴清热；若呕吐较甚，可加橘皮、竹茹、枇杷叶降气化痰止呕；若阴虚便秘，可加火麻仁、瓜蒌仁、白蜜润肠通便；阴虚呕吐者，去半夏加鲜芦根、刀豆子。

七、转归及预后

一般来说，实证呕吐病程短，病情轻，易治愈，虚证及虚实夹杂者，则病程长，病情重，反复发作，时作时止，较为难治，若失治误治，亦可由实转虚，虚实夹杂，由轻转重，久病久吐，脾胃衰败，化源不足，易生变证。所以，呕吐应及时诊治，防止后天之本受损。呕吐在其他各种病证过程中出现时也应重视。

第五节 胃 痛

胃痛是指以胃脘部近心窝处疼痛为主要临床表现的一种病证。又称胃脘痛。

《内经》对本病的论述较多，如《灵枢·邪气脏腑病形》日：“胃病者，腹膜胀，胃脘当心而痛。”最早记载了“胃脘痛”的病名；又《灵枢·厥病》云：“厥心痛，腹胀胸满，心尤痛甚，胃心痛也。”所论“厥心痛”的内容，与本病有密切的关系。

《内经》还指出造成胃脘痛的原因有受寒、肝气不舒及内热等，《素问·举痛论》日：“寒气客于肠胃之间、膜原之下，血不得散，小络急引故痛。”《素问·六元正纪大论》日：“木郁之发，民病胃脘当心而痛。”《素问·气交变大论》日：“岁金不及，炎火通行，复则民病口疮，甚则心痛。”迨至汉代，张仲景在《金匮要略》中则将胃脘部称为心下、心中，将胃病分为痞证、胀证、满证与痛证，对后世很有启发。如“心中痞，诸逆心悬痛，桂枝生姜枳实汤主之。”“按之心下满痛者，此为实也，当下之，宜大柴胡汤”。书中所拟的方剂如大建中汤、大柴胡汤等，都是治疗胃脘痛的名方。《仁斋直指方》对胃痛的原因已经认识到“有寒，有热，有死血，有食积，有痰饮，有虫”等不同。《备急千金要方·心腹痛》在论述九痛丸功效时指出，其胃痛有虫心痛、疰心痛、风心痛、悸心痛、食心痛、饮心痛、寒心痛、热心痛、去来心痛九种。

对于胃脘痛的辩证论治，《景岳全书·心腹痛》分析极为详尽，对临床颇具指导意义，指出：“痛有虚实……辨之之法，但当察其可按者为虚，拒按者为实；久痛者多虚，暴病者多实；得食稍可者为虚，胀满畏食者为实；痛徐而缓，莫得其处者多虚，痛剧而坚，一定不移者为实；痛在肠脏，中有物有滞者多实，痛在腔胁经络，不干中脏，而牵连腰背，无胀无滞者多虚。脉与证参，虚实自辨。”除此之外，还须辨其寒热及有形无形。《丹溪心法·心脾痛》在论述胃痛治法时指出“诸痛不可补气”的观点，对后世影响很大，而印之临床，这种提法尚欠全面，后世医家逐渐对其进行纠正和补充。

《证治汇补·胃脘痛》对胃痛的治疗提出“大率气食居多，不可骤用补剂，盖补之则气不通而痛愈甚。若曾服攻击之品，愈后复发，屡发屡攻，渐至脉来浮大而空者，又当培补”，值得借鉴。

古代文献中所述胃脘痛，在唐宋以前医籍多以“心痛”代之，宋代之后，医家对胃痛与心痛相混谈提出质疑，至金元《兰室秘藏》首立“胃脘痛”一门，明确区分了胃痛与心痛，至明清时期胃痛与心痛得以进一步区别开来。如《证治准绳·心痛胃脘痛》就指出：“或问丹溪言心痛即胃脘痛然乎？日：心与胃各一脏，其病形不同，因胃脘痛处在心下，故有当心而痛之名，岂胃脘痛即心痛者哉！”《医学正传·胃脘痛》亦云：“古方九种心痛……详其所由，皆在胃脘，而实不在于心也。”

现代医学的急、慢性胃炎，消化性溃疡，胃神经官能症，胃癌等疾病，以及部分肝、胆、胰疾病，出现胃痛的临床表现时，可参考本节进行辩证论治。

一、病因病机

胃痛的发生，主要责之于外邪犯胃、饮食伤胃、情志不畅和先天脾胃虚弱等，致胃气郁滞，胃失和降，不通则痛。

（一）外邪犯胃

外邪之中以寒邪最易犯胃，夏暑之季，暑热、湿浊之邪也间有之。邪气客胃，胃气受伤，轻则气机壅滞，重则和降失司，而致胃脘作痛。寒主凝滞，多见绞痛；暑热急迫，常致灼痛；湿浊黏腻，常见闷痛。

（二）饮食伤胃

若纵恣口腹，过食肥甘，偏嗜烟酒，或饥饱失调，寒热不适，或用伤胃药物，均可伐伤胃气，气机升降失调而作胃痛。尤厚味及烟酒，皆湿热或燥热之性，易停于胃腑伤津耗液为先，久则损脾。

（三）情志不畅

情志不舒，伤肝损脾，亦致胃痛。如气郁恼怒则伤肝，肝失疏泄条达，横犯脾胃，而致肝胃不和或肝脾不和，气血阻滞则胃痛；忧思焦虑则伤脾，脾伤则运化失司，升降失常，气机不畅也致胃痛。

（四）脾胃虚弱

身体素虚，劳倦太过，久病不愈，可致脾胃不健，运化无权，升降转枢失利，气机阻滞，而致胃痛；或因胃病日久，阴津暗耗，胃失濡养，或伴中气下陷，气机失调；或因脾胃阳虚，阴寒内生，胃失温养，均可导致胃痛。

胃痛与胃、肝、脾关系最为密切。胃痛初发多属实证，病位主要在胃，间可及肝；病久常见虚证，其病位主要在脾；亦有虚实夹杂者，或脾胃同病，或肝脾同病。

胃痛病因虽有上述不同，病性尚有虚实寒热、在气在血之异，但其发病机制有其共性，即所谓“不通则痛”。胃为阳土，喜润恶燥，主受纳、腐熟水谷，以降为顺。胃气一伤，初则壅滞，继则上逆，此即气滞为病。其中首先是胃气的壅滞，无论外感、食积均可引发；其次是肝胃气滞，即肝气郁结，横逆犯胃所造成的气机阻滞。另外，气为血帅，气行则血行，气滞日久，必致血瘀，也即久病人络之意；“气有余便是火”，气机不畅，可蕴久化热，火能灼伤阴津，或出血之后，血脉瘀阻而新血不生，致阴津亦虚，均可致胃痛加重，每每缠绵难愈。脾属阴土，喜燥恶湿，主运化，输布精微，以升为健，与胃互为表里，胃病延久，可内传于脾。脾气受伤，轻则中气不足，运化无权；继则中气下陷，升降失司；再则脾胃阳虚，阴寒内生，胃络失于温养。若胃痛失治误治，血络损伤，还可见吐血、便血等证。

二、诊断要点

（一）症状

胃脘部疼痛，常伴有食欲不振，痞闷或胀满，恶心呕吐，吞酸嘈杂等。发病常与情志不遂、饮食不节、劳累、受寒等因素有关。起病或急或缓，常有反复发作的病史。

（二）检查

上消化道 X 线钡餐造影、纤维胃镜及病理组织学检查等，有助诊断。

三、鉴别诊断

（一）胃痞

二者部位同在心下，但胃痞是指心下痞塞，胸膈满闷，触之无形，按之不痛的病证。胃痛以痛为主，胃痞以满为患，且病及胸膈，不难区别。

（二）真心痛

心居胸中，其痛常及心下，出现胃痛的表现，应高度警惕，防止与胃痛相混。典型真心痛为当胸而痛，其痛多刺痛、剧痛，且痛引肩背，常有气短、汗出等症，病情较急，如《灵枢·厥病》曰：“真心痛，手足青至节，心痛甚，旦发夕死，夕发旦死。”中老年人既往无胃痛病史，而突发胃脘部位疼痛者，当注意真心痛的发生。胃痛部位在胃脘，病势不急，多为隐痛、胀痛等，常有反复发作史。X 线、胃镜、心电图及生化检查有助鉴别。

四、辩　证

胃痛的主要部位在上腹胃脘部近心窝处，往往兼见胃脘部痞满、胀闷、嗳气、吐酸、纳呆、胁胀、腹胀，甚至出现呕血、便血等症。常反复发作，久治难愈。至于临床辩证，当分虚实两类。实证多痛急拒按，病程较短；虚证多痛缓喜按，缠绵难愈，这是辩证的关键。

（一）寒邪客胃

证候：胃痛暴作，得温痛减，遇寒加重；恶寒喜暖，口淡不渴，或喜热饮，舌淡，苔薄白，脉弦紧。

分析：寒凝胃脘，气机阻滞，则胃痛暴作，得温痛减，遇寒加重；阳气被遏，失去温煦，则恶寒喜暖，口淡不渴，或喜热饮；舌淡，苔薄白，脉弦紧，为内寒之象。

（二）饮食伤胃

证候：胃脘疼痛，胀满拒按，嗳腐吞酸，或呕吐不消化食物，其味腐臭，吐后痛减，不思饮食，大便不爽，得矢气及便后稍舒，舌苔厚腻，脉滑。

分析：饮食积滞，阻塞胃气，则胃脘疼痛，胀满拒按；食物不化，胃气上逆，则嗳腐吞酸，或呕吐不消化食物，其味腐臭，吐后痛减；胃失和降，腑气不通，则不思饮食，大便不爽，得矢气及便后稍舒；舌质淡，苔厚腻，脉滑，为饮食内停之征。

（三）肝气犯胃

证候：胃脘胀痛，连及两胁，攻撑走窜，每因情志不遂而加重，善太息，不思饮食，精神抑郁，夜寐不安，舌苔薄白，脉弦滑。

分析：肝气郁结，横逆犯胃，肝胃气滞，故胃脘胀痛；胁为肝之分野，故胃痛连胁，攻撑走窜；因情志不遂加重气机不畅，故以息为快；胃失和降，受纳失司，故不思饮食；肝郁不舒，则精神抑郁，夜寐不安；舌苔薄白，脉弦滑为肝胃不和之象。

（四）湿热中阻

证候：胃脘灼热而痛，得凉则减，遇热加重。伴口干喜冷饮，或口臭不爽，口舌生疮。甚至大便秘结，排便不畅，舌质红，苔黄少津，脉滑数。

分析：胃气阻滞，日久化热，故胃脘灼痛，得凉则减，遇热加重，口干喜冷饮或口臭不爽，口舌生疮；胃热久积，腑气不通，故大便秘结，排便不畅；舌质红，苔黄少津，脉象滑数，为胃热蕴积之象。

（五）瘀血停胃

证候：胃脘疼痛，状如针刺或刀割，痛有定处而拒按，入夜尤甚。病程日久，胃痛反复发作而不愈，面色晦暗无华，唇暗，舌质紫暗或有瘀斑，脉涩。

分析：气滞则血瘀，或吐血、便血之后，离经之血停积于胃，胃络不通，而成瘀血，瘀血停胃，故疼痛状如针刺或刀割，固定不移，拒按；瘀血不净，新血不生，故面色晦暗无华，唇暗；舌质紫暗，或有瘀点、瘀斑，脉涩，为血脉瘀阻之象。

（六）胃阴亏耗

证候：胃脘隐痛或隐隐灼痛，伴嘈杂似饥，饥不欲食，口干不思饮，咽干唇燥，大便干结，舌体瘦，质嫩红，少苔或无苔，脉细而数。

分析：气郁化热，热伤胃津，或瘀血积留，新血不生，阴津匮乏，阴津亏损则胃络失养，故见胃脘隐痛；若阴虚有火，则可见胃中灼痛隐隐；胃津亏虚则胃纳失司，故嘈杂似饥，知饥而不欲纳食；阴液亏乏，津不上承，故咽干唇燥；阴液不足则肠道干涩，故大便干结；舌体瘦舌质嫩红，少苔或无苔，脉细而数，皆为胃阴不足而兼虚火之象。

（七）脾胃虚寒

证候：胃脘隐痛，遇寒或饥时痛剧，得温或进食则缓，喜暖喜按。伴面色不华，神疲肢怠，四末不温，食少便溏，或泛吐清水。舌质淡而胖，边有齿痕，苔薄白，脉沉细无力。

分析：胃病日久，累及脾阳。脾胃阳虚，故胃痛绵绵，遇寒或饥时痛剧，得温熨或进食则缓，喜暖喜按；气血虚弱，故面色不华，神疲肢怠；阳气虚不达四末，故四肢不温；脾虚不运，转输失常，故食少便溏；脾阳不振，寒湿内生，饮邪上逆，故泛吐清水；舌质淡而胖，边有齿痕，苔薄白，脉沉细无力，为脾胃虚寒之象。

五、治　疗

治疗以理气和胃止痛为主，审证求因，辩证施治。邪盛以祛邪为急，正虚以扶正为先，虚实夹杂者，则当祛邪扶正并举。虽有“通则不痛”之说，但决不能局限于狭义的“通”法，要从广义的角度理解和运用“通”法。属于胃寒者，散寒即所谓通；属于血瘀者，化瘀即所谓通；属于食停者，消食即所谓通；属于气滞者，理气即所谓通；属于热郁者，泻热即所谓通；属于阴虚者，益胃养阴即所谓通；属于阳虚者，温运脾阳即所谓通。

（一）中药治疗

1. 寒邪客胃

治法：温胃散寒，行气止痛。

处方：香苏散合良附丸加减。

方中高良姜、吴茱萸温胃散寒；香附、乌药、陈皮、木香行气止痛。

如兼见恶寒、头痛等风寒表证者，可加苏叶、藿香等以疏散风寒，或内服生姜汤、胡椒汤以散寒止痛；若兼见胸脘痞闷，胃纳呆滞，嗳气或呕吐者，是为寒夹食滞，可加枳实、神曲、鸡内金、制半夏、生姜等以消食导滞，降逆止呕。若寒邪郁久化热，寒热错杂，可用半夏泻心汤辛开苦降，寒热并调。

中成药可选用良附丸、胃痛粉等。

2. 饮食伤胃

治法：消食导滞，和胃止痛。

处方：保和丸加减。

方中神曲、山楂、莱菔子消食导滞；茯苓、半夏、陈皮和胃化湿；连翘散结清热。

若脘腹胀甚者，可加枳实、砂仁、槟榔等以行气消滞；若胃脘胀痛而便闭者，可合用小承气汤或改用枳实导滞丸以通腑行气；胃痛急剧而拒按，伴见苔黄燥，便秘者，为食积化热成燥，则合用大承气汤以泻热解燥，通腑荡积。

中成药可选用加味保和丸、枳实消痞丸等。

3. 肝气犯胃

治法：疏肝解郁，理气止痛。

处方：柴胡疏肝散加减。

方中柴胡、芍药、川芎、郁金、香附疏肝解郁；陈皮、枳壳、佛手、甘草理气和中。

若胃痛较甚者，可加川楝子、延胡索以加强理气止痛作用；嗳气较频者，可加沉香、旋覆花以顺气降逆；泛酸者加乌贼骨、煅瓦楞子中和胃酸。痛势急迫，嘈杂吐酸，口干口苦，舌红苔黄，脉弦或数，乃肝胃郁热之证，改用化肝煎或丹栀逍遥散加黄连、吴茱萸以疏肝泻热和胃。

中成药可选用气滞胃痛冲剂、胃苏冲剂等。

4. 湿热中阻

治法：清化湿热，理气和胃。

处方：清中汤加减。

方中黄连、栀子清热燥湿；制半夏、茯苓、草豆蔻祛湿健脾；陈皮、甘草理气和中。

湿偏重者加苍术、藿香燥湿醒脾；热偏重者加蒲公英、黄芩清胃泻热；伴恶心呕吐者，加竹茹、橘皮以清胃降逆；大便秘结不通者，可加大黄（后下）通下导滞；气滞腹胀者加厚朴、枳实以理气消胀；纳呆少食者，加神曲、谷芽、麦芽以消食导滞。

中成药可选用清胃和中丸。

5. 瘀血停胃

治法：理气活血，化瘀止痛。

方药：失笑散合丹参饮加减。

前方以五灵脂、蒲黄活血祛瘀，通利血脉以止痛；后方重用丹参活血化瘀，檀香、砂仁行气止痛。

若因气滞而致血瘀，气滞仍明显时，宜加理气之品，但忌香燥太过。若血瘀而兼血虚者，宜合四物汤等养血活血之味。若血瘀而兼脾胃虚衰者，宜加炙黄芪、党参等健脾益气以助血行。若瘀血日久，血不循常道而外溢出血者，应参考吐血、便血篇处理。

中成药可选用九气拈痛丸。

6. 胃阴亏耗

治法：滋阴益胃，和中止痛。

处方：益胃汤合芍药甘草汤加减。

方中沙参、玉竹补益气阴；麦冬、生地滋养阴津；冰糖生津益胃；芍药、甘草酸甘化阴，缓急止痛，

若气滞仍著时，加佛手、香橼皮、玫瑰花等轻清畅气而不伤阴之品；津伤液亏明显时，可加芦根、天花粉、乌梅等以生津养液；大便干结者，加火麻仁、郁李仁、瓜蒌仁等润肠之品。若兼肝阴亦虚，症见脘痛连胁者，可加白芍、枸杞、生地等柔肝之品，也可用一贯煎化裁为治。

中成药可选用养胃舒胶囊。

7. 脾胃虚寒

治法：温中健脾。

方药：黄芪建中汤加减。

方中以黄芪补中益气、饴糖益气养阴为君；以桂枝温阳气、芍药益阴血为臣；以生姜温胃、大枣补脾为佐；炙甘草调和诸药，共奏温中健脾，和胃止痛之功。

若阳虚内寒较重者，也可用大建中汤化裁，或加附子、肉桂、荜茇等温中散寒；兼泛酸者，可加黄连汁炒吴萸、煅瓦楞、海螵蛸等制酸之品；泛吐清水时，可予小半夏加茯苓汤或苓桂术甘汤合方为治；兼见血虚者，也可用归芪建中汤治之。若胃脘坠痛，证属中气下陷者，可用补中益气汤化裁为治。

此外，临床上胃强脾弱，上热下寒者也不少见，症状除胃脘疼痛以外，还可见恶心呕吐，嗳气，肠鸣便溏或大便秘结，舌质淡，苔薄黄腻，脉细滑等，治疗时，可选用半夏泻心汤、黄连理中汤或乌梅丸等以调和脾胃，清上温下。

中成药可选用人参健脾丸、参苓、白术丸等。

（二）针灸治疗

1. 基本处方

中脘、内关、足三里。

中脘、足三里募合相配，内关属心包经，历络三焦，通调三焦气机而和胃，三穴远近结合，共同调理胃腑气机。

2. 加减运用

（1）寒邪客胃证：加神阙、梁丘以散寒止痛，神阙用灸法。余穴针用平补平泻法。

（2）饮食伤胃证：加梁门、建里、璇玑以消食导滞。诸穴针用泻法。

（3）肝气犯胃证：加期门、太冲以疏肝理气，针用泻法。余穴针用平补平泻法。

（4）湿热中阻证：加阴陵泉、内庭以清利湿热，阴陵泉针用平补平泻法。余穴针用泻法。

（5）瘀血停胃证：加膈俞、阿是穴以化瘀止痛，针用泻法。余穴针用平补平泻法，或加灸法。

（6）胃阴亏耗证：加胃俞、太溪、三阴交以滋阴养胃。诸穴针用补法。

（7）脾胃虚寒证：加神阙、气海、脾俞、胃俞以温中散寒，神阙用灸法。余穴针用补法，或加灸法。

3. 其他

（1）指针疗法：取中脘、至阳、足三里等穴，以双手拇指或中指点压、按揉，力度以患者能耐受并感觉舒适为度，同时令病人行缓慢腹式呼吸，连续按揉 3 ~ 5 min 即可止痛。

（2）耳针疗法：取胃、十二指肠、脾、肝、神门、下脚端，每次选用3 ~ 5穴，毫针浅刺，留针30 min；或用王不留行籽贴压。

（3）穴位注射疗法：根据中医辩证，分别选用当归注射液、丹参注射液、参附注射液或生脉注射液等，也可选用维生素B_1或维生素B_{12}注射液，按常规取2 ~ 3穴，每穴注入药液2 ~ 4 mL，每日或隔日1次。

（4）埋线疗法：取穴：肝俞、脾俞、胃俞、中脘、梁门、足三里。方法：将羊肠线用埋线针植入穴位内，无菌操作，每月1次，连续3次。适用于慢性胃炎之各型胃痛症者。

（5）兜肚法：取艾叶30 g，荜茇、干姜各15 g，甘松、山萘、细辛、肉桂、吴茱萸、延胡索、白芷各10 g，大茴香6 g，共研为细末，用柔软的棉布折成15 cm直径的兜肚形状，将上药末均匀放入，紧密缝好，日夜兜于中脘穴或疼痛处，适用于脾胃虚寒胃痛。

第六章

肝胆疾病

第一节　头　痛

头痛是指由于外感或内伤而引起，导致脉络不畅或失养，清窍不利，以患者自觉头部疼痛为特征的一种常见病证。本病可单独出现，也可见于多种急、慢性疾病过程中，有时亦是某些相关疾病加重或恶化的先兆。若头痛属某一疾病过程中所出现的兼症，则不属本节讨论范围。

头痛之记载源于《内经》，在《素问·风论》中称之为“脑风”、“首风”，提出外感内伤均可导致本病发生，如《素问·风论》日：“新沐中风，则为首风”；《素问·五藏生成》云：“是以头痛巅疾，下虚上实。”并指出六经病变皆可导致头痛。

汉代张仲景在《伤寒论》中指出了太阳病、阳明病、少阳病、厥阴病头痛的见证，创立了不同头痛的治疗方药。李东垣在《东垣十书》中将头痛分为外感与内伤两类，根据病因和症状不同，指出头痛有湿热头痛、偏头痛、真头痛、气虚头痛、血虚头痛、厥逆头痛等，还在《内经》和《伤寒论》的基础上，补充了太阴头痛和少阴头痛，为头痛分经用药奠定了基础。

《丹溪心法·头痛》中又提出了痰厥头痛和气滞头痛，并指出头痛“如不愈各加引经药，太阳川芎，阳明白芷，少阳柴胡，太阴细辛，厥阴吴茱萸”，至今对临床仍有指导意义。

部分医著中还有“头风”的记载，实际上仍属于头痛。如《证治准绳·头痛》说：“医书多分头痛、头风为二门，然一病也，但有新久去留之分耳。浅而近者名头痛，其痛卒然而至，易于解散速安也；深而远者为头风，其痛作止不常，愈后遇触复发也。皆当验其邪所从来而治之。”

清代医家王清任在《医林改错·头痛》中论述血府逐瘀汤证时说：“头痛无表证，无里证，无气虚、痰饮等证，忽犯忽好，百方不效，用此方一剂而愈。”提出了瘀血导致头痛的学说。至此，对头痛的辩证施治理论已基本完备。

头痛见于西医学之内、外、精神、神经、五官等各科疾病中。本节主要讨论内科范畴的头痛，如血管性头痛、紧张性头痛、三叉神经痛、外伤后头痛、神经官能症等，其他各科头痛也可参考本节内容辩证论治。

一、病因病机

头痛的发生是因外感或内伤导致邪扰清窍，或脉络失养而为病。外感者以风邪为主，内伤者与肝、脾、肾关系密切。

（一）感受外邪

多由起居不慎，感受风寒湿热之邪，邪壅经络，气血受阻而发为头痛。因风为百病之长，“伤于风者，上先受之”，“巅高之上，惟风可到”，故六淫之中以风邪为主要病因。

若夹寒邪，寒凝血滞，脉络不畅，不通则痛；若夹热邪，风热上炎，侵扰清窍而为头痛；若夹湿邪，风伤于巅，湿困清阳，蒙蔽清空而为头痛。若感湿较重，湿邪困脾，尚可致痰湿内生，清窍蒙蔽，形成外感与内伤并存。

（二）情志内伤

情志不遂，忧郁恼怒，肝失疏泄，郁而化火，上扰清窍，可发为头痛；若火郁日久，火盛伤阴，肝失濡养，肾精被伐，肝肾精血不能上承，也可引发头痛。

（三）先天不足或房事不节

先天禀赋不足，或纵欲过度，可使肾精亏虚。肾主骨生髓，脑为髓海，肾精亏损日久，可致髓海空虚而为头痛。少数肾虚头痛与阴损及阳、清阳不升有关。

（四）饮食劳倦或久病体虚

饮食不节或劳倦过度可使中焦脾胃受伤，脾为气血生化之源，脾虚气血生化乏源，气血不能上荣脑髓脉络，则发为头痛。

久病、产后、失血等也可形成营血亏损，脑髓失充，脉络失荣而头痛。若脾失健运，痰湿内生，痰浊闭阻清窍，清阳不升，又可形成痰浊头痛。

（五）头部外伤或久病入络

跌仆闪挫，头部外伤，或久痛不解，均可导致气滞血瘀，脑络痹阻，不通则痛；久病瘀血不去，新血不生，常在瘀血之中夹有血虚，形成虚实错杂之证。

总之，头痛的病位虽在头，但病变涉及脾、肝、肾等脏腑，风、火、痰、瘀、虚为致病之主要因素，脉络阻闭、清窍失养为其主要病机。

二、诊　断

（一）诊断要点

1. 病史

常有感受外邪、情志不遂、劳倦过度、头部外伤等诱因，或有反复发作病史。疼痛持续时间、发作频率、疼痛轻重等常与病程有关。病程长者多发作频繁、持续时间长、疼痛重；病程短者多偶尔发作、持续时间短、疼痛轻。

2. 临床特征

突然发病或反复发作，以前额、额颞、巅顶、顶枕部或全头部疼痛为主症，多表现为跳痛、胀痛、昏痛、刺痛、隐痛等。有突然而作，痛无休止者；也有反复发作，时痛时止者；头痛发作可持续数分钟、数小时、数天或数周不等。

（二）辅助检查

外感头痛可伴有血常规异常，内伤头痛常有血压改变，必要时作脑脊液、脑电图检查，有条件者可作经颅多普勒、颅脑 CT 和 MRI 等检查，以排除器质性疾病。

（三）类证鉴别

本病应与下列头痛症状突出的疾病鉴别。

1. 真头痛

表现为突然剧烈头痛，或持续痛而阵发加重，甚至呈喷射状呕吐不已，以致肢厥、抽搐，是临床急重症之一。

2. 眩晕

眩晕与头痛可单独出现。也可同时出现。眩晕以头晕眼花，站立不稳，甚则天旋地转为主要特征，多为虚证，以内伤为主要病因；头痛以头部疼痛为主，多为实证，其病因有外感和内伤之分。

三、辩证要点

（一）辨疼痛轻重

一般来说，以外感者疼痛较重，内伤者疼痛较轻；寒厥头痛、偏头痛较重，气虚、血虚、肝肾阴虚头痛较轻；气虚头痛早晨加重；血虚头痛午后加重。

（二）辨疼痛性质

痰湿头痛多重坠或胀；肝火头痛多跳痛；寒厥头痛刺痛伴有寒冷感；阳亢者头痛而胀；气血、肝肾阴虚者隐痛绵绵或空痛。

（三）辨部位

前额为阳明头痛，后部为太阳头痛，两侧为少阳头痛，巅顶为厥阴头痛。一般气血亏虚、肝肾阴虚以全头作痛为多；阳亢者痛在枕部，多连颈肌；寒厥者痛在巅顶；肝火者痛在两颞。

（四）辨影响因素

气虚头痛与过劳有关；肝火头痛因情志波动而加重；寒湿头痛常随天气变化而变化；肝阳上亢头痛常因饮酒或暴食而加重；肝肾阴虚者每随失眠加重而加重；偏头痛者常遇风寒则痛发。

（五）辨外感内伤

外感头痛起病急，一般疼痛较重，多表现为跳痛、灼痛、重痛、掣痛、胀痛，痛无休止，多有感邪病史，属实证；内伤头痛起病缓，一般疼痛较轻，多表现为隐痛、昏痛、空痛，痛势悠悠，时作时止，遇劳或情志刺激加重，属虚证或虚实错杂证。

四、中药治疗

本病的发生是因脉络痹阻或清窍失养而成，因此治疗时须以缓急止痛为基本原则。外感者宜祛邪活络，内伤者宜调理脏腑气血阴阳；实证者攻邪为主，虚证者补虚为要。

（一）外感头痛

1. 风寒头痛

证候：起病较急，头痛剧烈，连及项背，恶风畏寒，遇风尤剧，口淡不渴；舌淡苔薄白，脉多浮紧。

证候分析：本证以风寒侵袭，脉络痹阻为主要病机。寒性收引凝滞，风寒袭表，脉络痹阻较甚，故头痛剧烈；风寒首犯太阳，太阳主一身之表，故见恶风畏寒、脉浮紧等表证；太阳经脉布于项背，故痛连项背；口淡不渴、脉浮紧均为风寒外袭之征。本证以头痛剧烈，连及项背，遇风尤剧，脉浮紧为辩证要点。

治法：疏风散寒。

方药：川芎茶调散加减。若风寒表证明显，重用川芎，加苏叶、生姜，减薄荷；鼻塞者加苍耳子、辛夷；素体阳虚，恶寒较重者，加制川乌、麻黄、桂枝。

若巅顶头痛，干呕，吐涎沫，甚则四肢厥冷，苔白，脉弦，为寒犯厥阴，治当温散厥阴寒邪，宜用吴茱萸汤加半夏、藁本、川芎。

若头痛、背冷、脉沉细或弦紧，为寒邪客于少阴，治当温散少阴寒邪，宜用麻黄附子细辛汤加白芷、川芎。

2. 风热头痛

证候：头胀痛，甚则头痛如裂，发热或恶风，口渴喜饮，面红目赤，便秘溲黄；舌红苔黄，脉浮数。

证候分析：本证以风热上扰清窍，脑络失和为主要病机。风热上扰，故见头胀痛，甚则头痛如裂；风热袭表，故见发热或恶风，口渴喜饮；热伤津液，故见便秘溲黄；面红目赤、舌红苔黄、脉浮数均为风热袭表之象。本证以头胀痛，甚则头痛如裂，发热或恶风，舌红苔黄，脉浮数为辩证要点。

治法：疏风清热。

方药：芎芷石膏汤加减。热盛者去藁本，改用黄芩、薄荷、蔓荆子、山栀子辛凉清热；若热盛伤津，症见舌红少津，加知母、麦冬、石斛、天花粉清热生津；若大便秘结，口舌生疮，腑气不通者，合用黄连上清丸，以苦寒通腑泄热。

3. 风湿头痛

证候：头痛如裹，肢体困重，胸闷纳呆，腹胀，或大便稀溏；苔白腻，脉濡滑。

证候分析：本证以风湿上蒙清窍，阻遏清阳为主要病机。湿性黏滞，易阻遏阳气，而头又为诸阳之会，故风湿最易致清阳不升而出现头痛如裹，肢体困重；湿邪最易困阻脾胃，故见胸闷纳呆，腹胀，便溏；苔白腻，脉濡滑均为湿象。本证以头痛如裹，肢体困重，苔白腻，脉濡滑为辩证要点。

治法：祛风胜湿。

方药：羌活胜湿汤加减。若症见胸闷纳呆、便溏，证属湿浊中阻，加苍术、厚朴、陈皮等燥湿宽中；若恶心呕吐者，加生姜、半夏、藿香等化浊降逆止呕；若身热汗出不畅，胸闷口渴，为暑湿所致，宜用黄连香薷饮加藿香、佩兰等清暑化湿。

（二）内伤头痛

1. 肝阳头痛

证候：头胀痛，眩晕，心烦易怒，或兼胁痛，夜寐不宁，口干口苦；舌红苔薄黄，脉沉弦有力。

证候分析：本证的病机主要是肝阳上亢，风阳上扰。虚阳亢于上，气血并走于头面，故见头胀痛；阳亢生风，故见眩晕；阳热有余，故见心烦易怒，夜寐不宁，口干口苦；舌红苔薄黄、脉沉弦有力均属肝阳上亢之征。本证以头胀痛，眩晕，舌红苔薄黄，脉沉弦有力为辩证要点。

治法：平肝潜阳。

方药：天麻钩藤饮加减。眩晕重者加生龙牡以加强重镇潜阳之力；若头痛朝轻暮重，或遇劳加剧，脉弦细，舌红苔薄少津，属肝肾阴虚，酌加生地、何首乌、女贞子、枸杞子、旱莲草滋养肝肾；失眠重者，加枣仁、柏子仁，配合琥珀粉冲服。

2. 痰浊头痛

证候：头痛昏蒙，胸脘痞闷，呕恶痰涎；苔白腻，脉沉弦或沉滑。

证候分析：本证的病机主要是痰浊中阻，上蒙清窍。痰为阴邪，易阻滞气机，并可随气升降，若痰浊内盛，既可阻滞清阳上升，又可占据阳位而上蒙清窍，故可引起头痛昏蒙；痰湿中阻脾胃，脾失健运，升降失和，故见胸脘痞闷，呕恶痰涎；苔白腻、脉滑均为痰浊内盛之征。本证以头痛昏蒙，胸脘痞闷，呕恶，苔白腻为辩证要点。

治法：健脾化痰，降逆止痛。

方药：半夏白术天麻汤加减。若痰郁化热显著，症见舌苔黄腻、口干苦，加竹茹、枳实、黄芩清热燥湿化痰；胸脘痞闷重，加厚朴、枳壳、瓜蒌；呕恶痰涎，加生姜、砂仁、藿梗。

3. 瘀血头痛

证候：头痛如刺，固定不移，经久不愈，或头部有外伤史；舌紫或有瘀斑、瘀点，苔薄白，脉沉细或细涩。

证候分析：本证的病机主要是瘀血阻窍，络脉不通，不通则痛。瘀血为有形之邪，阻滞经络较甚，故见头痛固定，痛如锥刺；瘀血化解较难，故多病势缠绵，经久不愈；舌紫脉涩均为瘀血之征。本证以头痛如刺，固定不移，舌紫或有瘀斑、瘀点，苔薄白，脉沉细或细涩为辩证要点。

治法：活血化瘀通窍。

方药：通窍活血汤加减。头痛日久酌加全蝎、蜈蚣等虫类药搜逐风邪、活络止痛；病久多伴气血两虚，可加四君子汤健脾益气，另加当归养血活血，以助活络化瘀之力；若因受风寒而头痛加重，可加细辛、桂枝，待痛缓再予调理。

4. 血虚头痛

证候：头痛而晕，心悸不宁，失眠多梦，面色萎黄；舌淡苔薄白，脉沉细而弱。

证候分析：本证的病机主要是营血不足，脑络失养。“血主濡之”，血对各脏腑组织具有营养作用，血虚头目失养则头痛而晕；心失所养则心悸失眠多梦；肌肤失养则面色萎黄；舌淡苔薄白、脉沉细而弱也是血虚之征。本证以头痛眩晕，心悸失眠多梦，舌淡苔薄白，脉沉细而弱为辩证要点。

治法：养血疏风止痛。

方药：加味四物汤加减。方以四物汤加菊花、蔓荆子组成，具有养血疏风之功，临证可酌加阿胶、龟板胶、鸡子黄等血肉有情之品；若心悸失眠，加龙眼肉、枣仁、远志、茯神；兼气虚者，加党参、黄芪，或以八珍汤加减；本证常有食少纳呆等脾虚见症，可酌加山楂、麦芽、神曲等助运化，以促气血化生。

5. 气虚头痛

证候：头痛绵绵，遇劳则重，神疲乏力，面色皖白，自汗，气短，畏风，食欲不振；舌淡苔薄，脉细无力。

证候分析：本证病机主要是气虚清阳不升，清空失养。头为诸阳之会，清阳不升，头目失养，故头痛绵绵，面色皖白；劳则气耗，故遇劳则重；气虚运化无力，故食欲不振；气虚鼓动无力，故神疲乏力，气短；气虚卫外不固，故自汗，畏风；舌淡苔薄、脉细无力亦气虚之象。本证以头痛绵绵，遇劳加重，神疲乏力，舌淡苔薄，脉细无力为辩证要点。

治法：益气升清。

方药：顺气和中汤加减。以补中益气汤加细辛、蔓荆子、川芎组成，有益气升清止痛之功，为气虚头痛的有效方剂。自汗、气短、畏风者加五味子、煅牡蛎，或配合玉屏风散常服；若心悸失眠，属气血两虚，可加龙眼肉、枣仁、茯神，待痛减以归脾丸善后。

6. 肾虚头痛

证候：头空痛，眩晕，耳鸣少寐，腰痛酸软，遗精，带下，神疲乏力；舌红少苔，脉沉细无力。

证候分析：本证的病机主要是肾精亏虚，髓海不足，脑失所养。脑为髓海，肾主骨生髓，肾虚髓海空虚，故头空痛，眩晕；肾虚腰府失养，故腰痛酸软，耳鸣少寐；肾气亏虚，精关、带脉不固，故遗精、带下；舌红少苔、脉沉细无力均为肾虚之象。本证以头空痛，眩晕，耳鸣少寐，舌红少苔，脉沉细无力为辩证要点。

治法：补肾养阴。

方药：大补元煎加减。眩晕重者加菊花、枸杞子、钩藤；遗精或带下者加芡实、煅牡蛎、益智仁；耳鸣重者加磁石、生龙骨、珍珠母；待病情好转，可常服杞菊地黄丸或六味地黄丸补肾阴、潜肝阳以巩固疗效。

若肾虚头痛属肾阳不足者，多伴畏寒肢冷，小便清长，舌淡胖，脉沉细，可用右归丸加减以温补肾阳、填精补髓。若兼见外感寒邪者，可予麻黄附子细辛汤。

上述各证的治疗应根据头痛部位而选用不同的引经药，如太阳头痛选羌活、防风；少阳头痛选用川芎、柴胡；阳明头痛选白芷、葛根；太阴头痛选用苍术；少阴头痛选用细辛；厥阴头痛选用吴茱萸、藁本等。

此外，临床可见头痛如雷鸣，头面起核或憎寒壮热，名日“雷头风”，多为湿热夹痰所致，宜用清震汤加味以清宣升散、除湿化痰。

另外还有偏头风，其病暴发，痛势甚剧，或左或右，或连及眼、齿，痛止如常人，又称偏头痛，此多为肝经风火所致，治宜平肝熄风为主，可予天麻钩藤饮或羚角钩藤汤。

五、其他疗法

（1）风热头痛用银翘解毒片（丸）、羚翘解毒片、桑菊感冒冲剂、维 C 银翘片等。

（2）风湿头痛用藿香正气丸（水、液、软胶囊）等。

（3）气虚头痛用补中益气丸等。

（4）肾虚头痛用六味地黄丸、肾气丸、左归丸、右归丸等。

（5）血虚头痛用归脾丸等。

六、预防与调护

（1）头痛在急性发作期应适当休息，保证睡眠，不宜食用炸烤辛辣等厚味生热助火食物，同时限制烟酒。

（2）若患者精神紧张，情绪不稳，宜疏导劝慰以稳定情绪。
（3）在头痛缓解后应注意情志、饮食及寒温等的调护，以防复发。
（4）可根据中医辩证运用食疗、气功等辅助治疗。

第二节　眩　晕

眩晕是以目眩与头晕为主要表现的病症。目眩即眼花或跟前发黑，视物模糊；头晕即感觉自身或外界景物摇晃、旋转，站立不稳。两者常同时并见，故统称为“眩晕”。

一、历史沿革

眩晕最早见于《内经》，称为“眩冒”、“眩”。《内经》对本病病因病机的论述主要包括：外邪致病，如《灵枢·大惑论》说：“故邪中于项，因逢其身之虚……入于脑则脑转。脑转则引目系急，目系急则目眩以转矣。”因虚致病，如《灵枢·海论》说：“髓海不足，则脑转耳鸣，胫酸眩冒。”《灵枢·卫气》说“上虚则眩”。与肝有关，如《素问·至真要大论篇》云：“诸风掉眩，皆属于肝。”与运气有关，如《素问·六元正纪大论篇》云：“木郁之发……甚则耳鸣眩转。”

汉代张仲景对眩晕一病未有专论，仅有“眩”、“目眩”、“头眩”、“身为振振摇”、“振振欲擗地”等描述，散见于《伤寒论》和《金匮要略》中。其病因，或邪袭太阳，阳气郁而不得伸展；或邪郁少阳，上干空窍；或肠中有燥屎，浊气攻冲于上；或胃阳虚，清阳不升；或阳虚水泛，上犯清阳；或阴液已竭，阳亡于上；或痰饮停积胃中（心下），清阳不升等多个方面，并拟订出相应的治法方药。例如，小柴胡汤治少阳眩晕；刺大椎、肺俞、肝俞治太少并病之眩晕；大承气汤治阳明腑实之眩晕；真武汤治少阴阳虚水泛之眩晕；苓桂术甘汤、小半夏加茯苓汤、泽泻汤等治痰饮眩晕，等等，为后世论治眩晕奠定了基础。

隋、唐、宋代医家对眩晕的认识，基本上继承了《内经》的观点。如隋代巢元方《诸病源候论·风头眩候》说：“风头眩者，由血气虚，风邪入脑，而引目系故也……逢身之虚则为风邪所伤，入脑则脑转而目系急，目系急故成眩也。”唐代王焘《外台秘要》及宋代《圣济总录》亦从风邪立论。唐代孙思邈的《备急千金要方》则提出风、热、痰致眩的论点。在治疗方面，诸家方书在仲景方药的基础上，又有发展，如《外台秘要》载有治风头眩方9首，治头风旋方7首；《圣济总录》载有治风头眩方24首。

金元时期，对眩晕从概念、病因病机到治法方药等各个方面都有所发展。金代成无己在《伤寒明理论》中提出了眩晕的概念，还指出了眩晕与昏迷的鉴别：“伤寒头眩，何以明之？眊非毛而见其毛，眩非元（玄）而见其元（玄，黑色）。吒为眼花，眩为眼黑。眩也、运也、冒也，三者形俱相近。有谓之眩者，有谓之眩冒者；运为运转之运，世谓之头旋者是也矣；冒为蒙冒之冒，世谓之昏迷者是矣。”金代刘完素在《素问玄机原病式·五运主病》中给眩晕下的定义是：“掉，摇也；眩，昏乱旋运也。”并主张眩晕的病因病机应从“火”立论：“所谓风气甚而头目眩晕者，由风木旺，必是金衰，不能制木，而木复生火，风火皆属阳，多为兼化；阳主乎动，两动相搏，则为之旋转。”张子和则从“痰”立论，提出吐法为主的治疗方法，他在《儒门事亲》中说：“夫头风眩晕……在上为之停饮，可用独圣散吐之，吐讫后，服清下辛凉之药。凡眩晕多年不已，胸膈痰涎壅塞，气血颇实，吐之甚效。”李杲《兰室秘藏·头痛》所论恶心呕吐，不食，痰唾稠黏，眼黑头眩，目不能开，如在风云中，即是脾胃气虚、浊痰上逆之眩晕，主以半夏白术天麻汤。认为：“足太阴痰厥头痛，非半夏不能疗；眼黑头眩，风虚内作，非天麻不能除。”元代朱丹溪更力倡“无痰不作眩”之说，如《丹溪心法·头眩》说：“头眩，痰挟气虚并火，治痰为主，挟补气药及降火药。无痰则不作眩，痰因火动，又有湿痰者。”

明、清两代对眩晕的论述日臻完善。对眩晕病因病机的分析颇为详尽。如明代徐春甫的《古今医统大全·眩晕门》以虚实分论，提出虚有气虚、血虚、阳虚之分；实有风、寒、暑、湿之别。并着重指出“四气乘虚”、“七情郁而生痰动火”、“淫欲过度，肾家不能纳气归元”、“吐血或崩漏，肝家不能收摄营气”是眩晕发病之常见原因。刘宗厚《玉机微义》、李梴《医学入门》等书，对《内经》“上盛下虚”而致眩晕之论，作了进一步的阐述，认为“下虚者乃气血也，上盛者乃痰涎风火也”。张景岳则特别强调因虚致眩，认为："无虚不能作眩"、"眩晕一证，虚者居其八九，而兼火兼痰者，不过十中一二耳"（《景岳全书·眩晕》）。陈修园则在风、痰、虚之外，再加上火，从而把眩晕的病因病机概括为"风"、"火"、"痰"、"虚"四字。此外，明代虞抟提出"血瘀致眩"的论点，值得重视。虞氏在《医学正传·眩运》中说："外有因呕血而眩冒者，胸中有死血迷闭心窍而然。"对跌仆伤致眩晕已有所认识。

关于眩晕的治疗，此期许多著作，集前人经验之大成，颇为详尽。如《医学六要·头眩》即分湿痰、痰火、风痰、阴虚、阳虚、气虚、血虚、亡血、风热、风寒、死血等证候立方。《证治汇补》亦分湿痰、肝火、肾虚、血虚、脾虚、气郁、停饮、阴虚、阳虚。程国彭除总结了肝火、湿痰、气虚、肾水不足、命门火衰等眩晕的治疗大法外，并着重介绍了以重剂参、附、芪治疗虚证眩晕的经验。叶天士《临证指南医案·眩晕》华岫云按，认为眩晕乃"肝胆之风阳上冒"，其证有夹痰、夹火、中虚、下虚之别，治法亦有治胃、治肝之分。"火盛者先生用羚羊、山栀、连翘、天花粉、玄参、鲜生地、丹皮、桑叶以清泄上焦窍络之热，此先从胆治也；痰多者必理阳明，消痰如竹沥、姜汁、菖蒲、橘红、二陈汤之类；中虚则兼用人参，外台茯苓饮是也；下虚者必从肝治，补肾滋肝，育阴潜阳，镇摄之治是也"。

此外，元、明、清部分医家还认识到某些眩晕与头痛、头风、肝风、中风诸证之间有一定的内在联系，如朱丹溪云："眩晕乃中风之渐。"张景岳亦谓："头眩有大小之异，总头眩也……至于中年之外，多见眩仆卒倒等证，亦人所常有之事。但忽运忽止者，人皆谓之头晕眼花；卒倒而不醒者，人必谓之中风中痰。"华岫云在《临证指南医案·眩晕门》按语中更明确地指出："此证之原，本之肝风；当与肝风、中风、头风门合而参之。"这些论述也是值得注意的。

总之，继《内经》之后，经过历代医家的不断总结，使眩晕的证治内容更加丰富、充实。近代学者对前人的经验与理论进行了全面的整理，并在实践的基础上加以提高，在本病的辩证论治、理法方药等方面都有进一步的发展。

二、范　围

眩晕作为临床常见症状之一，可见于西医学的多种病症。如椎–基底动脉供血不足、颈椎病、梅尼埃病、高血压、低血压、阵发性心动过速、房室传导阻滞、贫血、前庭神经元炎、脑外伤后综合征等。临床以眩晕为主要表现的疾病，或某些疾病过程中出现眩晕症状者，均可参考本篇有关内容辩证论治。

三、病因病机

眩晕，以内伤为主，尤以肝阳上亢、气血虚损，以及痰浊中阻为常见。眩晕多系本虚标实，实为风、火、痰、瘀，虚则为气血阴阳之虚。其病变脏腑以肝、脾、肾为重点，三者之中，又以肝为主。

（一）肝阳上亢

肝为风木之脏，体阴而用阳，其性刚劲，主动主升，如《内经》所说："诸风掉眩，皆属于肝。"阳盛体质之人，阴阳平衡失其常度，阴亏于下，阳亢于上，则见眩晕；或忧郁、恼怒太过，肝失条达，肝气郁结，气郁化火，肝阴耗伤，风阳易动，上扰头目，发为眩晕；或肾阴素亏不能养肝，阴不维阳，肝阳上亢，肝风内动，发为眩晕。正如《临证指南医案·眩晕门》华岫云按："经云诸风掉眩，皆属于肝，头为六阳之首，耳目口鼻皆系清空之窍，所患眩晕者，非外来之邪，乃肝胆之风阳上冒耳。"

（二）肾精不足

脑为髓之海，髓海有余则轻劲多力，髓海不足则脑转耳鸣，胫酸眩晕。而肾为先天之本，主藏精生髓。若年老肾精亏虚；或因房事不节，阴精亏耗过甚；或先天不足；或劳役过度，伤骨损髓；或阴虚火旺，扰动精室，遗精频仍；或肾气亏虚，精关不固，滑泄无度，均使肾精不足而致眩晕。

（三）气血亏虚

脾胃为后天之本，气血生化之源，如忧思劳倦或饮食失节，损伤脾胃，或先天禀赋不足，或年老阳气虚衰，而致脾胃虚弱，不能运化水谷，生化气血；或久病不愈，耗伤气血；或失血之后，气随血耗。气虚则清阳不振，清气不升；血虚则肝失所养，虚风内动；皆能发生眩晕。如《景岳全书·眩晕》所说："原病之由有气虚者，乃清气不能上升，或汗多亡阳而致，当升阳补气；有血虚者，乃因亡血过多，阳无所附而然，当益阴补血，此皆不足之证也。”

（四）痰浊中阻

饮食不节、肥甘厚味太过损伤脾胃，或忧思、劳倦伤脾，以致脾阳不振，健运失职，水湿内停，积聚成痰；或肺气不足，宣降失司，水津不得通调输布，留聚而生痰；或肾虚不能化气行水，水泛而为痰；或肝气郁结，气郁湿滞而生痰。痰阻经络，清阳不升，清空之窍失其所养，则头目眩晕。若痰浊中阻更兼内生之风火作祟，则痰夹风火，眩晕更甚；若痰湿中阻，更兼内寒，则有眩晕昏仆之虑。

（五）瘀血内阻

跌仆坠损，头脑外伤，瘀血停留，阻滞经脉，而致气血不能荣于头目；或瘀停胸中，迷闭心窍，心神飘摇不定；或妇人产时感寒，恶露不下，血瘀气逆，并走于上，迫乱心神，干扰清空，皆可发为眩晕。如《医学正传·眩晕》说：“外有因坠损而眩晕者，胸中有死血迷闭心窍而然。”

总之，眩晕反复发作，病程较长，多为本虚标实，并常见虚实之间相互转化。如发病初期，病程较短时多表现为实证，即痰浊中阻、瘀血内阻，或阴阳失调之肝阳上亢，若日久不愈，可转化为气血亏虚、肾精不足之虚证；也有气血亏虚、肾精不足所致眩晕者，反复发作，气血津液运行不畅，痰浊、瘀血内生，而转化为虚实夹杂证。痰浊中阻者，由于痰郁化火，煽动肝阳，则可转化为肝阳上亢或风挟痰浊上扰；由于痰浊内蕴，阻遏气血运行，日久可致痰瘀互结。

四、诊断与鉴别诊断

（一）诊断

1. 发病特点

眩晕可见于任何年龄，但多见于40岁以上的中老年人。起病较急，常反复发作，或渐进加重。可以是某些病症的主要临床表现或起始症状。

2. 临床表现

本证以目眩、头晕为主要临床表现，患者眼花或眼前发黑，视外界景物旋转动摇不定，或自觉头身动摇，如坐舟车，同时或兼见恶心、呕吐、汗出、耳鸣、耳聋、怠懈、肢体震颤等症状。

（二）鉴别诊断

1. 厥证

厥证以突然昏倒，不省人事，或伴有四肢逆冷，一般常在短时内苏醒，醒后无偏瘫、失语、口舌歪斜等后遗症。眩晕发作严重者，有欲仆或晕旋仆倒的现象与厥证相似，但神志清醒。

2. 中风

中风以猝然昏仆，不省人事，伴有口舌歪斜，半身不遂，言语謇涩为主症，或不经昏仆而仅以㖞僻不遂为特征。而眩晕仅以头晕、目眩为主要症状，不伴有神昏和半身不遂等症。但有部分中风患者以眩晕为起始症状或主要症状，需密切观察病情变化，结合病史及其他症状与单纯的眩晕进行鉴别。

3. 痫病

痫病以突然仆倒，昏不知人，口吐涎沫，两目上视，四肢抽搐，或口中如作猪羊叫声，移时苏醒，醒后一如常人为特点。而眩晕无昏不知人，四肢抽搐等症状。痫病昏仆与眩晕之甚者似，且其发作前常有眩晕、乏力、胸闷等先兆，痫病发作日久之人，常有神疲乏力，眩晕时作等症状出现，故亦应与眩晕进行鉴别。

五、辩　证

（一）辩证要点

1. 辨虚实

眩晕辨虚实，首先要注意舌象和脉象，再结合病史和伴随症状。如气血虚者多见舌质淡嫩，脉细弱；肾精不足偏阴虚者，多见舌嫩红少苔，脉弦细数；偏阳虚者，多见舌质胖嫩淡暗，脉沉细、尺弱；痰湿重者，多见舌苔厚滑或浊腻，脉滑；内有瘀血者，可见舌质紫暗或舌有瘀斑瘀点，唇暗，脉涩。起病突然，病程短者多属实证；反复发作，缠绵不愈，或劳则诱发者多属虚证，或虚实夹杂证。

2. 辨标本缓急

眩晕多属本虚标实之证，肝肾阴亏，气血不足，为病之本；痰、瘀、风、火为病之标。痰、瘀、风、火，其临床特征不同。如风性主动，火性上炎，痰性黏滞，瘀性留著等等，都需加以辨识。其中尤以肝风、肝火为病最急，风升火动，两阳相搏，上干清空，症见眩晕，面赤，烦躁，口苦，脉弦数有力，舌红，苔黄等，亟应注意，以免缓不济急，酿成严重后果。

（二）证候

1. 肝阳上亢

症状：眩晕，耳鸣，头胀痛，易怒，失眠多梦，脉弦。或兼面红，目赤，口苦，便秘尿赤，舌红苔黄，脉弦数或兼腰膝酸软，健忘，遗精，舌红少苔，脉弦细数；或眩晕欲仆，泛泛欲呕，头痛如掣，肢麻震颤，语言不利，步履不正。

病机分析：肝阳上亢，上冒巅顶，故眩晕、耳鸣、头痛且胀，脉见弦象；肝阳升发太过，故易怒；阳扰心神，故失眠多梦；若肝火偏盛、循经上炎，则兼见面红，目赤，口苦，脉弦且数；火热灼津，故便秘尿赤，舌红苔黄；若属肝肾阴亏，水不涵木，肝阳上亢者，则兼见腰膝酸软，健忘遗精，舌红少苔，脉弦细数。若肝阳亢极化风，则可出现眩晕欲仆，泛泛欲呕，头痛如掣，肢麻震颤，语言不利，步履不正等风动之象。此乃中风之先兆，宜加防范。

2. 气血亏虚

症状：眩晕，动则加剧，劳累即发，神疲懒言，气短声低，面白少华，或萎黄，或面有垢色，心悸失眠，纳减体倦，舌色淡，质胖嫩，边有齿印，苔薄白，脉细或虚大；或兼食后腹胀，大便溏薄，或兼畏寒肢冷，唇甲淡白；或兼诸失血证。

病机分析：气血不足，脑失所养，故头晕目眩，活动劳累后眩晕加剧，或劳累即发；气血不足，故神疲懒言，面白少华或萎黄；脾肺气虚，故气短声低；营血不足，心神失养，故心悸失眠；气虚脾失健运，故纳减体倦。舌色淡，质胖嫩，边有齿印，苔薄白，脉细或虚大，均是气虚血少之象。若偏于脾虚气陷，则兼见食后腹胀，大便稀溏。若脾阳虚衰，气血生化不足，则兼见畏寒肢冷，唇甲淡白。

3. 肾精不足

症状：眩晕，精神萎靡，腰膝酸软；或遗精，滑泄，耳鸣，发落，齿摇，舌瘦嫩或嫩红，少苔或无苔，脉弦细或弱或细数。或兼见头痛颧红，咽干，形瘦，五心烦热，舌嫩红，苔少或光剥，脉细数；或兼见面色㿠白或黧黑，形寒肢冷，舌淡嫩，苔白或根部有浊苔，脉弱尺甚。

病机分析：肾精不足，无以生髓，脑髓失充，故眩晕，精神萎靡；肾主骨，腰为肾之府，齿为骨之余，精虚骨骼失养，故腰膝酸软，牙齿动摇；肾虚封藏固摄失职，故遗精滑泄；肾开窍于耳，肾精虚少，故时时耳鸣；肾其华在发，肾精亏虚故发易脱落。肾精不足，阴不维阳，虚热内生，故颧红，咽干，形瘦，五心烦热，舌嫩红、苔少或光剥，脉细数。精虚无以化气，肾气不足，日久真阳亦衰，故面色㿠白或黧黑，形寒肢冷，舌淡嫩，苔白或根部有浊苔，脉弱尺甚。

4. 痰浊内蕴

症状：眩晕，倦怠或头重如蒙，胸闷或时吐痰涎，少食多寐，舌胖，苔浊腻或白厚而润，脉滑或弦滑，或兼结代。或兼见心下逆满，心悸怔忡，或兼头目胀痛，心烦而悸，口苦尿赤，舌苔黄腻，脉弦滑而数，或兼头痛耳鸣，面赤易怒，胁痛，脉弦滑。

病机分析：痰浊中阻，上蒙清窍，故眩晕；痰为湿聚，湿性重浊，阻遏清阳，故倦怠，头重如蒙；痰浊中阻，气机不利，故胸闷；胃气上逆，故时吐痰涎；脾阳为痰浊阻遏而不振，故少食多寐；舌胖、苔浊腻或白厚而润，脉滑、或弦滑、或兼结代，均为痰浊内蕴之征。若为阳虚不化水，寒饮内停，上逆凌心，则兼见心下逆满，心悸怔忡。若痰浊久郁化火，痰火上扰则头目胀痛，口苦；痰火扰心，故心烦而悸；痰火劫津，故尿赤；苔黄腻，脉弦滑而数，均为痰火内蕴之象。若痰浊夹肝阳上扰，则兼头痛耳鸣，面赤易怒，胁痛，脉弦滑。

5. 瘀血阻络

症状：眩晕，头痛，或兼见健忘，失眠，心悸，精神不振，面或唇色紫暗。舌有紫斑或瘀点，脉弦涩或细涩。

病机分析：瘀血阻络，气血不得正常流布，脑失所养，故眩晕时作；头痛，面唇紫暗，舌有紫斑瘀点，脉弦涩或细涩均为瘀血内阻之征。瘀血不去，新血不生，心神失养，故可兼见健忘、失眠、心悸、精神不振。

六、治　疗

（一）治疗原则

1. 标本兼顾

眩晕多属本虚标实之证，一般在眩晕发作时以治标为主，眩晕减轻或缓解后，常须标本兼顾，如日久不愈，则当针对本虚辨治。

2. 治病求本

眩晕的治疗应注意治疗原发病，如因跌仆外伤，鼻衄，妇女血崩、漏下等失血而致的眩晕，应重点治疗失血；脾胃不健，中气虚弱者，应重在治疗脾胃。一般原发病得愈，眩晕亦随之而愈。辩证论治中应注意审证求因，治病求本。

（二）治法方药

1. 肝阳上亢

治法：平肝潜阳，清火息风。

方药：天麻钩藤饮加减。本方以天麻、钩藤平肝风治风晕为主药，配以石决明潜阳，牛膝、益母草下行，使偏亢之阳气复为平衡；加黄芩、栀子以清肝火；再加杜仲、桑寄生养肝肾；夜交藤、茯神以养心神、固根本。

若肝火偏盛，可加龙胆草、丹皮以清肝泄热；或改用龙胆泻肝汤加石决明、钩藤等以清泻肝火。若兼腑热便秘者，可加大黄、芒硝以通腑泄热。

若肝阳亢极化风，宜加羚羊角（或羚羊角骨）、牡蛎、代赭石之属以镇肝息风，或用羚羊角汤加减（羚羊角、钩藤、石决明、龟甲、夏枯草、生地、黄芩、牛膝、白芍、丹皮）以防中风变证的出现。

若肝阳亢而偏阴虚者，加滋养肝肾之药，如牡蛎、龟甲、鳖甲、何首乌、生地、淡菜之属。若肝肾阴亏严重者，应参考肾精不足证结合上述化裁治之。

2. 气血亏虚

治法：补益气血，健运脾胃。

方药：八珍汤、十全大补汤、人参养营汤等加减。

若偏于脾虚气陷者，用补中益气汤；若为脾阳虚衰，可用理中汤加何首乌、当归、川芎、肉桂等以温运中阳。

若以心悸、失眠、健忘为主要表现者，则以归脾汤为首选。血虚甚者，用当归补血汤，本方以黄芪五倍于当归，在补气的基础上补血，亦可加入枸杞子、山药之属，兼顾脾肾。

若眩晕由失血引起者，应针对失血原因而治之。如属气不摄血者，可用四君子汤加黄芪、阿胶、白及、三七之属；若暴失血而突然晕倒者，可急用针灸法促其复苏，内服方可用六味回阳饮，重用人参，以取益气回阳固脱之意。

3. 肾精不足

治法：补益肾精，充养脑髓。

方药：河车大造丸加减。本方以党参、茯苓、熟地、天门冬、麦门冬大补气血而益真元，紫河车、龟甲、杜仲、牛膝以补肾益精血；黄柏以清妄动之相火。可选加菟丝子、山茱萸、鹿角胶、女贞子、莲子等以增强填精补髓之力。

若眩晕较甚者，可选加龙骨、牡蛎、鳖甲、磁石、珍珠母之类以潜浮阳。若遗精频频者，可选加莲须、芡实、桑螵蛸、沙苑子、覆盆子等以固肾涩精。

偏于阴虚者，宜补肾滋阴清热，可用左归丸加知母、黄柏、丹参。方中熟地、山茱萸、菟丝子、牛膝、龟甲补益肾阴；鹿角胶填精补髓；加丹参、知母、黄柏以清内生之虚热。

偏于阳虚者，宜补肾助阳，可用右归丸。方中熟地、山茱萸、菟丝子、杜仲为补肾主药；山药、枸杞子、当归补肝脾以助肾；附子、肉桂、鹿角胶益火助阳。可酌加巴戟天、淫羊藿、仙茅、肉苁蓉等以增强温补肾阳之力。

在症状改善后，可辩证选用六味地黄丸或金匮肾气丸，较长时间服用，以固其根本。

4. 痰浊内蕴

治法：燥湿祛痰，健脾和胃。

方药：半夏白术天麻汤加减。方中半夏燥湿化痰，白术健脾去湿，天麻息风止头眩为主药；茯苓、甘草、生姜、大枣俱是健脾和胃之药，再加橘红以理气化痰，使脾胃健运，痰湿不留，眩晕乃止。

若眩晕较甚，呕吐频作者，可加代赭石、旋覆花、胆南星之类以除痰降逆，或改用旋覆代赭汤；若舌苔厚腻水湿盛重者，可合五苓散；若脘闷不食，加白蔻仁、砂仁化湿醒胃；若兼耳鸣重听，加青葱、石菖蒲通阳开窍；若脾虚生痰者可用六君子汤加黄芪、竹茹、胆南星、白芥子之属；若为寒饮内停者，可用苓桂术甘汤加干姜、附子、白芥子之属以温阳化寒饮，或用黑锡丹。

若为痰郁化火，宜用温胆汤加黄连、黄芩、天竺黄等以化痰泄热或合滚痰丸以降火逐痰。

若动怒郁勃，痰、火、风交炽者，用二陈汤下当归龙荟丸，并可随症酌加天麻、钩藤、石决明等息风之药。

若兼肝阳上扰者，可参用上述肝阳上亢之法治之。

5. 瘀血阻络

治法：祛瘀生新，活血通络。

方药：血府逐瘀汤加减。方中当归、生地、桃仁、红花、赤芍、川芎等为活血消瘀主药；枳壳、柴胡、桔梗、牛膝以行气通络，疏理气机。若兼气虚，身倦乏力，少气自汗，宜加黄芪，且应重用（30 ~ 60 g 以上），以补气行血。

若兼寒凝，畏寒肢冷，可加附子、桂枝以温经活血。

若兼骨蒸劳热，肌肤甲错，可加丹皮、黄柏、知母，重用生地，去柴胡、枳壳、桔梗，以清热养阴，祛瘀生新。

若为产后血瘀血晕，可用清魂散，加当归、延胡索、血竭、没药、童便，本方以人参、甘草益气活血；泽兰、川芎活血祛瘀；荆芥理血祛风，合当归、延胡索、血竭、没药、童便等活血去瘀药，全方具有益气活血，祛瘀止晕的作用。

（三）其他治法

1. 单方验方

（1）五月艾生用 45 g，黑豆 30 g，煲鸡蛋服食；或川芎 10 g，鸡蛋 1 只，煲水服食；或桑葚子 15 g，黑豆 12 g 水煎服。治血虚眩晕。

（2）羊头 1 个（包括羊脑），黄芪 15 g，水煮服食，或胡桃肉 3 个，鲜荷蒂 1 枚捣烂，水煎服；或桑寄生 120 g 水煎服。治肾精不足眩晕。

（3）生地 30 g，钩藤 30 g，益母草 60 g，小蓟 30 g，白茅根 30 g，夏枯草 60 g，山楂 30 g，红花 9 g，地龙 30 g，决明子 30 g，浓煎成 160 mL，每次服 40 mL，每日服 2 次。治瘀血眩晕。

（4）生明矾、绿豆粉各等分研末，用饭和丸如梧桐子大，每日早晚各服 5 丸，常服；或明矾 7 粒（如米粒大），晨起空腹开水送下。治痰饮眩晕。

（5）假辣椒根（罗芙木根）30 ~ 90 g，或生芭蕉根 60 ~ 120 g，或臭梧桐叶 30 g，或棕树嫩叶 15 g，或向日葵叶 30 g（鲜 60 g），或地骨皮 30 g，或丹皮 45 g，或芥菜花 30 ~ 60 g，或杉树枝 30 g，或鲜车前草 90 g，或鲜小蓟根 30 g，或鲜马兜铃 30 g，任选一种，水煎服，每日 1 剂。治肝阳眩晕。

（6）芹菜根 10 株，红枣 10 枚，水煎服，每日 1 剂，连服 2 星期；或新鲜柳树叶每日 250 g，浓煎成 100 mL，分 2 次服，6 日为一个疗程；紫金龙粉每次服 1 g，开水冲服；或草决明 30 g，海带 50 g，水煎服；或野菊花 15 g，钩藤 6 g，益母草 15 g，桑枝 15 g，苍耳草 15 g，水煎服；或猪笼草 60 g，糯稻根

15 g，土牛膝 15 g，钩藤 15 g，水煎服；或茺蔚子 30 g，玉兰花 12 g，榕树寄生 15 g，山楂子、叶各 15 g，水煎服；或夏枯草、万年青根各 15 g，水煎服；或小蓟草 30 g，车前草 30 g，豨莶草 15 g，水煎服；或香瓜藤、黄瓜藤、西瓜藤各 15 g，水煎服；或桑寄生、苦丁茶、钩藤、荷叶、菊花各 6 g，开水泡代茶。上述均每日 1 剂，治肝阳眩晕。

2. 针灸

艾灸百会穴，可治各种虚证眩晕急性发作；针刺太冲穴，泻法，可治肝阳眩晕急性发作。

气血亏虚眩晕，可选脾俞、肾俞、关元、足三里等穴，取补法或灸之；肝阳上亢者，可选风池、行间、侠溪等穴，取泻法；兼肝肾阴亏者，加刺肝俞、肾俞用补法，痰浊中阻者，可选内关、丰隆、解溪等穴，用泻法。

七、转归及预后

眩晕的转归，既包括病症虚实之间的变化，又涉及变证的出现。眩晕反复发作，日久不愈，常出现虚实转化。如气血亏虚者，日久可致气血津液运行不畅，痰瘀内生，而成虚实夹杂证；肝阳上亢者，木克脾土，脾失健运，痰湿内生，而转化为痰浊中阻证。

眩晕的预后，一般来说，与病情轻重和病程长短有关。若病情较轻，治疗护理得当，则预后多属良好。反之，若病久不愈，发作频繁，发作时间长，症状重笃，则难于获得根治。尤其是肝阳上亢者，阳愈亢而阴愈亏，阴亏则更不能涵木潜阳，阳化风动，血随气逆，夹痰夹火，横窜经隧，蒙蔽清窍，即成中风危证，预后不良。如突发眩晕，伴有呕吐或视一为二、站立不稳者，当及时治疗，防止中风的发生。少数内伤眩晕患者，还可因肝血、肾精耗竭，耳目失其荣养，而发为耳聋或失明之病症。

八、预防与护理

增强人体正气，避免和消除能导致眩晕发病的各种内、外致病因素。例如，坚持适当的体育锻炼，其中太极拳、八段锦及其他医疗气功等对预防和治疗眩晕均有良好的作用；保持心情舒畅、乐观，防止七情内伤；注意劳逸结合，避免体力和脑力的过度劳累；节制房事，切忌纵欲过度；饮食尽可能定时定量，忌暴饮暴食及过食肥甘厚味，或过咸伤肾之品；尽可能戒除烟酒。这些都是预防眩晕发病及发作的重要措施。注意产后的护理与卫生，对防止产后血晕的发生有重要意义。避免突然、剧烈的主动或被动的头部运动，可减少某些眩晕证的发生。

眩晕发病后要及时治疗，注意适当休息，症状严重者一定要卧床休息及有人陪伴或住院治疗，以免发生意外，并应特别注意生活及饮食上的调理。这些措施对患者早日康复是极为必要的。

第三节　面　瘫

面瘫是以口、眼向一侧歪斜为主要临床表现的一种病证，又称为“口眼歪斜”。本病发病突然，以一侧面部受累为多。

《内经》中有关本病较翔实的记载。《灵枢·经筋》说：“足阳明之筋……其病……卒口僻，急者目不合，热则筋纵，目不开。颊筋有寒，则急引颊移口；有热则筋弛纵缓，不胜收，故僻。”记述了本病的病因病机。同时，还提出了外敷、牵引、膏熨、食疗和燔针等综合治疗方法。如《灵枢·经筋》：“卒口僻……治在燔针劫刺，以知为数，以痛为腧。”

关于本病的针灸治疗方法，历代医籍记录颇丰，如《针灸甲乙经》：“口僻不正，翳风主之。”《铜人腧穴针灸图经》：“客主人，治偏风口歪斜。”《玉龙歌》：“口眼㖞斜最可嗟，地仓妙穴连颊车。”《针灸大成》：“中风口眼歪斜，听会、颊车、地仓。凡歪向左者，宜灸右，向右者，宜灸左，各歪陷中二七壮，艾炷如米粒大，频频灸之，取尽风气，口眼正为度。”

现代医学的周围性面神经麻痹，出现面瘫的临床表现时，可参考本节进行辩证论治。

一、病因病机

本病多由正气不足，脉络空虚，卫外不固，风邪乘虚中人面部经络，导致气血痹阻，面部经络失于濡养，以致肌肉纵缓不收而发。

（一）风邪阻络

风邪乘虚人中面部经络，致气血痹阻，经筋功能失调，筋肉失于约束发为面瘫。风邪入侵，又常有夹寒、夹热、夹痰之别。

（二）气血不足

病程日久，气血不足，经络不充，面部筋肉失用。

面瘫之病位在于面部经络。手、足阳经均上头面部，当病邪阻滞面部经络，尤其是手太阳和足阳明经筋功能失调，可导致面瘫的发生。本病多由劳作过度，机体正气不足，卫外不固，络脉空虚，风寒风热之邪，乘虚侵袭面部经络，以致气血痹阻，经筋功能失调，肌肉纵缓不收而成。

面瘫包括眼部和口颊部筋肉症状，由于足太阳经筋为“目上冈”，足阳明经筋为“目下冈”，故眼睑不能闭合责之于足太阳和足阳明经筋功能失调；口颊部主要为手太阳和手、足阳明经筋所主，因此，口歪主要系该三条经筋功能失调所致。

二、诊断要点

（一）症状

以口眼歪斜为主要特点。面瘫起病突然，常在睡眠醒来时发现面部肌肉板滞、麻木、瘫痪，不能做蹙额、皱眉鼓腮等动作，口角歪向健侧，漱口漏水，进餐时食物常常停滞在病侧齿颊之间，病侧额纹、鼻唇沟消失，眼睑闭合不全，迎风流泪。

少数病人初起有耳后、耳下及面部疼痛。部分患者还可出现患侧舌前2/3味觉减退或消失，听觉过敏等症。

（二）检查

面部肌电图检查多表现为单相波或无动作电位，多相波减少，甚至出现正锐波和纤颤波。病理学检查示面神经麻痹的早期病变为面神经水肿和脱髓鞘。

三、鉴别诊断

中枢性面瘫：中枢性是上运动神经元受损，病变在对侧面下部，无味觉障碍。

四、辩　证

面瘫是由风邪入中面部，经络阻滞所致。关键在于辨别是否兼夹有寒、热或痰之邪。

（一）风寒阻络

证候：突发口眼歪斜，伴见恶寒或发热，流清涕，苔薄白，脉浮，多有面部受凉史。

分析：风邪侵袭经络，风邪善行数变，故起病突然，寒为阴邪。其气凝闭，正邪相争，故恶寒发热，流清涕；苔薄白，脉浮为风寒袭表之象。

（二）风热阻络

证候：突发口眼歪斜，恶风发热，头疼口咽燥，目干涩伴有耳后作痛，舌尖红，苔薄黄，脉数。

分析：风热外袭，首先犯肺，正邪相搏，故发热；风热为阳邪，热蒸肌表故恶风，风热上扰则头胀痛，口干；舌尖红、苔薄黄，脉数为风热为患之象。

（三）风痰阻络

证候：口眼歪斜，面部麻木作胀，头部沉重，身困乏力，胸脘满闷，苔白腻，脉弦滑。

分析：风痰相结为病易流窜经髓，经络受阻则见面部麻木作胀；痰浊中阻则头部沉重，身困乏力，胸脘满闷。

（四）气血不足

证候：面瘫日久，面肌僵硬，时有抽搐，舌质淡，脉细弱。

分析：气血不足，不能濡养经络，则见抽搐，面肌僵硬；舌淡，脉细弱均为气血不足之象。

五、治　疗

治疗当分虚实。虚证治以益气养血通络；实证治以清热祛风疏经；虚实夹杂者，当以兼顾。

（一）中药治疗

1. 风寒阻络

治法：祛风蔽寒，疏经活络。

处方：牵正散。

方中白附子祛风化痰通络；僵蚕、全蝎熄风化痰镇痉。本方用散剂吞服较用汤剂为佳。若口、眼瞤动者加天麻、钩藤、石决明平肝熄风。

2. 风热阻络

治法：清热散风，疏经活络。

处方：二陈汤加味。

方中半夏、橘红燥湿化痰，理气行滞；茯苓健脾渗湿化痰。热盛者加胆星、瓜蒌以清热化痰。

3. 风痰阻络

治法：祛风化痰，疏通经络。

处方：牵正散加减。

方中白附子散头面之风，化痰通络；全蝎、僵蚕祛风止痰。

4. 气血不足

治法：益气养血通络

处方：补阳还五汤。

方中重用生黄芪补益元气，气旺血行，瘀去络通；当归、赤芍、川芎、桃仁、红花活血祛瘀；地龙用为佐药以行药力。

（二）针灸治疗

1. 基本处方

合谷、太冲、阳白、四白、颊车、地仓。

阳白、四白、颊车、地仓为局部取穴；合谷、太冲为循经远端选穴，舒筋活络。

2. 加减运用

（1）风寒风热阻络证：加风池、大椎、外关以祛邪通络。诸穴针用泻法。

（2）风痰阻络证：加丰隆、风池以祛风化痰通络。诸穴针用平补平泻法。

（3）气血不足证：加脾俞、胃俞、足三里、三阴交以补气养血。诸穴针用补法。

（4）抬眉困难：加眉冲、头临泣、头维。诸穴针用平补平泻法。

（5）鼻唇沟变浅：加迎香透睛明。诸穴针用平补平泻法。

（6）人中沟歪斜：加水沟或口禾髎。诸穴针用平补平泻法。

（7）颏唇沟歪斜：加承浆或夹承浆。诸穴针用平补平泻法。

3. 其他

（1）皮肤针疗法：叩刺阳白、颧髎、地仓、颊车，以局部潮红为度。适用于恢复期。

（2）刺络拔罐法：用三棱针点刺阳白、颧髎、地仓、颊车，尔后拔罐，每周两次，适用于恢复期见面肌板滞，局部有瘀滞者。

（3）穴位贴敷法：选太阳、阳白、颧髎、地仓、颊车。

将马钱子锉成粉末约 1 ~ 2 分，撒于胶布上，然后贴于穴位处，5 ~ 7 日换药一次；或用蓖麻仁捣烂加麝香少许，取绿豆粒大一团，贴敷穴位上，每隔 3 ~ 5 日更换 1 次；或用白附子研细末，加冰片少许做面饼，贴敷穴位，每日 1 次。适用于面瘫后遗症。

六、转归预后

针灸治疗面瘫具有良好疗效，是目前治疗本病安全有效的首选方法。治疗期间面部应避免风寒，必要时应戴口罩、眼罩；因眼睑闭合不全，灰尘容易侵入，每日点眼药水 2 ~ 3 次，以预防感染。周围性面瘫的预后与面神经的损伤程度密切相关，一般而言，由无菌性炎症导致的面瘫预后较好，而由病毒导致的面瘫（如亨特式面瘫）预后较差。

第四节　鼓　胀

鼓胀系因情志失调，饮食不节等原因致肝、脾、肾三脏受损，气、血、水停积腹内，引起腹胀大如鼓，皮色苍黄，脉络暴露为主要症状的一种病证。古代医籍中称之为单腹胀、蛊胀、蜘蛛蛊等。

鼓胀为临床常见多发的病证，许多肝系疾病如胁痛、黄疸、积聚、肝癌失治，终至形成鼓胀，因此鼓胀是临床重症，古代医家把它列为。“风、痨、鼓、膈”四大顽症之一。

鼓胀之名，首见于《内经》，在《灵枢・水胀篇》、《素问・腹中论》对鼓胀的症状、治法、方药均做了概括性论述。金元时期对鼓胀的治疗，有主攻、主补之争，主攻派以张从正为代表，他提倡用舟车丸、禹功丸等攻下药治之；主补派以朱震亨为代表，主张养正补虚治之。通过学术争鸣，促使了鼓胀研究的发展。明清时期，《医门法律》确立了鼓胀为气、血、水内停的病理观。《医宗金鉴》提出了攻补兼施的治则。

现代医学所指的肝硬化、腹腔内肿瘤、结核性腹膜炎等形成的腹水，均可参照本节辨治。

一、病　因

鼓胀的病因有酒食不节，情志刺激，虫毒感染，病后续发四个方面。

（一）酒食不节

嗜酒过度，或恣食肥甘厚腻，湿热蕴聚中焦，清浊相混，气机壅塞，肝失疏泄，气血郁滞；肝郁克脾，脾虚及肾，开合不利，致气、血、水内停而形成鼓胀。

（二）情志所伤

忧思恼怒致肝气郁结，气滞日久而生瘀血。肝郁克脾，脾运失职，水湿内停，气血水湿蕴结，日久不化形成鼓胀。

（三）虫毒感染

血吸虫流行区域，捕鱼、游泳感染血吸虫，阻塞经隧，脉道不通，内伤肝脾，气滞血瘀，清浊相混，水液停积而成鼓胀。

（四）黄疸、积聚日久

黄疸迁延，湿邪蕴阻，肝脾受损，气滞血瘀；积聚气血瘀滞日久，脉络壅塞，脾肾两伤，水湿内停，从而发为鼓胀。

二、病　机

（一）基本病机

鼓胀的病机重点为肝、脾、肾三脏受损，气滞、血瘀、水饮互结腹内。

（二）病位

本病病位主在肝、脾、肾三脏，由肝脾累及于肾。肝主藏血，主疏泄，肝病则气血瘀滞，癥积内生，进而横逆乘脾；脾主运化，脾病则水湿内聚，进而土壅木郁，以致肝脾俱病。病延日久，累及于肾，肾关开合不利，水湿不化，终至气、血、水停积。

（三）病理性质

本病总属本虚标实，初起多实，后期多属本虚标实，或以本虚为主。

（四）病机转化

鼓胀脾肾阳虚，湿浊内生，上蒙清窍，导致神志昏迷；或正气衰败，气阴枯竭，导致亡阴亡阳之脱证；或因阴虚郁热，蒸液生痰，痰热扰心，引动肝风，出现神昏谵语、痉厥等险恶证候。

三、诊　断

（一）临床表现

初起脘腹作胀，腹部膨大，食后尤甚，叩之呈鼓音或移动性浊音。继则腹部胀满高于胸部，重者腹壁青筋暴露，脐孔突出。

（二）病史

往往有胁痛、黄疸、积聚等病史。

（三）辅助检查

腹部B超、X线食管钡餐造影、CT检查和腹水检查，肝功能检查等有助于诊断。

四、鉴别诊断

水肿是指体内水液潴留，泛滥肌肤，引起局部或全身浮肿。严重的水肿病人可出现胸腔积液、腹水，因此，需与鼓胀作出鉴别诊断。

水肿病证病位多在肌肤，其基本病机为肺、脾、肾三脏失调，水液泛滥于肌肤。其临床表现：初起从眼睑开始，继则延及头面四肢以至全身，亦有从下肢开始水肿，后及全身，皮色不变。后期病势严重，可见腹胀满，不能平卧等症。

鼓胀病位在腹部，其病机为肝、脾、肾功能失调，气、血、水互结于腹内。其临床表现为腹部胀大，甚则腹大如鼓，初起腹部胀大但按之柔软，逐渐坚硬，以至脐心突起，四肢消瘦，皮色苍黄，晚期可出现四肢浮肿，甚则吐血、昏迷等危象。

五、辩证要点

（一）辨新久缓急

鼓胀虽然病程较长，但在缓慢发病当中又有缓急之分。若鼓胀在半月至1个月之间不断进展，为缓中之急，多为阳证、实证；若鼓胀迁延数月，则为缓中之缓，多属阴证、虚证。

（二）辨气、血、水

腹部膨隆，脐突皮光，叩之如鼓，以气滞为主；腹大状如蛙腹，按之如囊裹水，以水饮为主；腹胀大，内有癥积疼痛，外有赤丝血缕，则以血瘀为主。

六、治疗原则

因本病的病理性质为本虚标实，所以攻补兼施是鼓胀的治疗准则。早期以祛邪为主，补虚为辅，根据病邪的不同，分别采用理气祛湿、行气活血、健脾利水、清热利湿等法，必要时可暂用峻剂逐水，后期以补虚为主，祛邪为辅，宜温肾健脾，滋养肝肾。总之补虚不忘实，泄实不忘虚，切忌一味攻伐，导致正气不支，邪恋不去，出现危象。

七、分型论治

（一）气滞湿阻

症状：腹部胀大，按之不坚，胁下胀痛，饮食减少，食后胀甚，得嗳气或矢气后稍舒，小便短少，或下肢浮肿。

舌象：舌淡红，苔薄白腻。

脉象：脉弦。

证候分析：肝郁气滞，脾失健运，湿阻中焦，浊气充塞，故腹胀，饮食减少，食后胀甚；肝失条达，胁络不和，故胁下胀痛；嗳气、矢气后气机暂得舒畅，则胀势略减；气壅湿阻，水道不利，故小便短少，下肢浮肿；苔薄白腻、脉弦为肝郁湿阻之象。

治法：疏肝理气，健脾化湿。

方药：柴胡疏肝散合胃苓汤加减。

气滞偏重者以柴胡疏肝散为主方，湿阻偏重者胃苓汤为主方，气滞湿阻均重者，二方合用。

方中柴胡、枳壳、白芍药、香附、川芎疏肝解郁；茯苓、白术、猪苓、泽泻健脾利湿；桂枝辛温通阳，助气化而利水；苍术、厚朴、陈皮化湿理气，散满除胀；甘草调和诸药。

加减：气滞较甚，腹胀难忍者加木香、大腹皮疏调气机；气滞血瘀，胁下刺痛，面色青紫，舌暗，脉弦涩者，加延胡索、莪术、丹参理气活血；气郁化火，口干而苦，苔黄腻，脉弦数者加牡丹皮、栀子。

（二）寒湿困脾

症状：腹大胀满，按之如囊裹水，脘腹痞胀，得热稍舒，身体困重，怯寒懒动，或下肢浮肿，小便短少，大便溏薄。

舌象：舌淡苔白腻。

脉象：脉弦迟。

证候分析：脾阳不振，水湿停聚，故腹大胀满，按之如囊裹水；寒水相搏，中焦气机不利，故脘腹痞胀，得热稍舒；寒湿困脾，肾阳不足，气化失司，故小便短少，下肢浮肿，大便溏薄；怯寒神疲，苔白腻，脉弦迟本为湿胜阳微之象。

治法：温中健脾，化湿利水。

方药：实脾饮加减。

方中附子、干姜振奋脾阳，茯苓、白术健脾利水，厚朴、木香、草果、槟榔理气除湿，木瓜利湿而不伤阴，生姜、大枣、甘草调和药性。

加减：水湿较盛，腹大坚满者，加肉桂、猪苓、泽泻、车前子；大便稀溏者去槟榔、厚朴加薏苡仁、扁豆；脾阳虚衰，懒动乏力者，加黄芪、党参益气健脾。

（三）湿热蕴结

症状：腹大坚满，脘腹绷急，外坚内胀，烦热口渴，渴不饮水，小便赤涩，大便秘结或溏垢，面目肌肤发黄。

舌象：舌边尖红，苔黄腻，或灰黑而润。

脉象：脉弦数。

证候分析：湿热蕴结，水势壅盛，则腹大坚满，脘腹绷急，外坚内胀；湿热上蒸故烦热口渴，渴不欲饮；湿热壅阻，肝胆疏泄不利，胆汁外溢，故面目肌肤发黄；湿热阻滞气机，故小便赤涩，大便秘结或溏垢不爽；舌边尖红，苔黄腻或灰黑而润，脉弦数，本为湿热内阻之象。

治法：清热利湿，攻下逐水。

方药：中满分消丸合茵陈蒿汤、舟车丸。

中满分消丸中炒厚朴、炒枳实下气除胀；砂仁、陈皮、半夏、干姜和胃健脾，理气除胀；黄连、黄芩清热利湿；茯苓、猪苓、泽泻淡渗利湿；人参、白术健脾益气；姜黄活血化瘀，知母滋阴清热；甘草调和药性。诸药合用，热清水去气行，中满得除。茵陈蒿汤中茵陈清热利湿退黄；栀子清利三焦湿热；大黄泄降肠中瘀热。

舟车丸中甘遂、大戟、芫花攻逐水饮；大黄、黑丑荡涤泻下，使水从二便分消；青皮、陈皮、槟榔、木香理气行水，气行则水行；轻粉走而不守，逐水通便，但轻粉燥烈有毒，应严格掌握剂量，内服量为 1.0 ~ 0.3 g。舟车丸每服 3 ~ 6 g，视病情与服药后反应掌握用量。

加减：若热迫血溢，病势突变，骤然大量吐血、下血者，病情危急，可用犀角地黄汤加三七、仙鹤草、地榆炭清热凉血，活血止血；若湿热蒙闭心包，出现怒目狂叫，四肢抽搐或颤动，口喷臭气，渐至神志昏迷者，可选用至宝丹、安宫牛黄丸、紫雪丹、醒脑静等。

（四）肝脾血瘀

症状：腹大坚满，青筋暴露，胁腹刺痛，拒按，面色暗黑，面颈胸臂有血痣，口渴不欲饮，大便色黑，唇紫。

舌象：舌质紫红或有紫斑。

脉象：脉细涩或芤。

证候分析：肝脾血瘀，隧道不通，水气内聚，故腹大坚满，脉络怒张，胁腹刺痛；瘀热蕴阻下焦，病邪日深，入肾则面色暗黑，入血则面颈胸臂出现血痣；瘀血水浊互结，故口渴不欲饮；瘀血血不归经，胃肠道出血，则便血色黑；舌紫红、有瘀斑、唇紫、脉弦涩，均为瘀血停滞之征。

治法：活血化瘀，行气利水。

方药：调营饮加减。

方中当归、赤芍药、川芎、大黄、莪术、延胡索活血化瘀；瞿麦、赤茯苓、葶苈子清热利水；槟榔、大腹皮、

陈皮、桑白皮理气利水；细辛、肉桂通阳化湿；甘草调和药性。

加减：大便色黑加三七、侧柏叶；癥积甚者加穿山甲、䗪虫；水胀满甚者可加用十枣汤攻逐水饮。

（五）脾肾阳虚

症状：腹大胀满，形如蛙腹，撑胀不甚，朝宽暮急，面色苍黄，脘闷纳呆，畏寒肢冷，小便不利。

舌象：舌质淡胖，有齿痕，苔白厚腻、水滑。

脉象：脉沉弱。

证候分析：脾肾阳虚，水湿内停，故腹大胀满，形如蛙腹，入暮尤甚；水湿中阻，故脘闷纳呆；阳虚气化不利，故小便短少；脾肾阳虚，失却温煦，故畏寒肢冷。舌体淡胖，有齿痕，苔水滑，脉沉弱，实为脾肾阳衰、水湿内停之征。

治法：温补脾肾，化气利水。

方药：附子理中丸合五苓散、济生肾气丸。

附子理中丸方中用附子、干姜温中散寒；党参、白术、甘草益气健脾除湿。五苓散中桂枝温阳化气；白术健脾燥湿；茯苓、猪苓，泽泻淡渗利湿。济生肾气丸方中附子、肉桂温补肾阳；熟地黄、山萸肉、怀牛膝、山药滋肾填精，茯苓、泽泻、车前子、丹皮利水消肿。

加减：肢冷畏寒，腰膝冷痛者，加仙茅、仙灵脾温补脾肾；便溏纳呆者加薏苡仁、扁豆健脾益气。

（六）肝肾阴虚

症状：腹大坚满，甚则青筋暴露，形体消瘦，面色晦滞，唇紫，小便短少、口燥咽干，心烦少寐，齿衄、鼻出血。

舌象：舌红绛少津。

脉象：脉弦细数。

证候分析：肝肾阴虚，气机郁滞，津液不能输布，水湿停聚于内，故腹大胀满，小便短少；血行涩滞，瘀血阻络，则青筋暴露，面色晦滞，唇紫；阴虚内热，则口干咽燥；虚热扰心，则心烦少寐；虚火灼伤血络，则齿衄、鼻出血；舌红绛少津，脉细数皆为肝肾阴虚之征。

治法：滋养肝肾，化瘀利水。

方药：六味地黄丸、猪苓汤、膈下逐瘀汤。

六味地黄丸中熟地黄、山萸肉、山药滋补肝肾，茯苓、牡丹皮，泽泻淡渗利湿。猪苓汤中滑石、猪苓、茯苓、泽泻利湿，阿胶滋阴养血。膈下逐瘀汤中五灵脂、赤芍药、桃仁、红花、牡丹皮活血化瘀；川芎、乌药、延胡索、香附、枳壳理气化瘀，甘草调和药性。

加减：午后潮热者加地骨皮、白薇、银柴胡、鳖甲；阴虚阳浮，耳鸣、面赤、颧红者，宜加龟甲、鳖甲、生牡蛎滋阴潜阳；齿衄、鼻出血者可加鲜茅根、藕节、仙鹤草。

肝肾阴虚证，病情较重，多为鼓胀的晚期，滋阴易助湿，利水又易伤阴，治疗颇为棘手，故掌握好

养阴与利水的关系，实为治疗的关键。

八、预防与调护

（1）对胁痛、黄疸、瘕积等病应早期治疗，避免与血吸虫疫水的接触。

（2）饮食宜清淡而富于营养，忌饮酒浆；养成细嚼慢咽的习惯，忌食粗硬食物，以免损络动血；腹水尿少者应忌盐。

（3）注意卧床休息，腹水较多者可取半卧位。

（4）养情怡性，安心静养。注意保暖，防止正虚邪袭。

第五节　胁　痛

胁痛是指以一侧或两侧胁肋部疼痛为主要临床表现的一种病证。胁，指侧胸部，为腋以下至第十二肋骨部位的统称。如《医宗金鉴·卷八十九》明确指出："其两侧自腋而下，至肋骨之尽处，统名曰胁。"《医方考·胁痛门》又谓："胁者，肝胆之区也。"因肝胆经脉布于两胁，故"胁"现代又指两侧下胸肋及肋缘部，肝胆胰所居之处。

本病证早在《内经》就有记载，并明确指出胁痛的发生主要是肝胆的病变。如《素问·热论》曰："三日少阳受之，少阳主胆，其脉循胁络于耳，故胸胁痛而耳聋。"《素问·刺热论》谓："肝热病者，小便先黄……胁满痛。"《灵枢·五邪》说："邪在肝，则两胁中痛。"《素问·藏气法时论》中说："肝病者，两胁下痛引少腹，令人善怒。"《素问·缪刺论》言："寒气客于厥阴之脉，厥阴之脉者，络阴器，系于肝，寒气客于脉中，则血泛脉急，故胁肋与少腹相引痛矣。"

其后，历代医家对胁痛病因的认识，在《内经》的基础上，逐步有了发展。如《诸病源候论·腹痛诸候·胸胁痛候》言："胸胁痛者，由胆与肝及肾之支脉虚，为寒所乘故也……此三经之支脉并循行胸胁，邪气乘于胸胁，故伤其经脉。邪气之与正气交击，故令胸胁相引而急痛也。"明确指出胁痛的发病脏腑主要与肝、胆、肾相关。《景岳全书·胁痛》将胁痛病因分为外感与内伤两大类，并提出以内伤为多见，其论述为："胁痛有内伤外感之辨……内伤胁痛者十居八九，外感胁痛则间有之耳。"

《临证指南医案·胁痛》对胁痛之属久病人络者，善用辛香通络、甘缓补虚、辛开祛瘀等法，立方遣药，颇为实用，对后世医家影响较大。

《类证治裁·胁痛》在叶氏的基础上将胁痛分为肝郁、肝瘀、痰饮、食积、肝虚诸类，对胁痛的分类与辩证论治作出了一定的贡献。

现代医学的急慢性肝炎、肝硬化、肝寄生虫病、肝癌、急慢性胆囊炎、胆石症、胆管蛔虫、慢性胰腺炎、胁肋外伤以及肋间神经痛等疾病，出现胁痛的临床表现时，可参考本节进行辩证论治。

一、病因病机

胁痛的病因责之于情志不遂、饮食不节、跌仆外伤、久病体虚等多种因素。这些因素或致肝气郁结，气机失于调达；或致瘀血内停，痹阻胁络；或致湿热内蕴，肝失疏泄；或致肝阴不足，络脉失养等，最终导致胁痛发生。

（一）情志不遂

肝乃将军之官，喜条达，主调畅气机。若因情志所伤，或暴怒伤肝，或抑郁忧思，皆使肝失条达，疏泄不利，气机阻滞，络脉痹阻，发为肝郁胁痛。正如《金匮翼·胁痛统论·肝郁胁痛》云："肝郁胁痛者，悲哀恼怒，郁伤肝气。"若气郁日久，血行不畅，瘀血渐生，阻于胁络，不通则痛，亦致瘀血胁痛。如《临证指南医案·胁痛》云："久病在络，气血皆窒"。

（二）跌仆损伤

气为血之帅，气行则血行。或因跌仆外伤，或因强力负重，致使胁络受损，瘀血停留，阻滞胁络，亦发为胁痛。《金匮翼·胁痛统论·瘀血胁痛》谓："瘀血胁痛者，凡跌仆损伤，瘀血必归胁下故也。"

（三）饮食所伤

饮食不节，过食肥甘厚味，损伤脾胃，湿热内生，郁于肝胆，肝胆失于疏泄，发为胁痛。《景岳全书·胁痛》指出：“以饮食劳倦而致胁痛者，此脾胃之所传也”。

（四）外感湿热

湿热外袭，郁结少阳，枢机不利，肝胆经气失于疏泄，可以导致胁痛。《素问·缪刺论》中言：“邪客于足少阳之络，令人胁痛”。

（五）劳欲久病

久病耗伤，劳欲过度，使精血亏虚，肝阴不足，血不养肝，脉络失养，拘急而痛。《景岳全书·胁痛》指出：“凡房劳过度，肾虚羸弱之人，多有胸胁间隐隐作痛，此肝肾精虚。”

胁痛之病位主要在肝胆，又与脾胃和肾有关。因肝居胁下，经脉布于两胁，胆附于肝，其脉亦循于胁，故胁痛之病，主要责之肝胆。脾胃主受纳腐熟水谷，运化水湿，若因饮食不节，致脾失健运，湿热郁遏肝胆，气机疏泄不畅，亦可发为胁痛。肝肾同源，精血互生，若因肝肾阴虚，精亏血少，肝脉失于濡养，则胁肋隐隐作痛。

胁痛的基本病机为肝气失疏，胁络失和，可归结为“不通则痛”与“不荣则痛”两类。

胁痛之病性有虚实之分，湿热蕴结、气滞血瘀所导致的胁痛多属实证，是为“不通则痛”，临床较为多见；阴血虚少，肝络失养所致的胁痛则为虚证，是为“不荣则痛”。胁痛初病在气，由肝郁气滞、气机不畅而致胁痛；若气滞日久，血行不畅，其病变由气滞转为血瘀，或气滞血瘀并见。气滞日久，易于化火伤阴；因饮食所伤，肝胆湿热所致之胁痛，日久亦可耗伤阴津，皆可致肝阴耗伤，脉络失养，而转为虚证或虚实夹杂证。

二、诊　断

（一）症状

以一侧或两侧胁肋部疼痛为主要表现者，可以诊断为胁痛。胁痛的性质可以表现为刺痛、胀痛、灼痛、隐痛、钝痛等不同特点。部分患者可伴见胸闷、腹胀、嗳气、呃逆、急躁易怒、口苦、纳呆、厌食恶心等症。常有饮食不节、情志内伤、感受外湿、跌仆闪挫或劳欲久病等病史。

（二）检查

胁痛以右侧为主者，多与肝胆疾病有关。

（1）检测肝功能指标以及甲、乙、丙、丁、戊等各型肝炎病毒指标，有助于病毒性肝炎的诊断。

（2）B 型超声检查及 CT、MRI 可以作为肝硬化、肝胆结石、急慢性胆囊炎、脂肪肝等疾病的诊断依据。

（3）血生化中的血脂、血浆蛋白等指标亦可作为诊断脂肪肝、肝硬化的辅助诊断指标。

（4）检查血中胎甲球蛋白、碱性磷酸酶等指标可作为初步筛查肝内肿瘤的参考依据。

（5）基因可早期运用测肝病的恶性质信息，当今较先进亦可选择。

三、鉴别诊断

胁痛应与悬饮相鉴别：

悬饮亦可见胁肋疼痛，但其表现为饮留胁下，胸胁胀满，持续不已，伴见咳嗽、咳痰，咳嗽、呼吸时，疼痛加重，且常喜向病侧睡卧，患侧肋间饱满，叩诊呈浊音，或兼见发热，一般不难鉴别。

四、辩　证

胁痛辩证应分清气血虚实。胀痛多属气郁，且疼痛游走不定，时轻时重，症状轻重变化与情绪有关；刺痛多属血瘀，且痛处固定不移，疼痛持续不已，局部拒按，入夜尤甚；实证多以气机郁滞、瘀血内阻、湿热内蕴为主，病程短，来势急，症见疼痛较重而拒按，脉实有力。

虚证多为阴血不足，脉络失养，症见疼痛隐隐，绵绵不休，且病程较长，来势较缓，并伴见全身阴血亏虚之证。

（一）肝郁气滞

证候：胁肋胀痛，走窜不定，甚则痛引胸背肩臂，疼痛因情志变化而增减，胸闷腹胀，嗳气频作，得嗳气而胀痛稍舒，纳少口苦，舌苔薄白，脉弦。

分析：肝气失于条达，阻于胁络，故胁肋胀痛；气属无形，时聚时散，聚散无常，故疼痛走窜不定；情志变化与肝气之郁结关系密切，故疼痛随情志变化而有所增减；肝经气机不畅，故胸闷气短；肝气横逆，易犯脾胃，故食少嗳气；脉弦为肝郁之象。

（二）肝胆湿热

证候：胁肋胀痛或灼热疼痛，口苦口黏，胸闷不适，纳呆食少，恶心呕吐，小便黄赤，大便质黏不爽，或兼有发热恶寒，身目发黄，舌红苔黄腻，脉弦滑数。

分析：湿热蕴结于肝胆，肝络失和，胆不疏泄，故胁痛口苦；湿热中阻，升降失常，故胸闷纳呆，恶心呕吐；肝开窍于目，肝火上炎，则目赤；湿热交蒸，胆汁不循常道而外溢，可出现目黄、身黄、小便黄赤；舌苔黄腻，脉弦滑数均是肝胆湿热之征。

（三）瘀血阻络

证候：胁肋刺痛，痛有定处，痛处拒按，入夜尤甚，胁肋下或见有癥块，舌质紫暗，脉象沉涩。

分析：肝郁日久，气滞血瘀，或跌仆损伤，致瘀血停着，痹阻胁络，故胁痛如刺，痛处不移，入夜痛甚；瘀结停滞，积久不散，则渐成癥块；舌质紫暗，脉象沉涩，均属瘀血内停之征。

（四）肝络失养

证候：胁肋隐隐作痛，悠悠不休，遇劳加重，口干咽燥，心中烦躁不安，头晕目眩，舌红或绛，少苔，脉细弦而数。

分析：肝郁日久化热，耗伤肝阴，或久病体虚，精血亏损，不能濡养肝络，故胁络隐痛，悠悠不休，遇劳加重；阴虚易生内热，故口干咽燥，心中烦躁不安；精血亏虚，不能上荣，头晕目眩；舌红或绛，少苔，脉细弦而数，均为阴虚内热之象。

五、治　疗

胁痛之治疗当根据“通则不痛”的理论，以疏肝和络止痛为基本治则，结合肝胆的生理特点，灵活运用。实证之胁痛，宜用理气活血、清利湿热之法；虚证之胁痛，宜补中寓通，采用滋阴、养血、柔肝之法。

（一）中药治疗

1. 肝郁气滞

治法：疏肝解郁，理气止痛。

处方：柴胡疏肝散加减。

方中柴胡、枳壳、香附、川楝子疏肝理气，解郁止痛；白芍、甘草养阴柔肝，缓急止痛；川芎活血行气通络。

若胁痛甚，可加青皮、延胡索以增强理气止痛之力；若气郁化火，症见胁肋掣痛，口干口苦，烦躁易怒，溲黄便秘，舌红苔黄者，可去方中辛温之川芎，加山栀、丹皮、黄芩、夏枯草；若肝气横逆犯脾，症见肠鸣，腹泻，腹胀者，可酌加茯苓，白术；若肝郁化火，耗伤阴津，致精血亏耗，肝络失养，症见胁肋隐痛不休，眩晕少寐，舌红少津，脉细者，可去方中川芎，酌配枸杞子、菊花、首乌、丹皮、栀子；若兼见胃失和降，恶心呕吐者，可加半夏、陈皮、生姜、旋覆花等；若气滞兼见血瘀者，可酌加丹皮、赤芍、当归尾、川楝子、延胡索、郁金等。

2. 肝胆湿热

治法：清热利湿。

处方：龙胆泻肝汤加减。

方中龙胆草清泻肝胆湿热；山栀、黄芩清泻肝火；川楝子、枳壳、延胡索疏肝理气止痛；泽泻、车前子清热渗湿。

若兼见发热，黄疸者，加茵陈、黄柏以清热利湿退黄；若肠胃积热，便秘，腹胀腹满者，可加大黄，芒硝；若湿热煎熬，结成砂石，阻滞胆管，症见胁肋剧痛连及肩背者，可加金钱草、海金沙、川楝子，或酌情配以硝石矾石散；呕吐蛔虫者，先以乌梅丸安蛔，再予驱蛔。

3. 瘀血阻络

治法：祛瘀通络。

处方：血府逐瘀汤或复元活血汤加减。

方中当归、川芎、桃仁、红花，活血化瘀，消肿止痛；柴胡、枳壳疏肝调气，散瘀止痛；制香附、川楝子、广郁金，善行血中之气，行气活血，使气行血畅；五灵脂、延胡索散瘀活血止痛；三七粉活血散瘀、止痛通络。

若因跌打损伤而致胁痛，局部积瘀肿痛者，可酌加穿山甲、酒军、瓜蒌根破瘀散结，通络止痛。

4. 肝络失养

治法：养阴柔肝。

处方：一贯煎加减。

方中生地、枸杞子、黄精、沙参、麦冬可滋补肝肾，养阴柔肝；当归、白芍、炙甘草，滋阴养血，柔肝缓急；川楝子、延胡索疏肝理气止痛。

若阴亏过甚，舌红而干，可酌加石斛、玄参、天冬；若心神不宁，而见烦躁不寐者，可酌配酸枣仁、炒栀子、合欢皮；若肝肾阴虚，头目失养，而见头晕目眩者，可加菊花、女贞子、熟地等；若阴虚火旺，可酌配黄柏、知母、地骨皮等。

（二）针灸治疗

1. 基本处方

期门、支沟、阳陵泉、足三里。

肝募期门疏利肝胆气机，行气止痛；支沟、阳陵泉上下相伍，和解少阳，疏肝泄胆，舒筋活络，缓急止痛；配足三里取“见肝之病，当先实脾”之意。

2. 加减运用

（1）肝气郁结证：加太冲以疏肝理气。诸穴针用泻法。

（2）湿热蕴结证：加中脘、阴陵泉、三阴交以清热利湿。诸穴针用平补平泻法。

（3）瘀血阻络证：加合谷、膈俞、血海、三阴交、阿是穴以化瘀止痛。诸穴针用泻法。

（4）肝阴不足证：加肝俞、肾俞、太溪、太冲以滋肾养肝。诸穴针用平补平泻法。

第六节 黄 疸

黄疸是以目黄、身黄、小便黄为主症的一种病证，其中目睛黄染尤为本病的重要特征。

《内经》即有关于黄疸病名和主要症状的记载，如《素问·平人气象论》说：“溺黄赤，安卧者，黄疸，……目黄者曰黄疸。”

汉·张仲景《伤寒杂病论》把黄疸分为黄疸、谷疸、酒疸、女劳疸、黑疸五种，并对各种黄疸的形成机制、症状特点进行了探讨，其创制的茵陈蒿汤成为历代治疗黄疸的重要方剂。《诸病源候论》根据本病发病情况和所出现的不同症状，区分为二十八候。《圣济总录》又分为九疸、三十六黄。两书都记述了黄疸的危重证候“急黄”，并提到了“阴黄”一证。

宋·韩祇和《伤寒微旨论·阴黄证》除论述了黄疸的“阳证”外，并详述了阴黄的辩证施治，指出：“伤寒病发黄者，古今皆为阳证治之……无治阴黄法”。

元·罗天益在《卫生宝鉴》中又进一步把阳黄与阴黄的辩证施治加以系统化，对临床具有重要指导意义。程钟龄《医学心悟》创制茵陈术附汤，至今仍为治疗阴黄的代表方剂。《景岳全书·黄疸》篇提出了“胆黄”的病名，认为“胆伤则胆气败，而胆液泄，故为此证。”初步认识到黄疸的发生与胆液外泄有关。

清·沈金鳌《沈氏尊生书·黄疸》篇有“天行疫疠，以致发黄者，俗称之瘟黄，杀人最急”的记载，对黄疸可有传染性及严重的预后转归有所认识。

本节讨论以身目黄染为主要表现的病证。黄疸常与胁痛、癥积、鼓胀等病证并见，应与之互参。本病证与西医所述黄疸意义相同，可涉及西医学中肝细胞性黄疸、阻塞性黄疸和溶血性黄疸。临床常见的急慢性肝炎、肝硬化、胆囊炎、胆结石、钩端螺旋体病、蚕豆黄及某些消化系统肿瘤等疾病，凡出现黄疸者，均可参照本节辩证施治。

一、病因病机

黄疸的病因有外感和内伤两个方面，外感多属湿热疫毒所致，内伤常与饮食、劳倦、病后有关。黄疸的病机关键是湿，由于湿邪困遏脾胃，壅塞肝胆，疏泄失常，胆汁泛溢而发生黄疸。

（一）病因

1. 外感湿热疫毒

夏秋季节，暑湿当令，或因湿热偏盛，由表入里，内蕴中焦，湿郁热蒸，不得泄越，而致发病。若湿热夹时邪疫毒伤人，则病势尤为暴急，具有传染性，表现热毒炽盛，内及营血的危重现象，称为急黄。如《诸病源候论·急黄候》指出：“脾胃有热，谷气郁蒸，因为热毒所加，故卒然发黄，心满气喘，命在顷刻，故云急黄也。”

2. 内伤饮食、劳倦

（1）过食酒热甘肥或饮食不洁：长期嗜酒无度，或过食肥甘厚腻，或饮食污染不洁，脾胃损伤，运化失职，湿浊内生，郁而化热，湿热熏蒸，胆汁泛溢而发为黄疸。如《金匮要略·黄疸病脉证并治》说：“谷气不消，胃中苦浊，浊气下流，小便不通……身体尽黄，名日谷疸。”《圣济总录·黄疸门》说：“大率多因酒食过度，水谷相并，积于脾胃，复为风湿所搏，热气郁蒸，所以发为黄疸。”

（2）饮食饥饱、生冷或劳倦病后伤脾：长期饥饱失常，或恣食生冷，或劳倦太过，或病后脾阳受损，都可导致脾虚寒湿内生，困遏中焦，壅塞肝胆，致使胆液不循常道，外溢肌肤而为黄疸。如《类证治裁·黄疸》篇说：“阴黄系脾脏寒湿不运，与胆液浸淫，外渍肌肤，则发而为黄。”

3. 病后续发

胁痛、癥积或其他疾病之后，瘀血阻滞，湿热残留，日久损肝伤脾，湿遏瘀阻，胆汁泛溢肌肤，也可产生黄疸。如《张氏医通·杂门》指出：“有瘀血发黄，大便必黑，腹胁有块或胀，脉沉或弦。”

（二）病机

黄疸的病理因素有湿邪、热邪、寒邪、疫毒、气滞、瘀血六种，但其中以湿邪为主，黄疸形成的关键是湿邪为患，如《金匮要略·黄疸病脉证并治》篇指出：“黄家所得，从湿得之。”

湿邪既可从外感受，亦可自内而生。如外感湿热疫毒，为湿从外受；饮食劳倦或病后瘀阻湿滞，属湿自内生。由于湿邪壅阻中焦，脾胃失健，肝气郁滞，疏泄不利，致胆汁输泄失常，胆液不循常道，外溢肌肤，下注膀胱，而发为目黄、肤黄、小便黄之病症。

黄疸的病位主要在脾胃肝胆，黄疸的病理表现有湿热和寒湿两端。由于致病因素不同及个体素质的差异，湿邪可从热化或从寒化。由于湿热所伤或过食甘肥酒热，或素体胃热偏盛，则湿从热化，湿热交蒸，发为阳黄。由于湿和热的偏盛不同，阳黄有热重于湿和湿重于热的区别。如湿热蕴积化毒，疫毒炽盛，充斥三焦，深入营血，内陷心肝，可见猝然发黄，神昏谵妄，痉厥出血等危重症，称为急黄。若病因寒湿伤人，或素体脾胃虚寒，或久病脾阳受伤，则湿从寒化。寒湿瘀滞，中阳不振，脾虚失运，胆液为湿邪所阻，表现为阴黄证。如黄疸日久，脾失健运，气血亏虚，湿滞残留，面目肌肤淡黄晦暗久久不能消退，则形成阴黄的脾虚血亏证。

阳黄、急黄、阴黄在一定条件下可以相互转化。如阳黄治疗不当，病情发展，病状急剧加重，热势鸱张，侵犯营血，内蒙心窍，引动肝风，则发为急黄。如阳黄误治失治，迁延日久，脾阳损伤，湿从寒化，则可转为阴黄。如阴黄复感外邪，湿郁化热，又可呈阳黄表现，病情较为复杂。

在黄疸的预后转归方面，一般说来，阳黄病程较短，消退较易；但阳黄湿重于热者，消退较缓，应防其迁延转为阴黄。急黄为阳黄的重症，湿热疫毒炽盛，病情重笃，常可危及生命，若救治得当，亦可转危为安。阴黄病程缠绵，收效较慢；倘若湿浊瘀阻肝胆脉络，黄疸可能数月或经年不退，须耐心调治。总之黄疸以速退为顺，如《金匮要略·黄疸病脉证并治》指出："黄疸之病，当以十八日为期，治之十日以上瘥，反剧者为难治。"若久病不愈，气血瘀滞，伤及肝脾，则有酿成癥积、鼓胀之可能。

二、诊查要点

（一）诊断依据

（1）目黄、肤黄、小便黄，其中目睛黄染为本病的重要特征。

（2）常伴食欲减退，恶心呕吐，胁痛腹胀等症状。

（3）常有外感湿热疫毒，内伤酒食不节，或有胁痛、癥积等病史。

（二）病证鉴别

1. 黄疸与萎黄

黄疸发病与感受外邪、饮食劳倦或病后有关；其病机为湿滞脾胃，肝胆失疏，胆汁外溢；其主症为身黄、目黄、小便黄。萎黄之病因与饥饱劳倦、食滞虫积或病后失血有关；其病机为脾胃虚弱，气血不足，肌肤失养；其主症为肌肤萎黄不泽，目睛及小便不黄，常伴头昏倦怠，心悸少寐，纳少便溏等症状。

2. 阳黄与阴黄

临证应根据黄疸的色泽，并结合症状、病史予以鉴别。阳黄黄色鲜明，发病急，病程短，常伴身热，口干苦，舌苔黄腻，脉象弦数。急黄为阳黄之重症，病情急骤，疸色如金，兼见神昏、发斑、出血等危象。阴黄黄色晦暗，病程长，病势缓，常伴纳少、乏力、舌淡、脉沉迟或细缓。

（三）相关检查

血清总胆红素能准确地反映黄疸的程度，结合胆红素、非结合胆红素定量对鉴别黄疸类型有重要意义。

尿胆红素及尿胆原检查亦有助鉴别。

此外，肝功能、肝炎病毒指标、B超、CT、MRI、胃肠钡餐检查、消化道纤维内镜、逆行胰胆管造影、肝穿刺活检等均有利于确定黄疸的原因。

三、辩证要点

黄疸的辩证，应以阴阳为纲，阳黄以湿热疫毒为主，其中有热重于湿、湿重于热、胆腑郁热与疫毒炽盛的不同；阴黄以脾虚寒湿为主，注意有无血虚血瘀表现。临证应根据黄疸的色泽，结合病史、症状，区别阳黄与阴黄。

四、治疗要点

黄疸的治疗大法，主要为化湿邪，利小便。化湿可以退黄，如属湿热，当清热化湿，必要时还应通利腑气，以使湿热下泄；如属寒湿，应予健脾温化。利小便，主要是通过淡渗利湿，达到退黄的目的。正如《金匮要略》所说："诸病黄家，但利其小便。"至于急黄热毒炽盛，邪人心营者，又当以清热解毒、凉营开窍为主；阴黄脾虚湿滞者，治以健脾养血，利湿退黄。

五、证治分类

（一）阳黄

1. 热重于湿证

身目俱黄，黄色鲜明，发热口渴，或见心中懊恼，腹部胀闷，口干而苦，恶心呕吐，小便短少黄赤，大便秘结，舌苔黄腻，脉象弦数。

证机概要：湿热熏蒸，困遏脾胃，壅滞肝胆，胆汁泛溢。

治法：清热通腑，利湿退黄。

代表方：茵陈蒿汤加减。本方有清热通腑，利湿退黄的作用，是治疗湿热黄疸的主方。

常用药：茵陈蒿为清热利湿退黄之要药；栀子、大黄、黄柏、连翘、垂盆草、蒲公英，清热泻下；茯苓、滑石、车前草利湿清热，使邪从小便而去。

如胁痛较甚，可加柴胡、郁金、川楝子、延胡索等疏肝理气止痛；如热毒内盛，心烦懊恼，可加黄连、龙胆草，以增强清热解毒作用；如恶心呕吐，可加橘皮、竹茹、半夏等和胃止呕。

2. 湿重于热证

身目俱黄，黄色不及前者鲜明，头重身困，胸脘痞满，食欲减退，恶心呕吐，腹胀或大便溏垢，舌苔厚腻微黄，脉象濡数或濡缓。

证机概要：湿遏热伏，困阻中焦，胆汁不循常道。

治法：利湿化浊运脾，佐以清热。

代表方：茵陈五苓散合甘露消毒丹加减。二方比较，前者作用在于利湿退黄，使邪从小便中去；后者作用在于利湿化浊，清热解毒，是湿热并治的方剂。

常用药：藿香、白蔻仁、陈皮芳香化浊，行气悦脾；茵陈蒿、车前子、茯苓、黄芩、连翘利湿清热退黄。

如湿阻气机，胸腹痞胀，呕恶纳差等症较著，可加入苍术、厚朴、半夏，以健脾燥湿，行气和胃。

本证湿重于热，湿为阴邪，黏腻难解，治法当以利湿化浊运脾为主，佐以清热，不可过用苦寒，以免脾阳受损。如治疗失当，迁延日久，则易转为阴黄。如邪郁肌表，寒热头痛，宜先用麻黄连翘赤小豆汤疏表清热，利湿退黄，常用药如麻黄、藿香疏表化湿，连翘、赤小豆、生梓白皮清热利湿解毒，甘草和中。

3. 胆腑郁热证

身目发黄，黄色鲜明，上腹、右胁胀闷疼痛，牵引肩背，身热不退，或寒热往来，口苦咽干，呕吐呃逆，尿黄赤，大便秘，苔黄舌红，脉弦滑数。

证机概要：湿热砂石郁滞，脾胃不和，肝胆失疏。

治法：疏肝泄热，利胆退黄。

代表方：大柴胡汤加减。本方有疏肝利胆，通腑泄热的作用，适用于肝胆失和，胃腑结热之证。

常用药：柴胡、黄芩、半夏和解少阳，和胃降逆；大黄、枳实通腑泄热；郁金、佛手、茵陈、山栀疏肝利胆退黄；白芍、甘草缓急止痛。

若砂石阻滞，可加金钱草、海金沙、玄明粉利胆化石；恶心呕逆明显，加厚朴、竹茹、陈皮和胃降逆。

4. 疫毒炽盛证（急黄）

发病急骤，黄疸迅速加深，其色如金，皮肤瘙痒，高热口渴，胁痛腹满，神昏谵语，烦躁抽搐，或见衄血、便血，或肌肤瘀斑，舌质红绛，苔黄而燥，脉弦滑或数。

证机概要：湿热疫毒炽盛，深入营血，内陷心肝。

治法：清热解毒，凉血开窍。

代表方：《千金》犀角散加味。本方功能清热退黄，凉营解毒，适用于湿热疫毒所致的急黄。

常用药：犀角（用水牛角代）、黄连、栀子、大黄、板蓝根、生地、玄参、丹皮清热凉血解毒；茵陈、土茯苓利湿清热退黄。

如神昏谵语，加服安宫牛黄丸以凉开透窍；如动风抽搐者，加用钩藤、石决明，另服羚羊角粉或紫雪丹，以息风止痉；如衄血、便血、肌肤瘀斑重者，可加黑地榆、侧柏叶、紫草、茜根炭等凉血止血；如腹大有水，小便短少不利，可加马鞭草、木通、白茅根、车前草，并另吞琥珀、车前仁、沉香粉，以通利小便。

（二）阴黄

1. 寒湿阻遏证

身目俱黄，黄色晦暗，或如烟熏，脘腹痞胀，纳呆减少，大便不实，神疲畏寒，口淡不渴，舌淡苔腻，脉濡缓或沉迟。

证机概要：中阳不振，寒湿滞留，肝胆失于疏泄。

治法：温中化湿，健脾和胃。

代表方：茵陈术附汤加减。本方温化寒湿，用于寒湿阻滞之阴黄。

常用药：附子、白术、干姜，温中健脾化湿；茵陈、茯苓、泽泻、猪苓，利湿退黄。

若脘腹胀满，胸闷、呕恶显著，可加苍术、厚朴、半夏、陈皮，以健脾燥湿，行气和胃；若胁腹疼痛作胀，肝脾同病者，当酌加柴胡、香附以疏肝理气；若湿浊不清，气滞血结，胁下癥结疼痛，腹部胀满，肤色苍黄或黧黑，可加服硝石矾石散，以化浊祛瘀软坚。

2. 脾虚湿滞证

面目及肌肤淡黄，甚则晦暗不泽，肢软乏力，心悸气短，大便溏薄，舌质淡苔薄，脉濡细。

证机概要：黄疸日久，脾虚血亏，湿滞残留。

治法：健脾养血，利湿退黄。

代表方：黄芪建中汤加减。本方可温中补虚，调养气血，适用于气血亏虚，脾胃虚寒之证。

常用药：黄芪、桂枝、生姜、白术益气温中；当归、白芍、甘草、大枣补养气血；茵陈、茯苓利湿退黄。

如气虚乏力明显者，应重用黄芪，并加党参，以增强补气作用；畏寒，肢冷，舌淡者，宜加附子温阳祛寒；心悸不宁，脉细而弱者，加熟地、何首乌、酸枣仁等补血养心。

（三）黄疸消退后的调治

黄疸消退，有时并不代表病已痊愈。如湿邪不清，肝脾气血未复，可导致病情迁延不愈，或黄疸反复发生，甚至转成癥积、鼓胀。因此，黄疸消退后，仍须根据病情继续调治。

1. 湿热留恋证

脘痞腹胀，胁肋隐痛，饮食减少，口中干苦，小便黄赤，苔腻，脉濡数。

证机概要：湿热留恋，余邪未清。

治法：清热利湿

代表方：茵陈四苓散加减。

常用药：茵陈、黄芩、黄柏清热化湿；茯苓、泽泻、车前草淡渗分利；苍术、苏梗、陈皮化湿行气宽中。

2. 肝脾不调证

脘腹痞闷，肢倦乏力，胁肋隐痛不适，饮食欠香，大便不调，舌苔薄白，脉来细弦。

证机概要：肝脾不调，疏运失职。

治法：调和肝脾，理气助运。

代表方：柴胡疏肝散或归芍六君子汤加减。前方偏重于疏肝理气，用于肝脾气滞者；后方偏重于调养肝脾，用于肝血不足，脾气亏虚者。

常用药：当归、白芍、柴胡、枳壳、香附、郁金养血疏肝；党参、白术、茯苓、山药益气健脾；陈皮、山楂、麦芽理气助运。

3. 气滞血瘀证

胁下结块，隐痛、刺痛不适，胸胁胀闷，面颈部见有赤丝红纹，舌有紫斑或紫点，脉涩。

证机概要：气滞血瘀，积块留着。

治法：疏肝理气，活血化瘀。

代表方：逍遥散合鳖甲煎丸。

常用药：柴胡、枳壳、香附疏肝理气；当归、赤芍、丹参、桃仁、莪术活血化瘀。并服鳖甲煎丸，以软坚消积。

六、预防调护

（一）预防

黄疸与多种疾病有关，本病要针对不同病因予以预防。

（1）在饮食方面，要讲究卫生，避免不洁食物，注意饮食节制，勿过嗜辛热甘肥食物，应戒酒类饮料。

（2）对有传染性的病人，从发病之日起至少隔离 30 ~ 45 d，并注意餐具消毒，防止传染他人。注射用具及手术器械宜严格消毒，避免血液制品的污染，防止血液途径传染。

（3）注意起居有常，不妄作劳，顺应四时变化，以免正气损伤，体质虚弱，邪气乘袭。

（4）有传染性的黄疸病流行期间，可进行预防服药，可用茵陈蒿 90 g，生甘草 6 g，或决明子 15 g，贯众 15 g，生甘草 10 g，或茵陈蒿 30 g，凤尾草 15 g，水煎，连服 3 ～ 7 日。

（二）调护

关于本病的调护，应注意一下几个方面：

（1）在发病初期，应卧床休息，急黄患者须绝对卧床。

（2）恢复期和转为慢性久病患者，可适当参加体育活动，如散步、太极拳、静养功之类。

（3）保持心情愉快舒畅，肝气条达，有助于病情康复。

（4）进食富于营养而易消化的饮食，以补脾益肝；禁食辛辣、油腻、酒热之品，防止助湿生热，碍脾运化。

（5）密切观察脉证变化，若出现黄疸加深，或出现斑疹吐衄，神昏痉厥，应考虑热毒耗阴动血，邪犯心肝，属病情恶化之兆；如出现脉象微弱欲绝，或散乱无根，神志恍惚，烦躁不安，为正气欲脱之征象，均须及时救治。

第七节　积　聚

积聚是指以腹内结块，或胀或痛为主要临床表现的一种病证。积是有形，固定不移，痛有定处，病属血分，乃为脏病；聚是无形，聚散无常，痛无定处，病在气分，乃为腑病。积与聚关系密切，故并而讨论。

积聚之名首见于《内经》，《灵枢·五变》篇说："人之善病肠中积聚者……如此则胃肠恶，恶则邪气留止，积聚乃伤。"《金匮要略·五脏风寒积聚病脉证并治》篇说明了积与聚的不同，指出："积者，脏病也，终不移；聚者，腑病也，发作有时，辗转痛移。"《景岳全书·积聚》篇认为积聚的治疗"总其要不过四法，日攻日消日散日补，四者而已"，《医宗必读·积聚》提出积聚应分初、中、末三阶段而治疗的原则。在古代医籍中，积聚亦称为瘕瘕，如《诸病源候论·瘕瘕病诸候》指出："瘕瘕者，皆由寒温不调，饮食不化，与脏器相搏结所生也。其病不动者，直名为癥；如病虽有结瘕而可推移者，名为瘕。瘕者假也，谓虚假可动也。"《杂病广要·积聚》篇更明确指出："瘕即积，瘕即聚。"

现代医学的肝脾肿大、腹腔肿瘤及增生性肠结核等疾病，多属"积"之范畴；而胃肠功能紊乱、不完全性肠梗阻等疾病所致的包块多属"聚"之范畴，可参考本节进行辩证论治。

一、病因病机

积聚的发生，多因情志失调，或饮食所伤，或寒邪外袭，以及病后体虚，或黄疸、疟疾等经久不愈，致肝脾受损，脏腑失和，气机阻滞，瘀血内停或痰湿凝滞而成。

（一）情志失调

情志不舒，肝气郁结，气机阻滞，血行不畅，气滞血瘀，日积月累，结积成块发为积聚，《金匮翼·积聚统论》篇说："凡忧思郁怒，久不得解者，多成此疾。"

（二）饮食所伤

酒食不节，饥饱失宜，损伤脾胃，脾失健运，精微不布，湿浊凝聚成痰，痰阻气机，血行不畅，脉络壅塞，痰浊和气血搏结，而成本病。另外若纳食时遇怒，食气交阻，气机不畅，也可形成聚证。

（三）感受寒湿

寒湿侵袭，伤及中阳，脾不健运，湿痰内聚，阻滞气机，气血瘀滞渐成积块。《灵枢·百病始生》篇说："积之始生，得寒乃生。"亦有风寒侵袭，复因饮食所伤，脾失健运，湿浊不化，凝聚成痰，风、寒、痰、食诸邪与气血搏结，壅塞脉络；或外感寒邪，复因情志内伤，气因寒遏，脉络不畅，阴血凝聚亦可形成积聚。

（四）久病邪恋

黄疸、胁痛病后，湿浊流连，气血蕴结；或久疟不愈，痰血凝结，脉络痹阻；或感染虫毒，致肝脾不和，气血凝滞；或久泻、久痢之后，脾气虚弱，营血运行不畅，均可导致积聚。积聚之病位主要在于肝脾。若肝气不畅，脾运失职，肝脾失调，可致气血凝滞，壅塞不通，形成腹中结块。

积聚之病机主要是气滞所导致的瘀血内结，至于湿热、风寒、痰浊均是促成气滞血瘀的间接因素。

同时，本病的形成、病机演变与正气强弱密切相关，正如《素问·经脉别论》说："勇者气行则已，怯者则著而为病也。"一般初病多实，久则多虚实夹杂，后期则正虚邪实。少数聚证日久不愈，可以由气入血，转化为积证。癥积日久，瘀阻气滞，脾运失健，生化乏源，可导致气虚、血亏，甚则气阴并亏。若正气愈亏，气虚血涩，则瘕积愈加不易消散，甚则逐渐增大。如病势进一步发展，还可以出现一些严重变证，如肝脾统藏失职，或瘀热灼伤血络，可致出血；若湿热蕴结中焦，可出现黄疸；如水湿泛滥，可出现腹满肢肿等症。

二、诊断要点

（一）症状

积证以腹部可扪及或大或小、质地或软或硬的包块，并有胀痛或刺痛。积块出现之前，相应部位常有疼痛，或兼恶心、呕吐、腹胀，以及倦怠乏力，胃纳减退，逐渐消瘦等正气亏虚的症状。而积证的后期，一般虚损症状均较为突出。聚证以腹中气聚、攻窜胀痛、时作时止为临床特征。其发作时，可见病变部位有气聚胀满的现象，但一般扪不到包块，缓解时气聚胀满现象消失。

（二）检查

结合病史，做 B 超、CT、胃肠钡剂 X 线检查及纤维内镜检查等有助于诊断。

三、鉴别诊断

积聚应与痞满相鉴别。痞满是指脘腹部痞塞胀满，为自觉症状，无块状物可触及；积聚则是腹内结块，或痛或胀，不仅有自觉症状，还可以触及结块。

四、辩　证

积聚之证，按其病情和病机的不同，分别为积为聚；但就临床所见，每有先因气滞为聚，日久则血瘀成积，由于在病机上不能绝对划分，故前人以积聚并称。为了临证便于掌握，所以下面分别论述。

（一）聚证

1. 肝气郁结

证候：腹中结块，时聚时散，攻窜胀痛，或脘胁胀闷不适，苔白，脉弦。

分析：肝失疏泄，气结作梗，腹气结聚，气机不畅，聚散失常，故结块时聚时散，攻窜胀痛，或脘胁胀闷不适；脉弦为肝气不舒，气机不利之象。

2. 食滞痰阻

证候：腹胀或痛，时有条索状物聚起，按则胀痛更甚，便秘，纳呆，舌苔腻，脉弦滑。

分析：食滞胃肠，脾运失司，湿痰内生，痰食互阻，气机不畅，故见腹胀或痛，便秘，纳呆；痰食阻滞，气聚不散，故腹部聚起条索状物，按之阻滞加重，故胀痛更甚；苔腻，脉弦滑均为食滞痰阻之征。

（二）积证

1. 气滞血阻

证候：腹部积块软而不坚，固着不移，胀痛不适，舌苔薄，脉弦。

分析：气滞血阻，脉络不和，积而成块，故腹部积块固着不移，胀痛不适；病属初起，积犹未久，故积块软而不坚；脉弦为气滞之象。

2. 瘀血内结

证候：腹部积块硬痛不移，隐痛或刺痛，面暗，消瘦，纳减乏力，面颈胸臂或有赤脉如缕，女子月事不下，舌质紫暗或有瘀斑瘀点，脉细涩。

分析：气血凝结，脉络阻塞，血瘀成块，故腹部积块硬痛不移；营卫不和，脾胃失调，故纳减乏力，消瘦；瘀血阻滞，经脉不畅，故面暗，面颈胸臂或有赤脉如缕，女子月事不下；舌暗紫，脉细涩，均为病在血分，瘀血内结之象。

3. 正虚血结

证候：积块坚硬，疼痛逐渐加重，面色萎黄或黧黑，肌肉瘦削，饮食大减，神倦乏力，甚则面肢浮肿，舌质淡紫，舌光无苔，脉细数或弦细。

分析：积块日久，血络瘀结，故积块日益坚硬，疼痛逐渐加重；瘀血久积，中气大伤，运化无权，故饮食大减，肌肉瘦削，神倦乏力；血瘀日久，新血不生，营气大虚，故面色萎黄，甚或黧黑；“血不利则为水”，气血瘀阻，水湿泛滥，则面肢浮肿；舌质淡紫，舌光无苔，脉细数或弦细，均为瘀血积久，气血耗伤，津液枯竭之象。

五、治 疗

积证治疗宜分为初、中、末三阶段。初期多为邪实正未衰，治应以攻为主；中期多为邪实正虚，治应消补兼施；后期正虚为甚，应在培补气血扶正基础上，酌加攻瘀之剂。若气滞血阻者，予以理气活血；血瘀为主者，予以活血化瘀散结。

（一）中药治疗

1. 聚证

（1）肝气郁结：①治法：疏肝解郁，行气散结。②处方，逍遥散。方中柴胡、白芍、当归、薄荷养血疏肝；白术、茯苓、甘草调理脾胃。若气滞甚者，可加香附、青皮、木香等疏肝理气之品；若兼瘀象者，加玄胡、莪术等；若寒湿中阻，症见脘腹痞满，食少纳呆，舌苔白腻，脉象弦缓者，可用木香顺气散以温中散寒，行气化湿。

（2）食滞痰阻：①治法：理气化痰，导滞散结。②处方：六磨汤。方中大黄、枳实、槟榔行气导滞通便；沉香、木香、乌药理气化痰，气机通畅，瘕聚自散。若痰湿较重，兼有食滞，腹气虽通，苔腻不化者，可用平胃散加山楂、六曲等以健脾消导，燥湿化痰；若因蛔虫结聚，阻于肠道者，可加鹤虱、雷丸、使君子等驱虫药。

2. 积证

（1）气滞血阻：①治法：理气活血，通络消积。②处方：金铃子散合失笑散。方中以金铃子疏肝理气；玄胡活血止痛；并以蒲黄、五灵脂活血祛瘀，使气血流通。若兼烦热口干、舌红，脉弦细者，加丹皮、山栀、赤芍、黄芩等凉血清热；若腹中冷痛，畏寒喜温，舌苔白，脉缓，可加肉桂、吴萸、当归等温经祛寒散结。

（2）瘀血内结：①治法：祛瘀软坚，兼调脾胃。②处方：膈下逐瘀汤加减。方中当归、川芎、桃仁、红花、赤芍、五灵脂、丹皮、玄胡活血化瘀；香附、乌药、枳壳行气止痛；甘草益气缓中。并可加川楝子、三棱、莪术等以增强祛瘀软坚之力。本方与六君子汤间服，以补益脾胃，为攻补兼施之法。

（3）正虚瘀结：①治法：补益气血，活血化瘀。②处方：八珍汤合化积丸。方中以三棱、莪术、香附、苏木、五灵脂、瓦楞子活血祛瘀，软坚散结；阿魏消痞去积；海浮石化痰软坚散结；槟榔理气泻下（便溏或腹泻者不宜使用）。积块日久，正气大伤，方用八珍汤大补气血。如头晕目眩，舌光无苔，脉象细数，阴伤甚者，可加生地、北沙参、枸杞、石斛等以养其津液。虽正气大伤，但积块坚硬，气血瘀滞，故用化积丸，上述两方可间服，并可根据病情采用补一攻一，或补二攻一治法。

（二）针灸治疗

1. 基本处方

肝俞、脾俞、期门、章门、中脘。

肝俞、脾俞与期门、章门，乃俞募配穴法，以理气化结；脏会章门，腑会中脘，通调腹气，化积消聚。

2. 加减运用

肝气郁结证：加膻中、太冲、阳陵泉以疏肝解郁、行气散结。诸穴针用泻法。

食滞痰阻证：加下脘、丰隆以消食化痰，下脘针用泻法。余穴针用平补平泻法。

气滞血阻证：加太冲、血海、三阴交以理气活血、通络消积。诸穴针用泻法。

瘀血内结证：加合谷、血海、三阴交以祛瘀软坚、兼调脾胃。诸穴针用泻法。

正虚血结证：加胃俞、足三里以补益气血、活血化瘀。诸穴针用平补平泻法，或加灸法。

3. 其他

耳针疗法：取肝、脾、胃，毫针浅刺，每次留针 30 min，每日 1 次；或用王不留籽贴压。穴位注射疗法：取基本处方，用丹参注射液，或维生素 B_1、维生素 B_{12} 注射液，每穴每次注射 0.5 ~ 1 mL，每日 1 次，10 次为 1 疗程。

第八节　痉　病

痉证是指以项背强直，四肢抽搐，甚至口噤不开、角弓反张为主要临床表现的一种病证。古代亦称为“痓”。

历代医家对痉证有较多论述。《内经》认为痉证的发生与风、寒、湿邪有关，如《素问·至真要大论》曰：“诸痉项强，皆属于湿”，“诸暴强直，皆属于风。”《灵枢·经筋》曰：“经筋之病，寒则反折筋急。”

汉·张仲景在继承《内经》理论的基础上，对痉证有了进一步的认识，不仅明确了刚痉、柔痉之别，还提出误治、失治亦可伤亡津液而致痉，这既丰富了对内伤致痉的认识，又为后世医家认识本病奠定了基础。

朱丹溪《医学明理·痉门论》指出：“方书皆谓感受风湿而致，多用风药，予细详之，恐仍未备，当作气血内虚，外物干之所致。”认为痉证不仅有外感所致，也有内伤气血所致，切不可一概从风论治而专用“风药”。

《景岳全书·痉证》也说：“凡属阴虚血少之辈，不能养营筋脉，以致搐挛僵仆者，皆是此证。如中风之有此者，必以年力衰残，阴之败也；产妇之有此者，必以去血过多，冲任竭也；疮家之有此者，必以血随脓出，营气涸也……凡此之类，总属阴虚之证。”强调阴虚精血亏损可致痉证。

随着清代温病学说的发展，对痉证的认识日趋完善。吴鞠通在《温病条辨·痉有寒热虚实四大纲论》中说：“六淫致病，实证也；产后亡血，病久致痉，风家误下，温病误汗，疮家发汗者，虚痉也。风寒、风湿致痉者，寒证也；风温、风热、风暑、燥火致痉者，热痉也。”将痉证概括为虚、实、寒、热四大纲领。

中医学里尚有“瘛疭”一证，瘛，即抽搐。《张氏医通·瘛疭》说：“瘛者，筋脉拘急也；者，筋脉弛纵也，俗谓之抽。”瘛疭既可为痉证的症状之一，也可单独出现而为病。如《温病条辨·痉病瘛疭总论》所述：“痉者，强直之谓，后人所谓角弓反张，古人所谓痉也。瘛者，蠕动引缩之谓，后人所谓抽掣、搐搦，古人所谓瘛也。”

现代医学的各种原因引起的高热惊风，以及某些中枢神经系统病变，如流行性脑脊髓膜炎、流行性乙型脑炎、中毒性脑病、高血压脑病、颅内占位性病变、颅脑外伤等疾病，出现痉证的临床表现时，可参考本节进行辩证论治。

一、病因病机

风、寒、湿、热之邪外袭，壅阻经络，气血不畅；或热盛动风；或肝肾阴虚，肝阳化风；或阴虚血少，虚风内动，俱可发为痉证。

（一）邪壅经络

风寒湿邪外袭，阻遏经络，导致气血运行不利，阴血不能濡养筋脉，筋脉拘急而成痉。

（二）热盛动风

热病邪入营血，引动肝风；或热盛于里，消灼津液，阴血亏乏，筋脉失于濡养，发为痉证。

（三）阴血亏损

素体阴虚血虚，或因亡血，或因汗、下太过，或误治失治，或久病伤阴，致使阴亏血少，无以濡养筋脉，因而成痉。

痉证病在筋脉，与肝的关系极为密切。肝主筋，倘肝血不能濡养筋脉，则筋脉拘急，发为痉证。

证之病性，有虚实两端。虚为脏腑虚损，阴阳、气血、津液亏乏；实为外邪气盛。痉证之发病，不外外感和内伤两个方面。

外感多为风寒湿邪客于经脉所致，病性以实为主；内伤多见热盛津伤或阴虚血少而致痉，病性以虚为多。又邪气往往伤正，而呈正虚邪实，虚实夹杂之证。痉证总属阴虚血少，筋脉失养。正如《医学原理·痉门》所说："虽有数因不同，其于津亏血少，无以滋荣经脉则一。"

二、诊断要点

（一）症状

突然发病，以颈项强直、四肢不自主抽搐、口噤不开甚至角弓反张为主要证候特征。严重者可伴有神昏谵语等意识障碍。发病前多有外感或内伤病史。

（二）检查

血常规检查、脑脊液检查、脑部 CT 以及 MRI 检查、肝肾功能检查等，均有助于痉证的病因、病性和病位的诊断。

三、鉴别诊断

（一）痫证

痫证是一种发作性的神志异常疾病。主要症状是突然倒地，昏不知人，口吐涎沫，四肢抽搐，两目上视，或口中如作猪羊声。发作片刻后可自行苏醒，且醒后如常人。

痉证与痫证均为突然发病，有四肢抽搐、神昏等症状，但痉证的抽搐、筋脉拘急多呈持续性，难以自行恢复，且大多伴有高热或头痛等其他症状；而痫证的神昏、抽搐症状发作片刻后可自行缓解，醒后如常人，既往有类似发病史。

（二）厥证

厥证主要表现为突然昏倒，不省人事，四肢逆冷。虽然二者均可出现神昏症状，但厥证以四肢逆冷为主，无颈项强直、四肢抽搐等表现，两者不难鉴别。

（三）中风

中风以突然昏仆，不省人事，偏身麻木，口眼㖞斜，言语謇涩或不经昏仆，仅表现为半身不遂，口眼㖞斜为主要症状。而痉证表现为项背强直，四肢抽搐，甚至角弓反张，无半身不遂、口眼㖞斜等症状。

（四）颤证

颤证是一种慢性病证，表现为头颈、手足不自主地振摇、抖动，且动作的幅度小，频率快，呈持续性，但无发热、神昏等症状。而痉证的肢体抽搐幅度较大，呈持续性，但可伴有短时间的间歇，部分病人有发热、神昏等症状。结合病史，不难与颤证鉴别。

（五）破伤风

破伤风临床表现为项背强急，四肢抽搐，角弓反张，伴口噤，苦笑面容，与痉证症状相似，但破伤风发病前多有金疮破伤、伤口不洁病史，结合相关检查，可与痉证鉴别。

四、辩　证

本病的辩证主要是辨虚实。一般而言，颈项强直，牙关紧闭，角弓反张，四肢抽搐频繁有力且幅度较大者，属实证，多由外感或痰浊、瘀血所致；手足蠕动，或抽搐时作时休，神疲倦怠，属虚证，多由内伤所致气血津液不足。

（一）邪壅经络

证候：头痛，项背强直，四肢抽搐，伴恶寒发热，肢体酸重，甚至口噤不能言。舌苔薄白或白腻，脉浮紧。

分析：风寒湿邪侵于肌表，则恶寒发热；客于经络，气血运行不畅则头痛，项背强直；外邪侵袭，筋脉拘急则肢体酸重，四肢抽搐，口噤不能言。风寒为患则苔薄白，脉浮紧；风湿外袭则舌苔白腻。

（二）肝经热盛

证候：高热头痛，口噤龄齿，手足躁动不安，甚则项背强急，四肢抽搐，角弓反张，舌质红绛，舌苔薄黄或少苔，脉弦细数。

分析：火热之邪内蕴于肝，循经上扰，则高热头痛；热盛伤阴，致阴血不能濡养经筋，则口噤龄齿，手足躁动不安，甚则项背强急，四肢抽搐，角弓反张；舌质红绛，苔薄黄或少苔，脉弦细数，均为肝火旺盛之征。

（三）阳明热盛

证候：壮热汗出，项背强急，手足挛急，甚则角弓反张，腹满便结，面红，口渴喜冷饮，舌质红，苔黄燥，脉弦数。

分析：阳明经热甚，则壮热、大汗、大渴；热甚津伤，筋失濡养，则项背强急，手足挛急，角弓反张，燥屎不下，腹满便结；面红，渴喜冷饮，舌红，苔黄燥，脉数，为热甚之象。

（四）心营热盛

证候：高热烦躁，神昏谵语，躁动不安，项背强急，四肢抽搐，甚则角弓反张，舌质红绛，苔黄少津，脉细数。

分析：热入营血，扰动心神，则高热烦躁，神昏谵语；热盛煎熬阴血，阴血亏虚不能濡润筋脉，故四肢抽搐、项背强急，角弓反张；热盛则舌质红绛，苔黄，脉细数。

（五）痰浊阻滞

证候：头痛昏蒙如裹，神识呆滞，项背强急，四肢抽搐，胸脘满闷，食少纳呆，呕吐痰涎，舌苔白腻，脉滑或弦滑。

分析：痰湿壅盛，阻滞经络，清阳不能上达头面，故见头痛昏蒙如裹，神识呆滞；筋脉失于濡养，则项背强急，四肢抽搐；痰浊阻滞中焦，则胸脘满闷，食少纳呆，呕吐痰涎；舌苔白腻，脉滑，均为痰浊之象。

（六）阴血亏虚

证候：项背强急，四肢麻木，抽搦或筋惕肉动，两目直视，口噤，伴头目昏眩，自汗，神疲气短乏力，或低热，舌质淡或舌红少苔，脉细弱或数。

分析：素体阴虚，筋脉不得滋润濡养，故项背强急，四肢麻木，筋惕肉动；气虚血少，不能濡润眼睛，则两目直视；不能滋养口唇，则口噤；阴血亏虚，不能营养周身，则头目昏眩，神疲气短，脉细弱；低热，舌红苔少，脉细数，此为阴虚之征。

五、治疗原则

“急则治其标，缓则治其本”为痉证治疗总则。治标应舒筋解痉。感受风、寒、湿、热之邪而致痉者，治以祛风散寒，清热祛湿，择而用之。肝经热盛者，治以清肝潜阳，熄风止痉；阳明热盛者，治以清泻胃热，存阴止痉；心营热盛者，治以清心凉血，开窍止痉；瘀血内阻而致痉者，治以活血化瘀，通窍止痉；痰浊阻滞而致痉者，治以祛风豁痰，熄风镇痉。治本以养血滋阴，舒筋止痉为主。津伤血少在痉证的发病中具有重要作用，所以滋养营阴是痉证的重要治疗方法。

六、中药治疗

（一）邪壅经络

治法：祛风散寒，燥湿和营。

处方：羌活胜湿汤加减。

方中羌活、独活、防风、藁本、川芎、蔓荆子祛风胜湿；葛根、白芍、甘草解肌和营，缓急止痉。

若寒邪较甚，项背强急，肢痛拘挛，无汗，病属刚痉，则以葛根汤为主方，葛根、麻黄、桂枝、生姜温经散寒，解肌止痉；芍药、甘草、大枣酸甘缓急，调和营卫；若风邪偏盛，项背强急，发热不恶寒，汗出，头痛者，病属柔痉，则当以瓜蒌桂枝汤为主方加减，用桂枝汤调和营卫，发汗解表散邪通脉；栝楼根清热生津、和络柔筋。

（二）肝经热盛

治法：清肝潜阳，熄风镇痉。

处方：羚角钩藤汤加减。

方中水牛角、钩藤、桑叶、菊花凉肝熄风止痉；川贝母、竹茹清热化痰通络；茯神宁心安神定志；白芍、生地、甘草酸甘化阴，补养肝血，缓急止痉。

若口苦、苔黄，加龙胆草、栀子、黄芩清泻肝热；口干渴甚者，加生石膏、天花粉、麦冬以甘寒清热、生津止渴；痉证反复发作，加全蝎、蜈蚣、僵蚕、蝉衣以熄风止痉。若神昏痉厥者，选用安宫牛黄丸、局方至宝丹或紫雪丹，清心泻热，开窍醒神，熄风镇痉。

（三）阳明热盛

治法：清泻胃热，增液止痉。

处方：白虎汤合增液承气汤加减。

方中生石膏、知母、玄参、生地、麦冬清热养阴生津止渴，濡润筋脉；大黄、芒硝清泻热毒，软坚润燥，荡涤胃腑积热；粳米、甘草和胃养阴。

若热邪伤津而无腑实证者，可用白虎加人参汤，以清热救津；抽搐甚者，加天麻、地龙、全蝎、菊花、钩藤等熄风止痉之品；热甚烦躁者，加淡竹叶、栀子、豆豉、黄芩清心泻火除烦。

（四）心营热盛

治法：清心透营，开窍止痉。

处方：清营汤加减。

方中水牛角、莲子心、淡竹叶、连翘清心泻热，凉血解毒；玄参、生地、麦冬清热滋阴养津。

若高热烦躁明显，加丹皮、栀子、生石膏、知母以清热除烦；四肢抽搐，加全蝎、蜈蚣、僵蚕、蝉衣等凉肝熄风止痉之品；若神昏谵语，躁动不安，四肢挛急抽搐，角弓反张，酌情选用安宫牛黄丸、至宝丹或紫雪丹以清心泻热，醒神开窍，镇痉熄风。

本证为心营热盛致痉，临证时辨其营血热毒深浅轻重，可分别选用化斑汤、清瘟败毒饮、神犀丹化裁；若肢体抽搐无力，面色苍白，四肢厥冷，气短汗出，舌淡，脉细弱，证属亡阳脱证，当予急服独参汤、生脉散以回阳救逆。

（五）痰浊阻滞

治法：豁痰开窍，熄风镇痉。

处方：导痰汤加减。

方中半夏、石菖蒲、陈皮、胆南星、姜汁、竹沥豁痰化浊开窍；枳实、茯苓、白术健脾化湿；全蝎、地龙、蜈蚣熄风镇痉。

若言语不利，加白芥子、远志以祛痰开窍醒神；胸闷甚者，加瓜蒌、黄芩、天竺黄、竹茹、青礞石以清热宽胸，涤痰散结；若昏厥抽搐，可急用竹沥加姜汁冲服安宫牛黄丸以清心醒神止痉。

（六）阴血亏虚

治法：滋阴养血，熄风止痉。

处方：四物汤合大定风珠加减。

方中生熟地、白芍、麦门冬、阿胶、五味子、当归、麻子仁补血滋阴柔肝养血；生龟甲、生鳖甲、生牡蛎熄风止痉；鸡子黄养阴宁心。

若阴虚内热，手足心烦者，加白薇、青蒿、黄连、淡竹叶；抽动不安，心烦失眠者，加栀子、夜交藤、炒枣仁、生龙骨；阴虚多汗，时时欲脱者，加人参、沙参、麦冬、五味子；气虚自汗，卫外不固，加黄芪、浮小麦；久病，阴血不足，气虚血滞，瘀血阻络，加黄芪、丹参、川芎、赤芍、鸡血藤。

七、针灸治疗

（一）基本处方

水沟、大椎、筋缩、合谷、太冲、阳陵泉。

《素问·骨空论》云："督脉为病，脊强反折。"且督脉总督诸阳，故取水沟、大椎、筋缩，息风通络止痉；合谷、太冲合称四关，宁神镇痉；筋会阳陵泉，镇肝熄风。

（二）加减运用

1. 邪壅经络证

风邪甚者，加风池、风门以祛风止痉，诸穴针用泻法；湿邪甚者，加阴陵泉、公孙以健脾化湿，诸穴针用平补平泻法。

2. 肝经热盛证

加肝俞、行间以清肝泻热、平肝潜阳。诸穴针用泻法。

3. 阳明热盛证

加天枢、上巨虚、曲池、内庭以通腑泻热。诸穴针用泻法。

4. 心营热盛证

加曲泽、劳宫以清心除烦、泻热止痉，曲泽点刺出血。余穴针用泻法。

5. 痰浊阻滞证

加丰隆、公孙以健脾化痰。诸穴针用平补平泻法。

6. 阴血亏虚证

加肾俞、肝俞、太溪、三阴交以补益肝肾，针用补法。余穴针用平补平泻法。

7. 神昏

加百会、十宣（选 3 ~ 5 穴）以开窍醒神，十宣点刺出血。诸穴针用泻法。

（三）其他

1. 耳针疗法

取肝、肾、皮质下、神门、脑干，毫针强刺激，留针 30 ~ 60 min，每日 1 次。

2. 电针疗法

取合谷、太冲、阳陵泉等穴，在针刺得气的基础上接电针治疗仪，用连续波、快频率强刺激 20 ~ 30 min，每日或隔日 1 次。

3. 穴位注射疗法

取合谷、太冲、阳陵泉、曲池、三阴交，每次选 2 ~ 3 穴，用地龙注射液，每穴注射 0.5 ~ 1 mL。

第七章

泌尿系统疾病

第一节　慢性肾衰竭

慢性肾衰竭是由多种慢性疾病造成的肾单位严重损伤，基本功能丧失，使机体在排泄代谢废物和调节水、电解质、酸碱平衡等方面出现紊乱的临床综合征。临床上以慢性肾炎、肾盂肾炎、肾小动脉硬化、肾结核引起者最为常见，肾前性及肾后性疾病引起的较少见。根据肾小球滤过率（GFR）把肾功能受损的程度分为 3 期，即肾功能不全代偿期、氮质血症期和尿毒症期。临床表现轻重不一，前两期除原发病症状外，多无特异见症，只有当进入尿毒症期时，才有贫血、胃肠道、呼吸道以及神经精神系统症状，但为时已晚，因此对本病要特别重视早期发现，及时治疗。根据慢性肾衰竭临床表现，中医常按“关格”、“癃闭”、“溺毒”等病证进行辨治。

一、病因病理

本病系在其他慢性病，特别是慢性肾病的基础上发展而成。病位在肾，且常累及心、肝、脾、胃等脏腑。脾肾亏虚、湿毒内停是其发病的基础病理，外感六淫、饮食失节、劳倦、房事等则是其常见的诱发因素，其病机演变不外虚实交错变化。初期多为脾肾气虚或气阴两虚，水湿不化，证情尚轻；继则气伤及阳，阴伤及血，导致阴阳气血俱虚，湿浊益甚，气滞血瘀，气机逆乱升降失常，最后湿浊酿毒，夹瘀堵塞三焦，夹痰蒙蔽心窍. 化火伤阴劫液，深入营血；或引动肝风，或上凌心肺，阴竭阳亡，危象毕至。

二、诊　断

由于慢性肾衰竭病情进展缓慢，加之肾脏具有较强的代偿能力，故早期不易诊断，易于忽略。对有慢性肾炎史者，应提高警惕，争取早期诊断。本病临床表现较为复杂，涉及各系统。如疲乏无力、食欲不振、恶心呕吐、表情淡漠、头晕头痛以及常见的高血压、贫血等，晚期可出现广泛性出血倾向、谵妄抽搐、严重电解质紊乱、少尿甚至无尿等危险征象。根据肾功能受损的程度，临床上将本病分为：

（一）肾功能代偿期

肌酐清除率（Ccr）　50 ~ 80 mL/min，血肌酐（Scr）　133 ~ 177 μmol/L（1.6 ~ 2.0mg/dL），大致相当于 CKD2 期。

（二）肾功能失代偿期

肌酐清除率（Ccr）　20 ~ 50 mL/min，血肌酐（Scr）　186 ~ 442 μmol/L（2.1 ~ 5.0mg/dL），大致相当于 CKD3 期。

（三）肾功能衰竭期

肌酐清除率（Ccr）10 ~ 20 mL/min，血肌酐（Scr）451 ~ 707 μmol/L （5.1 ~ 7.9mg/dL），大致相当于 CKD4 期。

（四）尿毒症期

肌酐清除率（Ccr）<10 mL/min，血肌酐（Scr）≥ 707 μmol/L ≥ 8.0mg/dL），大致相当于 CKD5 期。

其他实验室指标可出现：红细胞计数常在 2×10^{12}/L（2×10^{6}/mm^{3}）以下，为正常细胞正色素性贫血。尿比重降低并固定于 1.010，酚红排泄率极度下降，B 超双肾可见肾实质明显萎缩。

此外，对慢性肾衰竭还必须做出病因诊断，主要依据病史、体检及必要的实验室检查以查明病因。确定病因对于治疗和预后的判断颇为重要。在进行诊断时应注意以下几点。

（1）某些病人的慢性肾脏疾病呈隐匿经过，当这种病人因急性应激反应状态（如外伤、感染等）致原处于代偿期或失代偿期的肾功能迅速恶化，显示出尿毒症表现，这时尿毒症易为上述诱发疾病所掩盖而被漏诊，有时还会认为是突然发生的急性肾衰竭，应注意区别。

（2）当慢性肾衰竭病人以厌食、恶心、贫血、乏力、神经精神系统症状为主诉时，如果不仔细询问病史，未想到慢性肾衰竭的可能，则往往误诊或漏诊，以致得不到及时治疗。

（3）肾脏病患者，短期内出现症状加重，肾功能急剧恶化，应寻找其原因和可逆因素，不能单凭肾功能测定结果，草率诊断为终末期尿毒症。

（4）当诊断有疑时，应行肾脏 B 超检查，了解肾脏体积大小，如果病肾已萎缩，支持终末期的诊断；如果双肾大小正常，甚至增大，除多囊肾外，应及时行肾穿刺活检，了解肾脏病理改变及其损害程度，以及采取积极的治疗措施。

三、鉴别诊断

（一）高血压脑病

高血压脑病亦有呕吐、昏迷、抽搐等表现，但发生迅速，血压剧增，可伴有暂时性瘫痪、失语及失明等，而血尿素氮、肌酐、二氧化碳结合力等检查多正常。

（二）糖尿病酮症酸中毒

糖尿病酮症酸中毒可有食欲不振、恶心、嗜睡及昏迷等表现，可根据糖尿病史、血糖增高、尿酮体、尿糖阳性等与本病鉴别。

（三）再生障碍性贫血

再生障碍性贫血病人以贫血、鼻衄、皮肤瘀斑为主要表现者易与本病混淆。但慢性肾衰竭多有肾脏病史，血压高，血白细胞多不减少，进一步查尿及血液化学检查易鉴别。

四、并发症

（一）感染

慢性肾衰竭病人全身抵抗力下降，容易并发上呼吸道感染、肺炎、胸膜炎、腹膜炎等多种感染，但其感染症状不典型，往往容易漏诊。

（二）心血管系统疾病

慢性肾衰竭时，常并发心血管系统病变，其中以心包炎及心衰为常见。心功能不全及心律失常亦是本病的重要致死原因。

1. 高血压　60% ~ 80% 病例属于容量依赖型，10% 属肾素依赖型。前者合并心、脑并发症少。后者对限制水钠、利尿和透析超滤的降压疗效不佳，易并发心、脑并发症。高血压的发生使肾功能进一步恶化。

2. 心包炎　发生率为 40% ~ 50%，多为纤维素性心包炎，心包液含蛋白且白细胞增多，患者可有低热、胸痛，常可闻及心包摩擦音，胸片及超声心动图显示心包积液征象。

3. 心衰　水、钠潴留引起心力衰竭、肺水肿、高血压、贫血、动脉粥样硬化及血管钙化使心衰加重。

早期无明显症状，仅有体重增加、水肿、血压升高等水、钠潴留症状，进而肝大、压痛，颈静脉充盈，肝静脉回流征阳性，继而发展至明显的心衰、肺水肿表现。

（三）消化系统疾病

由于氨和其他代谢产物的化学刺激，消化系统疾病出现较早而且普遍，病人常以恶心、呕吐、食欲不振等消化系统症状来就诊，经仔细询问检查始发现为慢性肾衰竭。常见的消化系统疾病有口腔炎、胃及十二指肠溃疡、消化道出血等。

（四）血液系统疾病

贫血与出血较常见。贫血的严重程度与肾功能损害的程度基本一致。出血表现多为皮下瘀斑、鼻衄、牙龈出血、黑便等，这是因为尿毒症时，血小板功能较差，加上酸中毒时毛细血管脆性增加等原因所致。

（五）神经系统疾病

神经系统常受累，约占65%。起病表现为周围神经传导速度减慢的症状，如双下肢不适感、麻木、烧灼、蚁行感、胀感等。后期可发生尿毒症脑病，不安、思维不集中、记忆力下降、易激动或抑郁、常失眠，重者嗜睡或呈木僵状态，晚期可出现惊厥、癫痫、扑翼样震颤或痉挛。

（六）肾性骨病

主要有肾陛佝偻病、肾性软骨病、骨质疏松、纤维素性骨炎，以及骨硬化症等。其原因主要有活性维生素 D_3 合成减少，继发性甲状旁腺功能亢进，酸碱平衡失调等因素。

五、临证要点

（一）扶正祛邪法是治疗肾衰竭的根本法则

慢性肾衰竭的基本病理为脾肾衰败，水湿、湿热、瘀血内蕴是病机的关键；其演变过程是因实致虚，继而在虚的基础上产生实邪。治疗时应标本兼顾。因此，扶正祛邪法应是治疗肾衰竭的根本法则，具体应用时可根据情况，急则治其标，缓则治其本，或标本并重，扶正祛邪兼施。一般单纯扶正或祛邪则均不利于本病的治疗。

（二）扶正应根据实际情况有所侧重

慢性肾衰竭由久病迁延而来，往往正气衰败，其正虚以脾肾为主，后期涉及五脏俱虚。因此，扶助正气在本病治疗过程中必须贯彻始终。强调治疗时应维护肾气和其他内脏功能，以求增一分真阳，多一分真阴。至于正虚一般初期多为气阴两虚，继则气伤及阳，阴伤及血，导致阴阳两虚，营血亏虚，在具体治疗时须根据不同情况选用益气养阴、温补脾肾、补气养血等法。

（三）重视调理脾胃

疾病发展到慢性肾衰竭阶段，临床脾胃虚弱症状如食欲不振、恶心呕吐等出现得早而且普遍，况且脾胃为后天之本、气血生化之源，脾胃虚弱，更导致肾气不足。故此，调理脾胃为治疗本病重要的一环，所谓有胃气则生，无胃气则死，慢性肾衰竭也不例外。

（四）扶正与祛邪应把握轻重缓急

由于脏腑虚损，导致水湿、湿热、瘀血的产生，而这些病理产物又耗损正气、伤害脏腑，只有阻断这一恶性循环，才可防止疾病的进一步发展及恶化。因而在治疗慢性肾衰竭时，必须在扶正的同时注意祛邪，邪祛正始能安，祛湿泄浊、清热利湿解毒、活血化瘀之法最为常用。当表现为邪毒内盛，出现呕恶、尿闭、嗜睡、昏迷惊厥、出血等危重证候时，又当急则治标，采用泄浊开窍、息风止血等法，待病情缓解后再扶正祛邪兼顾。在应用祛邪法时，要注意衰其大半而止，不可一味攻伐，导致正气更衰。

六、辩证施治

（一）脾肾气（阳）虚

主症：面色㿠白，倦怠乏力，气短，纳少，腹胀，腰膝酸痛，畏寒肢冷，便溏溲少，夜尿频多。舌质淡，边有齿痕，苔薄白或腻，脉沉细。

治法：益气健脾补肾。

处方：香砂六君子汤合仙茅、仙灵脾化裁。

生黄芪 30 g，党参 20 g，云苓 15 g，白术 15 g，木香 10 g，陈皮 10 g，仙茅 10 g，仙灵脾 10 g，半夏 10 g，补骨脂 15 g，菟丝子 15 g。

此型常见于慢性肾衰竭早期，临床以正虚为主，邪实之象不明显。治疗用药注重扶持正气，然而补气不可壅中留邪，温肾亦不可过用温燥，免伤阴血，更不可早投寒凉以攻下，以损伤阳气，加重病情。

若阳虚水气不化出现周身浮肿，腰以下肿甚，按之没指，当参以肾气丸之意，加入桂枝、车前子、牛膝、大腹皮；水气势甚，凌心射肺出现喘咳、心悸、端坐、胸闷痛者，可加入葶苈子、苏子、白芥子以泻肺逐饮；食少纳呆，加山楂、焦三仙以消食化滞；易感冒者，可合用玉屏风散益气固表；合并外感时，宜先治外感，可用参苏饮加减治疗，然后再图根本。

（二）脾肾气阴两虚

主症：面色少华，气短乏力，腰膝酸软，手足心热，口干唇燥，大便稀或干，尿少色黄，夜尿清长。舌淡有齿痕，脉象沉细。

治法：益气养阴。

处方：参芪地黄汤加减。

党参 15 g，生芪 30 g，熟地 20 g，山药 15 g，枸杞子 15 g，山萸肉 15 g，云苓 15 g，泽泻 10 g，白芍 15 g，当归 15 g，白花蛇舌草 30 g，双花 20 g，佛手 10 g。

此型在慢性肾衰竭中较常见，虽以气阴两虚为本，但多易招致风热外袭，故治疗用药时，除以益气养阴为主外，须合用清热解毒之品，防其热化，否则病邪更为缠绵。另外，熟地等滋腻壅滞之品用量不宜太大，方中可适当佐以行气宽中之品。

方中参芪合六味地黄汤益气养阴，有阳生阴长之妙；归、芍、枸杞助阴血；白花蛇舌草、双花清热解毒利湿；加入佛手一味，既可杜绝大队滋阴之壅滞，又可助脾胃以运化，以升清降浊。

若是脾虚为主者，见面色少华，纳呆腹满，大便溏薄等，可配用香砂六君子丸以益气健脾；以肾气虚为主，症见腰酸膝软，小便清长者，配以金匮肾气丸；若系肾阴不足，五心烦热或盗汗，小便黄赤者，合用知柏地黄丸以滋阴清热；外感风热者，见咽喉肿痛或发热，加入双花、连翘、玄参等清热解毒之品；气阴不足，心慌气短者，合用参脉饮以益心气，养心阴。

（三）肝肾阴虚

主症：手足心热，头晕耳鸣，目涩咽干，腰膝酸软，便干，尿少色黄。舌质红苔少，脉细数。

治法：滋阴补肾。

处方：一贯煎加减。

北沙参 15 g，麦冬 15 g，生地 20 g，当归 15 g，白芍 15 g，枸杞子 15 g，女贞子 15 g，旱莲草 15 g，丹皮 10 g，丹参 10 g，柴胡 10 g，生牡蛎 20 g（先煎）。

此型患者常伴有高血压，治疗时必须及时控制高血压的发展，减轻高血压对肾脏的损伤。

方中用沙参、麦冬、生地、枸杞、女贞子、旱莲草滋补肝肾之阴液；当归、白芍养血以柔肝；柴胡、丹皮以疏肝气，清肝火；牡蛎潜阳。诸药合用，补中有泻，泻中寓补，相辅相成，补虚而不碍邪。临床若以头晕胀痛、心烦易怒等肝阳上亢为主症者，则以天麻钩藤饮加减；若以肝血不足为主者，则须用四物汤合逍遥散加减。

（四）阴阳两虚

主症：神疲乏力，畏寒肢冷，腰膝酸软，手足心热，小便黄赤。舌质淡，体胖大有齿痕，脉象沉细。

治法：阴阳并补。

处方：金匮肾气丸加减。

熟地 20 g，山药 15 g，山茱萸 10 g，云苓 10 g，泽泻 10 g，丹皮 10 g，附子 10 g，桂枝 10 g，菟丝子 15 g，淫羊藿 15 g。

此型患者，阴阳俱伤，病情较重，变化多端，治疗用药必须慎重，防止过用峻猛及苦寒败胃之剂，且已有浊邪内生，变证蜂起，辛散燥烈之品竭阴伤阳，犯之则阴阳离决，生命危殆，故当慎之。

方中六味地黄汤补肾之阴，桂、附、淫羊藿、菟丝子温补肾阳。诸药合力，虽温而不燥，补而不腻，阳生阴长，平衡相济。

（五）脾胃虚弱，湿浊阻滞

主症：面色淡黄，体倦无力，形体消瘦，腹胀纳差，泛恶呕吐，便秘或溏。舌质淡，苔薄腻，或厚腻，脉沉细无力。

治法：健脾养血，化浊和胃。

处方：归芍六君子汤合厚朴温中汤加减。

当归 15 g，白芍 15 g，党参 20 g，白术 15 g，云苓 15 g，陈皮 15 g，砂仁 6 g，厚朴 15 g，草果仁 10 g，川军 6 g，冬瓜皮 20 g，槟榔 15 g。

此证常见于慢性肾衰竭的氮质血症期。此时本虚标实，虚实夹杂，治疗必须虚实兼顾，应恰当地处理好正虚与邪实的关系。

方中以四君子汤益气健脾，滋气血生化之源；归、芍养营血；陈皮、砂仁、厚朴、草果仁化浊和胃理气；川军、槟榔泻浊通腑；冬瓜利水，使湿浊之邪从小便而去。大黄通导之力较强，此时正气虽不足，但方中有四君子汤扶助正气，故适量用之无妨。全方补泻兼施，补不碍邪，攻不伤正，共奏健脾养血，化浊和胃之功。若气血不足明显，表现为头晕体倦、心慌气短等症，应去川军、槟榔、草果仁、冬瓜皮，加熟地、枸杞、菟丝子补益精血。

（六）秽浊中阻，化热上逆

主症：头昏，胃脘胀痛，纳呆腹胀，口干，恶心呕吐，心烦失眠，便秘，口臭，口有氨味，小便清白。舌胖色淡，质灰少津，苔厚腻，脉弦数或弦滑。

治法：通腑化浊，祛湿清热。

处方：燥湿化浊汤加减。

草果仁 12 g，醋制大黄 10 g，半夏 10 g，藿香 15 g，槟榔 12 g，茵陈 20 g，黄芩 10 g，陈皮 10 g，苏梗 10 g。

本方以草果仁、半夏、藿香燥湿化浊；大黄、槟榔通腑降浊；黄芩、茵陈苦寒泄热。若湿重于热，症见周身困重乏力，面色淡黄，纳呆腹满，恶心欲吐，可用三仁汤加减，宣畅气机，利湿清热。尿毒症出现精神症状，呈半昏迷或昏迷状态，牙龈溃破，舌淡等，可加入清热解毒之剂。若湿热痰浊，蒙蔽心包，症见神昏谵语，语无伦次，烦躁不安，或喉中痰鸣，大便不爽，小便短少黄赤，舌红，苔黄厚腻，少津，脉弦滑者，可用菖蒲郁金汤加僵蚕，清热解毒，豁痰开窍。

（七）邪热入血，血瘀络阻

主症：面色晦暗，精神萎靡，皮肤瘙痒，恶心呕吐，头痛心烦，口干，口唇紫暗，尿少或清长，便秘，甚至烦躁不宁。舌质紫，有瘀斑，脉弦滑。

治法：清热解毒，活血化瘀。

处方：解毒活血汤加减。

葛根 30 g，桃仁 15 g，红花 15 g，连翘 20 g，赤芍 15 g，丹参 15 g，生地 15 g，丹皮 15 g，大黄 10 g，川连 10 g，枳壳 15 g，佛手 10 g。

本型常见于慢性肾衰竭的后期，邪浊壅盛，正气匮乏，若不急挫其势，危证立至，治疗用药更须小心，最好采用中西医结合治疗。方中用桃红、红花、当归、枳壳、赤芍、生地，取桃红四物汤之义，活血养血；易川芎为枳壳，取行气除胀消痞之功。益母草善活血祛瘀，既助桃红四物之力，又具利尿消肿之功。柴胡、葛根，清透邪热，升发阳气，鼓舞脾肾之气上升。连翘清透疏泄，使邪毒出；半枝莲、白花蛇舌草，清热解毒，利水消肿。综观全方，既可活血祛瘀，又有较强的清热宣透、利湿化浊之功，使湿浊瘀尽散。

若湿热瘀毒壅结，可加大黄；若出现恶心，纳差，苔厚腻，可加草果仁；若面色晦暗或黧黑，皮肤瘙痒，或舌有瘀斑，可加丹参。

七、西医治疗

（一）一般治疗

在肾功能不全或代偿期，应积极治疗原发病，防止发展成为尿毒症。在氮质血症期除应积极治疗原发病外，要减轻工作量，避免受凉、受湿和过劳，防止感冒，不使用损害肾脏的药物，并给予良好的医疗监护。已出现尿毒症症状的病人，应休息和治疗。

（二）饮食疗法

食物要易于消化，富含维生素，保证供给足够的热量，采用优质低蛋白饮食，每天蛋白质的摄入量应少于 35 g，以禽蛋及乳类为主，辅以肉类、鱼类。主食最好采用小麦淀粉，以减少非必需氨基酸的摄入。

（三）必需氨基酸疗法

慢性肾衰竭时，血浆必需氨基酸减少，非必需氨基酸增多，血非蛋白浓度因而上升。可利用非蛋白氮合成蛋白质，降低血尿素氮，纠正负氮平衡。

（四）纠正酸中毒

轻度酸中毒［CO_2CP 在 15.7 ～ 20mmol/L（35 ～ 44 mL/dL）之间］者可通过纠正水、电解质平衡失调来得到改善，亦可加用碳酸氢钠，每日 4 ～ 8 g，分 2 ～ 4 次口服。当 CO_2CP<13.5mmol/L（30 mL/dL）时应静脉补碱，可按以下公式：5% $NaHCO_3$（mL）=（正常 CO_2CP －测得之 CO_2CP）×0.5× 体重（kg），首次给予 1/2 量，然后根据 CO_2CP 测定进行调整。应注意纠酸不宜过快，以免引起低钙抽搐。

（五）纠正水、电解质平衡失调

1. 脱水和低钠血症　如果有明显失水者，应静滴 5% 葡萄糖盐水或 10% 葡萄糖注射液，一般一次 1 000 ～ 2 000 mL，有严重高血压、显著水肿、心功能不全或少尿者，应适当限制水分。低钠血症时可给予生理盐水或乳酸钠。

2. 低钾和高钾血症　低钾者口服氯化钾或枸橼酸钾，必要时可静滴氯化钾。高钾者，11.2% 乳酸钠溶液 60 ～ 100 mL，静推；或 5% 碳酸氢钠溶液 40 ～ 100 mL 静推，或 25% 葡萄糖注射液 250 mL 加普通胰岛素 20 单位静滴，必要时进行透析治疗。

3. 低钙和高磷血症　低钙者口服葡萄糖酸钙或乳酸钙，发生低钙抽搐时应静注 10% 葡萄糖酸钙溶液或 5% 氯化钙溶液 10 ～ 20 mL。高磷血症者口服碳酸钙 0.5 ～ 1.0 g，每日 2 次，口服氢氧化铝凝胶 10 mL，每天 3 次。

（六）对症治疗

1. 消化系统症状　恶心呕吐者，可用爱茂尔、甲氧氯普胺、氯丙嗪。呃逆可用阿托品，腹泻较重者，可用小檗碱等。

2. 神经系统症状　烦躁、失眠、惊厥等可用镇静剂如地西泮、氯氮、水合氯醛、氯丙嗪；昏迷、谵妄等可选用至宝丹、苏合香丸、安宫牛黄丸等。

3. 循环系统症状　高血压者联合应用 2 ～ 3 种降压药，如甲基多巴、肼屈嗪、硝苯地平等。对于肾素型高血压可用巯甲丙脯酸。胍乙啶、美卡拉明、帕吉林等因能降低肾血流量，不宜使用。须注意不宜将血压降至正常水平或以下，以免肾血流量剧降而加重肾功能不全。若合并心衰，可用洋地黄或毒毛花苷 K 纠正，但用量宜小，约为常用量的一半剂量或以上。

4. 血液系统症状　优质蛋白饮食、必需氨基酸、铁剂、叶酸等，对长期摄入量不足所致之贫血治疗有效。近年来应用重组人红细胞生成素（EPO）治疗肾性贫血取得进展。当血红蛋白 <50 g/L（<5 g/dL）时需输入新鲜血液，每次 200 mL。若有出血，应用止血剂，如卡巴克洛、酚磺乙胺、氨甲苯酸等有一定效果。消化道出血时可用去甲肾上腺素 8mg 加入 100 mL 0.9% 氯化钠注射液中分次口服止血，或口服三七粉 3 g、云南白药 0.5 g。

5. 肾性骨病　用氢氧化铝凝胶降磷，每次 15 mL，每日 3 次口服。以乳酸钙补钙，每次 2 g，每日 3 次口服。补充维生素 D_2 或维生素 D_3：40 万～ 60 万单位肌注，1 ～ 2 周 1 次。注射 1 ～ 2 次后，可以维生素 D 剂口服维持。

（七）透析疗法

尿毒症患者经保守治疗无效，血肌酐≥ 770μmol/L（8.0mg/dL）或内生肌酐清除率 <10%；或血钾 >6.5mmol/L（6.5mEq/L），即应进行透析治疗。

（八）肾移植

肾移植的适应证。

（1）慢性肾衰竭其内生肌酐清除率 <10%。

（2）内生肌酐清除率 >10%，但并发顽固的严重高血压、多发性神经病变以及继发性甲状旁腺功能亢进等。

（3）年龄 <50 岁，无重要脏器如心、肺、肝、脑等以及下泌尿道的重要病变者。

（4）病变局限于肾脏本身者。

八、饮食调护

慢性肾衰竭患者大多数食欲低下，全身状况差，故饮食应清淡易消化，待脾胃功能改善，食欲增加后，方可渐进补益之品。在治疗过程中，自始至终须注意尽量少食植物蛋白类食物，如豆制品、坚果类。食用一定量的高质量的动物蛋白如牛奶、鱼、肉及蛋类，并应适当补充新鲜蔬菜和瓜果，以增加机体的营养。有水肿和高血压者应采用低盐或无盐饮食。

第二节　狼疮肾炎

系统性红斑狼疮是一种自身免疫性结缔组织疾病，病变累及多系统，而肾脏为主要受累器官，称之为狼疮肾炎，为继发性肾小球疾病中最常见的一种。主要病变在肾小球，也常累及肾小管和间质，系由免疫复合物在肾脏沉积而引起，肾脏病变的严重程度直接影响系统性红斑狼疮的预后。

因本病病机复杂，见症繁多，故中医无相应的病名和系统的论述。可依据不同见症，于温毒发斑、阴阳毒、水肿、悬饮、痹病、惊悸、虚劳诸门中寻求辩证论治。

中医认为本病以阴虚火旺为本，以热毒炽盛为标。因本病多发生在育龄妇女，此时月经、妊娠、哺乳均伤阴液，加之过度劳累、七情内伤、房事不节，以致肾阴亏损，虚火内动，此为内因。外因则以烈日曝晒，使人感受火毒之邪。热毒炽盛与体内阴虚火旺之虚火相搏，毒火相煽，销铄津液，迫血妄行而见发斑、衄血、尿血；邪热伤心，心阴内耗，邪热伤肝而见肝阴不足，或肝肾阴虚之候。阴病及阳，阴亏日久，可致肾阳不足，气虚日久，也致脾阳不足，脾肾阳虚则水湿泛滥；继而气阴两虚，阴阳两虚，或夹瘀血、湿热、痰浊，则成虚实夹杂之证。

临床上凡见不规则发热，蝶形或盘状红斑，关节疼痛肿胀，伴心、肝、神经精神系统损害，贫血，血沉增快，血小板减少，γ 球蛋白升高，抗核抗体阳性，补体 C4、C1 与 C3- 致性下降者，可诊断为系统性红斑狼疮。在此基础上再有持续性尿蛋白（+）以上，或镜下红细胞 >10 个 / 高倍镜，或管型尿和肾损害者，即可诊断为狼疮肾炎。肾组织活检对本病诊断和治疗有帮助。

一、辩证施治

本病以阴虚火旺为本，以热毒炽盛为标，故治疗大法总以滋阴降火、清热解毒为主，而辅以凉血止血、活血化瘀。活动期或热毒炽盛，或虚火浮动，或水湿停聚，总以祛邪为主，而注意时时固护阴液；缓解期或肝肾阴虚，或气阴不足，总以扶正为主，而注意勿忘清热、治瘀以祛邪。同时要辩证与辨病相结合，以中西医优化选择，取得良好疗效。

（一）热毒炽盛

主症：高热不退，面颊部蝶形红斑，或周身皮下瘀斑，吐血、衄血、尿血，心悸，烦渴欲冷饮，大便秘结，甚则神昏谵语，肢体抽搐，或见关节酸痛红肿，肢体浮肿。舌质红绛，苔黄，脉洪大而数。

治法：清热解毒，凉血止血。

处方：犀角地黄汤加味。

水牛角 90 g，生地 30 g，丹皮 15 g，赤芍 15 g，银花 30 g，生石膏 30 g，知母 12 g，紫草 15 g，白花蛇舌草 30 g，大黄 15 g。

本型多见于急性活动期，系热毒炽盛，迫血妄行，内陷心包，气血两燔之证，病情危重，变化急骤，宜急投大剂清热解毒、气血两清之剂，故以犀角地黄汤为清解血分热毒之主方，水牛角、紫草凉血祛斑，生石膏、知母、银花、白花蛇舌草为清解阳明气分热毒之主药，生大黄一泻阳明实热燥结，二泻血分热毒瘀积。如高热不退者可用清开灵注射液（10 mL）静脉滴注，有时可迅速退热，并有清心开窍之功效；若神昏谵语为热陷心包，可用安宫牛黄丸、紫雪散、至宝丹，或用清开灵增大剂量静脉滴注；若肢体抽搐为热动肝风，可加羚羊粉 3 g（分 2 次送服）、钩藤 20 g、僵蚕 12 g、全蝎 10 g；若关节红肿热痛，可用宣痹汤加减。

银花藤 30 g，桑枝 30 g，滑石 12 g，防己 15 g，蚕沙 15 g，络石藤 20 g，苡仁 15 g，海桐皮 15 g，牛膝 12 g。

（二）肝肾阴虚

主症：长期低热盗汗，面部烘热，手足心热，腰膝酸软或疼痛，眼干目涩，发脱齿摇，大便干结。舌光红或光滑无苔，脉细数。阴虚火旺则见尿赤、灼热，尿血；阴虚肝阳上亢则见头晕，目眩，耳鸣。

治法：滋补肝肾，养阴清热。

处方：二至丸合六味地黄丸加减。

丹参 30 g，女贞子 10 g，旱莲草 11 g，生地 25 g，丹皮 10 g，山药 12 g，茯苓 10 g，泽 10 g，首乌 30 g，龟甲 30 g，鳖甲 30 g，青蒿 15 g。

本型多见于缓解期，系水肿退后，阴液耗伤，或热毒之邪，灼伤阴液，而致肝肾阴虚，肝阳上亢，虚火浮动，虽病势渐趋平缓，而炭火未熄，仍有再燃之机。方以六味、至滋补肝肾之阴；首乌、龟甲、鳖甲滋肝阴而潜肝阳；丹参活血养血，其性清凉；青蒿配鳖甲人于阴分，透热外出。若肝阳上亢，头晕耳鸣，可加菊花 10 g、僵蚕 10 g、生石决 30 g、磁石 15 g；若长期低热，可加白薇 15 g、地骨皮 12 g、银柴胡 10 g。若阴虚火旺，迫血妄行，见尿赤、血尿、尿道灼热者，则多见于本病的轻度或中度活动期（亚急性期），此时当以凉血止血为主，滋阴清热为辅，方以小蓟饮子合知柏地黄丸化裁。

小蓟 30 g，炒蒲黄 10 g，麦冬 10 g，生地 25 g，丹皮 10 g，云苓 12 g，泽泻 10 g，知母 10 g，川柏 10 g，山药 10 g，茅根 30 g，益母草 30 g。

（三）脾肾亏损

主症：周身浮肿，面色苍白，疲乏无力，腰膝酸软，畏寒肢冷，纳呆腹胀，泄清便溏。舌淡体胖有齿痕，质暗，脉沉细。

治法：温补脾肾，调气活血。

处方：益肾培脾汤。

黄芪 30 g，党参 15 g，白术 10 g，山药 12 g，茯苓 15 g，猪苓 15 g，丹参 30 g，首乌 30 g，黄精 10 g，益母草 30 g，大腹皮 15 g。

本证多见于肾病综合征，一派脾肾阳虚、水湿泛溢之征。本应温阳利水，方用真武、实脾之类；但狼疮肾炎中的肾病综合征，不同于原发性肾小球疾病，就在于它以阴虚为本，常在一派肾虚见症的掩盖下，有一两个阴虚发热、气滞血瘀见症，如耳鸣、咽赤、舌暗、脉涩等，若连用桂、附、姜刚燥之品，极易伤阴化热，而气滞血阻。故以益气健脾，参、芪、术、山药为主，而以首乌、黄精平补肝肾为辅，以猪苓、茯苓利水消肿为佐，大腹皮、丹参、益母草调气行血为使。若阳虚较显也只宜加仙茅、仙灵脾、菟丝子、巴戟天等温润之品，以求稳妥有效。

（四）气阴两虚

主症：神疲乏力，少气懒言，恶风易感，低热盗汗，五心烦热，口干纳少，腰酸，脱发，大便先干后溏。舌红，苔薄白，脉细弱。

治法：益气养阴。

处方：黄芪地黄汤、大补元煎加减。

黄芪 30 g，党参 15 g，生地 25 g，山萸肉 12 g，山药 12 g，麦冬 10 g，当归 10 g，丹参 10 g，首乌 10 g，女贞子 10 g。

本证多见于缓解期。既有气虚见症，又有阴虚见症，若进一步发展，可致阴阳两虚：故以黄芪、党参、山药健脾益气，生地、山萸、麦冬、首乌、女贞子养阴，当归、丹参养血活血。气阴不足之中常夹瘀血、痰浊，故常合用桃红四物汤、泽兰、益母草、山甲、水蛭以活血化瘀，加半夏、陈皮、胆星、瓜蒌以化痰清热。

二、狼疮肾炎的中西医研究

（一）重视中西医结合

狼疮肾炎属疑难病症，单纯中医和西医治疗效果均不理想，而中西医结合使疗效显著提高，据近年报道有效率在 83.9% ~ 97% 之间，较国内外报告单纯西医之疗效为高。中西医结合的优点在于减少激素和细胞毒药物的不良反应及骨髓抑制，巩固疗效防止复发。

（二）狼疮肾炎的中药选择

狼疮肾炎轻度肾损害，仅有少量蛋白尿，或镜下血尿，而系统性红斑狼疮症状不明显，24 h 尿蛋白定量 1 ~ 2 g，这类病人病理多为系膜性或局灶增生性狼疮肾炎所引起，可先给中药治疗，如昆明山海棠 100 ~ 200mg，每日 3 次，或雷公藤提取物片 40 ~ 60mg，每日 3 次，1 个月为一疗程；可使尿蛋白减少，血尿好转，同时不良反应也少。

（三）狼疮肾炎活动期中药作为配合治疗是必要的

狼疮肾炎活动期，西药的应用是必要的，包括激素、细胞毒药物、抗凝疗法、血浆置换疗法等，此阶段可应用中药配合，以使病人顺利接受西药的治疗。

活动期主要表现为：血中免疫球蛋白增高，抗核抗体滴度升高，免疫复合物阳性，各项补体下降，血及尿 FDP 增高。病理可见肾小球局灶性坏死，基膜“铁丝圈”样改变。电镜下内皮下及系膜区电子致密物质沉积较多，见核染色质碎片及苏木紫小体等。

西药治疗：激素常需大剂量，泼尼松 40 ~ 80mg/d，3 ~ 6 个月后逐渐减至最小维持量。必要时可用冲击疗法，即在上述基础上，加甲泼尼龙静脉滴注 1 g/d，共 3 d，可使临床症状迅速缓解，血液内免疫复合物可转阴。细胞毒药物仍以环磷酰胺为首选，因其能选择性地作用于 B 淋巴细胞，抑制体液免疫，防止肾组织纤维化。目前认为环磷酰胺冲击疗法较单用激素疗效好。具体用法为：8 ~ 12mg/kg 加 0.9% 氯化钠注射液 100 mL 静脉滴注，滴注时间不少于 1 h，连用 2 d，每 2 周 1 次，累积总剂量≤ 150mg/kg，每隔 3 个月以冲击治疗 1 次，同时口服左旋咪唑 50 mL，每日 3 次，每周 3 d，用至 6 个月。抗凝疗法运用于 C3 补体明显降低者，用肝素 75 ~ 100 mL/d，连续 3 周为一疗程，可重复一疗程。急进性狼疮肾炎，在激素和环磷酰胺冲击疗法的基础上，有条件者可应用血浆置换疗法。

中药治疗：临床辩证热毒炽盛型多属急性活动期，应以清热解毒、凉血止血、活血化瘀，方用犀角地黄汤、清瘟败毒饮等，可退热化斑，同时可以防止因大量激素引起的药物性 Cushing 综合征。阴虚内热型多为轻度或中度活动期，应以养阴清热，方用青蒿鳖甲散、清营汤等，又何首乌一名红内消，对内脏之毒热有消散作用，滋肝肾对顽固性发热颇有效验，故为方中必用之药。脾肾阳虚型有不同程度的浮肿，多为肾病综合征，应以温阳利水，行气化瘀，参考肾病综合征有关方药辩证论治，但需注意此时虽有阳虚见症，但发生在系统性红斑狼疮，亦往往多阴阳寒热夹杂，宜选用仙灵脾、菟丝子等温和之品，非必要时不应轻投桂附辛燥之品。

（四）狼疮肾炎的缓解期应以中药治疗为主

狼疮肾炎的缓解期应以中药治疗为主，而以维持量的激素和环磷酰胺长期应用为辅。缓解期中医辩证多属肝肾阴虚、气阴两虚和气虚血瘀型，应分别予以滋补肝肾、益气养阴、益气活血之法。其中许多中药具有调节免疫功能的作用，如益气药黄芪、党参、白术有提高免疫功能的作用；养阴药生地、玄参、麦冬有延长抗体生长期的作用；活血化瘀药丹参、赤芍、红花有免疫促进和免疫抑制的双向调节作用；

清热解毒药如白花蛇舌草具有刺激网状内皮系统，增加白细胞吞噬功能的作用。长期应用上述药物能逐渐改善机体免疫状态，不仅有利于递减激素，而且可使患者的激素和环磷酰胺的维持量降低。

（五）祛邪的重点在于清热解毒

热毒之邪为本病的致病因素，故祛邪的重点在于清热解毒，这是本病主要治则之一，常用药物如银花、连翘、白花蛇舌草、土茯苓、生石膏、半边莲、半枝莲、重楼、紫草、鬼箭羽等。此外热毒最易伤阴，故时时以护阴为要。笔者临床常用之通用方，是以加减玉女煎合四妙勇安汤化裁而成。方中生地、麦冬、玄参、首乌养阴清热，以滋少阴之不足；生石膏、知母、甘草、银花清热解毒，以泻阳明之有余；当归、牛膝以活血通络，根据不同阶段辩证化裁灵活应用，常能取得良好的效果。

第三节　过敏性紫癜性肾炎

过敏性紫癜是一种毛细血管变态反应性疾病，多见于 6 ～ 7 岁以上儿童及青年，临床上以皮肤紫斑而血小板不减少为特点，基本病变为皮肤、关节和消化道的广泛性血管炎。绝大部分的肾内毛细血管受累，但临床上只有少数出现肾小球损害症状，且以成人为多，称为过敏性紫癜性肾炎；是由于血循环中可溶性免疫复合物（包括 IgA 和 IgG）通过激活补体旁路，在肾脏内沉积引起的一种免疫复合物性肾炎。此外，补体和血小板活化，抗凝、细胞因子和生长因子等都可能在发病机制中起一定的作用。

过敏性紫癜属中医“阳斑”、“瘀斑”、“葡萄疫”等病范畴，紫癜性肾炎则与“水肿”、“尿血”相关。

中医认为过敏性紫癜的发生，是素有血热内蕴，复感风湿热毒之邪，热毒相合，侵扰血络；或禀性不耐之体，食入鱼腥辛辣，或因虫咬，或因磺胺、止痛药、抗菌药及某些中药过敏，则热毒内蕴，扰动血络，迫血妄行，外溢于皮肤则发紫癜，流注经筋则关节痛，结聚于胃肠则腹痛，内渗于肾脏则尿血。热毒之邪不仅动血，更易伤阴，肾阴亏损则虚火妄动。病延日久，内伤脾肾，脾虚气弱，统摄无权，肾气亏损，封藏失职，皆致精血流失，进而气虚血滞，脉络痹阻，以致蛋白尿、血尿迁延难愈，反复发作，而肾功能逐渐减退。

临床上见低热伴上呼吸道感染，皮肤紫癜，严重腹痛，甚则便血，膝踝关节剧痛，局部斑块样水肿。血小板正常。受累部位组织学检查有过敏性血管炎表现，并能除外其他过敏性血管炎或肉芽肿性血管炎，可诊为过敏性紫癜。在此基础上伴有不同程度的肾损害症状，则为过敏性紫癜性肾炎。临床可以表现为血尿，伴有蛋白尿，多发生在皮肤紫癜后 1 个月内；有的仅是症状性的尿异常；有些患者可呈急性肾炎表现。部分患者在急性期内尚可出现肾病综合征，严重者可出现急进性肾炎，病变迁延不愈可转变为慢性肾小球肾炎。

尿常规以血尿最常见，或伴有蛋白尿，若肉眼血尿则表明肾小球滤过膜损害严重，肾病综合征时血浆蛋白之降低较蛋白尿更为显著，尿 FDP 升高，血小板正常，血沉稍快。血清 IgA 升高，可伴有 IgC、IgM、C3 升高。免疫复合物阳性，冷球蛋白阳性。

一、辩证施治

本病以脾肾两虚为本，以血热妄行为标，风湿热毒兼而为患。在急性期多血热妄行，当急则治其标，以清热解毒凉血为主；慢性期多气阴两虚或阴虚火旺，当益气养阴为主，清热凉血为辅：恢复期多脾肾两虚，当扶正培本，以健脾补肾为主。在发病过程中，祛风、化湿、清解之法，可随证选用，而活血化瘀之法则贯穿于本病之始终。

（一）风热伤络

主症：初起发热，微恶风寒，烦渴咽疼，继则皮肤紫癜，甚则血尿。舌质红，苔薄黄，脉浮数。

治法：祛风清热，凉血散瘀。

处方：银翘散加减。

银花 20 g，连翘 15 g，薄荷 6 g，荆芥 10 g，牛蒡子 10 g，生地 12 g，白茅根 30 g，麦冬 10 g，竹叶 10 g，

甘草 6 g。

素有血热，外受风邪，风热伤络，故初见低热、上呼吸道感染之表现，1 ~ 3 周之后，皮肤出现斑点状出血性皮疹，甚则尿血，故以辛凉平剂之银翘散加减，以荆芥、薄荷、牛蒡子祛风散邪，银花、连翘、竹叶清热，生地、麦冬、茅根凉血散瘀。在发斑以前以辛凉解表为主，发斑、尿血出现之后，则重在凉血散瘀，减荆芥、薄荷，增蝉衣、僵蚕；尿血加小蓟、生侧柏；腹痛便血加白芍、生地榆；若夹湿热，则见口苦而黏，胸脘痞闷，渴不欲饮，舌苔黄腻，应以清热利湿，佐以活血化瘀，方用三仁汤、四妙散、大橘皮汤等，如丹参、泽兰、马鞭草、益母草等。

（二）血热妄行

主症：发热咽喉肿痛，下肢大片紫癜，色红而密，关节肿疼，肉眼血尿或镜下血尿明显，烦躁不安，口干喜凉饮。舌质红绛，苔薄黄或黄腻，脉滑数。

治法：清热解毒，凉血散瘀。

处方：犀角地黄汤合小蓟饮子。

水牛角 30 g，生地黄 30 g，丹皮 12 g，赤芍 15 g，小蓟 30 g，藕节 10 g，蒲黄 10 g，银花 30 g，连翘 15 g，玄参 15 g。

血热妄行多为紫癜性肾炎之急性期，热毒炽盛，病情较重，出血倾向亦重，故以犀角地黄汤清热凉血以治紫癜，小蓟饮子凉血散瘀以治血尿。本方治过敏性紫癜及其他肾外症状效果较好；而对严重肾损害疗效欠佳，常需结合激素、环磷酰胺及抗凝疗法中西医结合治疗。此外本病皮肤紫癜为多形性，虽可以中医“阳斑”等辩证，但毕竟与温病发斑不同，虽有血热妄行，但并无温病之传变过程，故单按阳毒发斑的清化方药来治疗，效果往往不够理想。考虑本病除血热妄行之外，常夹风邪，其发病急，变化多，常有瘙痒等症状，因此在清热凉血中，加入蝉衣、防风、白蒺藜、地肤子、僵蚕、鹿衔草等具有一定抗过敏作用的祛风药，往往能提高疗效。

（三）阴虚火旺

主症：紫癜渐退，镜下血尿，口干咽燥，五心烦热，头晕目眩，腰膝足软，大便干结。舌质红少津，脉细数。

治法：滋养肝肾，凉血和络。

处方：知柏地黄丸、二至丸。

知母 10 g，黄柏 10 g，生地 25 g，丹皮 10 g，茯苓 10 g，山萸肉 12 g，山药 12 g，泽泻 10 g，女贞子 15 g，旱莲草 15 g。

过敏性紫癜 3 周后开始减退，尿血也转为镜下血尿，或有轻度浮肿、高血压，若病情不能自行缓解，则转入慢性期，因热毒迫血最易伤阴，故出现肝肾阴虚，相火妄动，灼伤血络之证，方以二至丸、六味地黄丸滋养肝肾之阴，知柏降浮游之相火。镜下血尿宜加茜草、生侧柏、赤芍、益母草、白茅根、琥珀、三七等散瘀之品；气阴两虚，气短乏力，自汗盗汗者，可加黄芪、太子参、冬虫夏草、麦冬、穞豆衣等；轻度浮肿可加冬瓜皮、赤小豆、车前子；头晕目眩，血压轻度或一过性升高，可加桑叶、菊花、钩藤、生石决。

（四）脾肾两虚

主症：紫癜消退，神疲乏力，面色萎黄，少气懒言，纳差便溏，腰酸膝软，浮肿，蛋白尿较多。舌淡有齿痕，脉沉缓无力。

治法：健脾补肾，益气摄血，佐以活血通络。

处方：补中益气汤、归脾汤、参芪地黄汤。

生黄芪 15 g，党参 12 g，白术 10 g，升麻 10 g，柴胡 10 g，当归 10 g，茯苓 10 g，桂圆肉 10 g，木香 3 g，陈皮 6 g，仙鹤草 30 g。

过敏性紫癜性肾炎，紫癜消退，热势已衰，脾肾受损，气不摄血，精血流失，而脉络痹阻。健脾益气，当以补中益气汤，重在益气而升清；血不归经，则以归脾汤，重在益气而摄血；肾气亏损，当以参芪地黄汤，重在益气补肾；脉络痹阻，当以桂枝茯苓丸，重在活血通络。此外，镜下血尿可加仙鹤草、三七、藕节；

蛋白尿可加芡实、金樱子；浮肿明显，可用防己茯苓汤合当归芍药散，以健脾益气，活血利水；症状消失，病情缓解，可服人参归脾丸及六味地黄丸，以巩固疗效，达到根本治愈。

二、过敏性紫癜性肾炎的中西医研究

过敏性紫癜性肾炎，儿童大多数可在起病后数月自然缓解，而成人则有半数不能缓解，故须积极治疗。一般患者应以中药治疗为主，辅以抗过敏西药治疗，但应尽量避免应用抗生素及阿司匹林等药物。中医药治疗，在急性期常表现为热毒炽盛，迫血妄行，脉络瘀阻之证，应以清热解毒，凉血活血为主，少佐祛风抗敏之品，常选用水牛角、生地、丹皮、赤芍、紫草、大黄、银花、连翘、大青叶、茅根、益母草、白花蛇舌草、败酱草、鱼腥草、荠菜花、防风、蝉蜕、僵蚕、鹿衔草等。慢性期常表现为阴虚火旺之证，应以滋阴降火，凉血和络为主，常选用生地、麦冬、玄参、知母、川柏、丹皮、枸杞子、女贞子、旱莲草等。恢复期常表现为脾肾两虚之证，应以健脾补肾为主，佐以清热化湿，调气活血，常选用黄芪、党参、白术、山药、当归、山萸肉、阿胶、龟甲、鳖甲等。如此分阶段辩证论治灵活加减，意在增强或调整免疫功能，减少和防止免疫复合物之沉积，俾病情趋向缓解，以达根本治愈之目的。

（一）活血化瘀为本病的重要治则

过敏性紫癜性肾炎皮肤紫癜经久不退，或血尿持续存在，迁延难愈，均属久病入络，瘀血阻滞，法当活血化瘀。缪希雍活血三法之首，即“宜行血不宜止血”，“行血则血循经络，不止自止，止血则凝，血凝则发热恶食，病日痼矣”。因此，活血化瘀为本病的重要治则，无论何种原因引起之出血，也当寓止血于化瘀之中，而不宜早投收敛固涩止血之品，以防止血留瘀变生他患。活血化瘀之中，除常用之丹参、桃红四物之类外，顽固病例必要时也可选用煅花蕊石、三棱、莪术、土鳖虫、山甲、水蛭等破血逐瘀之品。现代药理证实，活血化瘀药可以改善循环，增加外周血流量，抑制损伤性免疫反应，以扫除病损处的瘀血凝滞及代谢障碍，通过增加毛细血管张力，减低毛细血管通透性，从而减少或防止血液外渗。

（二）肾损害严重时的中西医结合治疗

过敏性紫癜性肾炎起病较急，大量蛋白尿持续存在，其尿蛋白的选择性差，肾功能不全；或急性肾炎综合征与肾病综合征同时存在，伴持续性高血压者，均表明肾损害严重，预后较差。肾脏活组织检查也常显示病变严重，新月体形成增多，此时单纯应用中药疗效不佳，应及早应用激素加免疫抑制剂治疗。单纯激素对皮肤损害及肾损害的恢复均无明显疗效，即使应用大剂量或冲击疗法亦不一定有效，但对关节肿痛及胃肠症状有益。加用免疫抑制剂环磷酰胺、硫唑嘌呤或苯丁酸氮芥等，意在阻断抗原抗体结合，减少免疫复合物在肾脏的沉积，必要时可参照应用环磷酰胺冲击疗法，配以益气养阴、清热凉血、活血化瘀之剂，有时能改善病情。如新月体形成并迅速增多者，则预示急进性肾炎之发生，应及时加用抗凝疗法，常规使用肝素及血小板拮抗剂如双嘧达莫等，有条件可使用血浆置换疗法，病情稳定后，可继续应用活血化瘀中药治疗。有肾衰竭，可应用血液透析，或参考慢性肾衰竭有关方药辩证论治。

第四节　糖尿病肾病

糖尿病肾病（diabetic nephropathy，DN）是糖尿病（diabetic mellitus，DM）最常见的并发症之一，又称糖尿病肾小球硬化症。糖尿病肾病是在糖尿病病程中出现的以蛋白尿、血尿、高血压、水肿、肾功能不全等肾脏病变为特征的总称。临床上以糖尿病患者出现持续性蛋白尿为主要标志，其肾脏病理改变以肾小球系膜区无细胞性增宽或结节性病变，肾小球毛细血管基底膜增厚为特征；是糖尿病代谢异常引起肾小球硬化造成的肾功能损害和障碍，也是糖尿病最常见而又最难治的微血管并发症。它可以增加心血管事件的发生率与死亡率，是糖尿病患者致残与死亡的重要因素之一。美国肾脏病基金会（National Kidney Foundation）于 2007 年 2 月公布了《糖尿病及其慢性肾脏病的临床实践指南》。其中指出既往常用的“糖尿病肾病”这一专业术语应由“糖尿病肾脏疾病”（diabetic kidney disease，DKD）所替代。

随着糖尿病患病率的逐年增加，糖尿病肾病的患病率亦呈增加趋势，它的危害巨大，不积极治疗，最终可发展为终末期肾衰竭（end stage renaldiease，ESRD）。糖尿病肾病发病机制比较复杂，至今尚不完全清楚，与遗传因素、高血糖相关代谢紊乱、高血压以及吸烟、血脂异常、饮食中蛋白质摄入的数量和种类等多种因素相关。最近的研究发现高血压、糖尿病肾病家族史、心血管病家族史与 1 型糖尿病肾病的发生有关，大多数 1 型糖尿病病人终身不发展为肾病，而大多数有微量白蛋白尿的病人在以后的 5 ~ 10 年内进展为肾病。现代医学对临床糖尿病肾病主要采取对症治疗，如限制蛋白质的摄入，严格控制血糖、血压，调脂，利尿，改善微循环，保护肾功能等，临床效果往往不满意，仍然不能有效阻止肾功能的下降。近年来，不少学者应用中西医结合治疗糖尿病肾病取得良好的临床疗效，中医和中西医结合治疗糖尿病肾病有着重要的临床意义。

古医籍中虽未见有明确的关于糖尿病肾病的病名记载，但依据其临床表现及病机特点，可以归纳到中医的“肾消”、“消渴”、“水肿”、“水病”、“胀满”、“尿浊”、“关格”、“虚劳”、“肾劳”等范畴。中医认为消渴病病机较为复杂，早期多为气阴两虚，瘀血阻络，肾失封藏；日久则脾肾俱损，阴阳两虚，兼夹瘀血和水湿，水湿潴留可以泛溢肌肤，导致水肿的发生；病变晚期，肾阳衰败，水湿泛滥，浊毒内停，上凌心肺，可出现心悸、咳喘不得平卧、尿少、尿闭等。肾消病位主要在肺脾肾三脏（尤其是肾脏），关乎心、肝、胃、三焦等脏器。其病理性质属本虚标实、虚实夹杂，本虚以气阴两虚为主，标实以气滞、血瘀、水湿、浊毒结滞脉络为主。

本病的病因常因恣食肥甘，醇酒辛辣，胃中积热伤津；或情志失调，郁而化热；或禀赋不足，五脏柔弱；房劳过度，肾精暗耗。以上皆阴津亏损，燥热偏盛，病在肺胃肾，尤以肾为主。且以阴虚为本，燥热为标。盖肺为水之上源，主敷布津液，燥热伤肺，则津液不能敷布，而水液直趋下行，故口渴引饮，小便频数，饮一溲一；胃肠结热是消渴病的重要病机。阳明胃为水谷之海，燥热灼伤胃津，胃火炽盛，故消谷善饥；燥热伤肾，气化失司，固摄无权，而使精微下注，故尿频多而浑浊如脂膏。是以病之初期阴虚而热盛，日久则不仅伤阴，气亦暗耗，而为气阴两虚，后期则阴损及阳，致阴阳两虚。糖尿病肾病多为病之后期，故肾气亏损，阴阳两虚，水液不能蒸化，反而泛溢肌肤，发为水肿；精微不得固藏，反而下注，则为蛋白尿；肝阳上亢则头痛眩晕，血压升高；久病入络，由气及血，则瘀血阻络。正虚、血瘀、水湿三者交结不解，导致水肿、关格、肾风、厥脱诸证丛生，是为坏病而预后不良。

一、诊断

（一）诊断标准

（1）有确切的糖尿病病史。

（2）尿白蛋白排泄率（UAER）：通过 3 个月内连续尿检查 3 次 UAER 介于 20 ~ 200 g/min（28.8 ~ 288mg/24h）之间，且可排除其他引起 UAER 增加的原因者，可诊断为早期糖尿病肾病。

（3）持续性蛋白尿：尿蛋白 >0.5 g/24h 连续 2 次以上，并能排除其他引起尿蛋白增加的原因者，可诊断为临床糖尿病肾病。临床凡糖尿病患者，病程较长，尿白蛋白排泄率、尿蛋白定量异常，或出现水肿、高血压、肾功能损害，或伴有糖尿病性视网膜病变，都应考虑到糖尿病肾病诊断。

（二）糖尿病肾病分期标准

Ⅰ期：为糖尿病初期，又称肾小球高滤过期。①肾体积增大 20%，肾小球滤过率增加 40%，肾血浆流量增加，GFR>150 mL/min。②尿微量白蛋白阴性。③肾脏组织学仅有肾小球肥大或无改变。④血压正常。

Ⅱ期：又称间断微量白蛋白尿期。①Ⅰ期的超滤状态依然存在，GFR 仍≥ 150 mL/min。②无临床蛋白尿，尿微量白蛋白排泄率（UAER）正常，但运动后有 UAER 升高。③肾小球结构损害：病程 18 ~ 24 个月出现基底膜轻度增厚，2 ~ 3 年肾小球系膜基质开始增加，3.5 ~ 5 年肾小球基底膜增厚明显。④无高血压。⑤约 30% 患者眼底可见视网膜微血管瘤、硬性渗出等。

Ⅲ期：又称持续微量白蛋白尿期（隐匿性肾病期或早期糖尿病肾病）。①初期 GFR 可以增加，后期降低。②本期初期 UAFR 在 20 ~ 70 g/min，白蛋白排出呈间歇性，可由高血压、高血糖、运动、尿路感染和蛋白负荷增加而促进或诱发，随病情发展 UAER 升高并逐渐固定，后期 UAER 在 70 ~ 200 g/min，尿常规蛋白多阴性。③肾小球基底膜电荷屏障损伤。白蛋白排出增加。④初期血压正常，后期血压升高。⑤糖尿病性视网膜病变的发生率和严重度随尿白蛋白排出增加而显著增高和加重。

Ⅳ期：又称临床糖尿病肾病期或显性蛋白尿期。①本期大多数患者 GFR 下降，下降速度约为每月 1 mL/min，蛋白尿越严重，肾功能障碍越严重。②本期尿蛋白持续存在，UAER ≥ 200 ~ 300 μg/min（300 ~ 500mg/d），24 h 尿蛋白 >0.5 g，UAER 升高速度为每年 2500 mL/min，肾病综合征常见，在血浆白蛋白水平还高于其他原因肾病时就出现水肿，低白蛋白血症时水肿严重，且对利尿剂反应差。③本期有典型病理改变，多表现为弥漫性肾小球硬化，K-W 结节样硬化仅见于一半的患者。④高血压多见，80% ~ 90% 的 2 型糖尿病肾病和 60% 的 1 型糖尿病肾病合并高血压。⑤常合并其他微血管并发症。

Ⅴ期：又称终末肾衰竭期或尿毒症期。① GFR<10 mL/min，出现尿毒症表现，但肾脏体积多无缩小。②蛋白尿不随 GFR 下降而减少，反随肾功能减退而增加，但亦可因肾小球进行性损害而减少。③本期病理为肾硬化症。④本期特点是肾衰竭的同时存在多种严重并发症，尤其是 2 型糖尿病患者合并高血压、严重高血脂、冠心病、脑血管病、糖尿病足溃疡等。

二、辩证施治

本病早期多见阴虚热盛，中期以气阴两虚为主，晚期多脾肾阳虚；若阴阳两虚，浊阴上逆，厥脱窍闭，则已进入本病之终末期，且本病宜早期治疗，抓住病机，准确辩证，恰当而稳妥用药，标本兼顾，并注意辩证分型、各型之间的转化和内在联系，只宜微调，而对虚弱患者不宜峻补强攻，以免犯虚虚实实之戒，贻误病情。

（一）主证

1. 阴虚热盛　主症：口渴多饮，多食善饥，尿频量多，大便干结；或两目干涩，五心烦热，腰酸膝软；或头痛头胀，眩晕耳鸣。舌红少苔，脉象细数。

治法：养阴清热。

处方：玉女煎加减。

生石膏 30 g，知母 12 g，麦冬 15 g，生地 30 g，川连 10 g，天花粉 30 g，山药 30 g，牛膝 10 g，玄参 30 g，太子参 15 g，沙参 15 g。

阴虚热盛为糖尿病肾病之早期，消渴症状明显而肾损害较轻，表现肾阴不足而肺胃热盛。故以生石膏、知母、川连清肺胃之热，生地、山药、牛膝、玄参滋补肾阴，沙参、麦冬、天花粉生津止渴。此方改善“三多”症状效果好，但降低血糖效果不理想，故在症状改善之后，应根据辩证，增人益气健脾、补肾固精之品，才能使血糖趋于下降，疗效巩固。随着病情的发展，热势已减，消渴症轻，而肾损害逐渐加重，可出现尿微量白蛋白阳性，或伴有血压升高。出现目涩、腰酸、烦热等肝肾阴虚证，和头痛眩晕等肝阳上亢证的表现，应分别给予滋补肝肾的六味地黄丸、二至丸，以及养阴平肝的三甲复脉汤，杞菊地黄丸加天麻、钩藤、僵蚕等。经过一段时间治疗，随着糖尿病的改善，血压下降，蛋白尿减少，肾损害可以得到改善。糖尿病肾病为全身微血管的病变，应用玉女煎加减，不仅可改善糖尿病肾病早期的临床症状，并对微血管的病变有明显的改善作用。借鉴系统性红斑狼疮的研究结论，针对糖尿病肾病微血管病变的治疗，也可选择应用四妙勇安汤加减治疗。并可配合鬼箭羽、益母草、泽兰、丹参、凌霄花、苏木等活血化瘀药物。

2. 脾虚不摄　主症：面色㿠白，倦怠乏力，活动后尤甚，尿频量少，纳少脘胀，大便不畅或溏薄。舌淡或胖嫩，舌有齿痕，苔白滑或腻，脉细弱或见沉细。

治法：健脾益气摄纳。

处方：参苓白术散加减。

党参 20 g，茯苓 20 g，炒白术 20 g，扁豆 10 g，陈皮 15 g，山药 30 g，炙甘草 6 g，莲子 15 g，砂仁 6 g，炒薏苡仁 30 g，生黄芪 20 g，桔梗 15 g。

本型主要见于糖尿病肾病早期，临床以微量白蛋白尿、轻微水肿等为主，临床主要表现为脾气亏虚，摄纳无权，精微泄漏。因此，治疗当以健脾益气摄纳为主，用参苓白术散加减治疗。方中以党参、白术健脾摄纳，运化水谷精微以补后天，濡养诸脏；茯苓、扁豆健脾化湿；山药、炒薏苡仁健脾利湿；砂仁、桔梗升肺气，健脾气，以助祛湿；莲子补中清利。全方合用，共奏健脾益气利湿，化浊固涩，以助摄纳之功。

3. 气阴两虚　主症：神疲乏力，气短自汗，盗汗，易于感冒，手足心热，口渴喜饮，腰膝酸软，大便燥结。舌红少苔，舌体胖大有齿痕，脉沉细。

治法：益气健脾，养阴滋肾。

处方：参芪地黄汤、大补元煎加减。

生黄芪 30 g，党参 15 g，生地 30 g，山萸肉 15 g，山药 30 g，苍术 15 g，玄参 30 g，麦冬 15 g，枸杞子 15 g，地骨皮 30 g，生龙骨、生牡蛎各 30 g。

糖尿病病情迁延日久，不仅伤阴，也会耗气，即既有气虚见症，又有肾阴亏损的见症。糖尿病肾病肾损害逐渐加重，出现明显蛋白尿者，以气阴两虚型多见。故以黄芪、党参益气，苍术、山药健脾，生地、山萸肉、枸杞、麦冬滋补肾阴，玄参、地骨皮清虚热，生龙牡则益肾固精。其中黄芪配山药、苍术配玄参又是祝谌予用于降糖的两对主药，地骨皮重用也有良好的降糖作用。如兼见瘀血，舌质紫暗或见瘀斑，可加葛根、丹参、赤芍、川芎、红花、益母草、凌霄花、泽兰等。其中葛根不仅能生津止渴，而且因其含有葛根黄酮而具有很好的活血化瘀作用，葛根配丹参又为治疗糖尿病方中活血化瘀的主药。若夹水湿，可加冬瓜皮、赤小豆、车前子、防己。本方根据祝谌予经验对药增减而成，临床确有降糖及改善一般肾损害之功效，但须较长时间服用，且服法采取多量频服的方法较好。

4. 脾肾阳虚　主症：神疲乏力，面色㿠白，少气懒言，畏寒肢冷，口淡不渴，腰背冷痛，下肢浮肿，纳少便溏。舌淡胖嫩有齿痕，脉沉细弱。

治法：温补脾肾。

处方：真武汤加味。

川附子 15 g，炒白术 10 g，云苓 15 g，生姜 2 片，白芍 12 g，党参 15 g，生黄芪 30 g，熟地 15 g，山茱萸 10 g，川牛膝 15 g，木香 6 g，干姜 6 g，桑白皮 20 g，泽泻 15 g，仙茅 15 g，汉防己 15 g，桂枝 10 g。

脾肾阳虚，水湿潴留，常有浮肿，大量蛋白尿，低蛋白血症，或伴血脂升高，为糖尿病后期之肾病综合征，预后多不良。此时水肿多比较严重，且有许多患者伴有血压升高，其血浆蛋白降低较蛋白尿之丢失更为明显，这可能由于蛋白除通过肾脏漏出外，还有胃肠道丢失蛋白质等可能，因而其水钠潴留较其他疾病引起的肾病综合征更为严重，对利尿剂的反应也差。补充人血白蛋白也鲜能起到应有的利尿效果。此时患者的水肿多肿胀而较硬，皮色晦暗或兼瘀斑，或见肌肤甲错，多兼见瘀血的表现。此时应用中药温肾利水之真武汤，同时加参芪补气健脾，加陈皮、木香行气运脾，令脾气健运，气行水行，另可加炙水蛭 10 ~ 15 g，常可令水肿消除，而蛋白尿也明显减少。若用水蛭粉，则每天用 2 g，温水送服或装胶囊口服即可。也可加用冬虫夏草 2 g，单独水煎或装胶囊服用。待水肿消退，阳虚内寒渐消，脾肾气虚仍在，此时可改用五子衍宗丸合补中益气汤，以健脾固肾巩固疗效，可加金樱子、芡实、沙苑子等。

5. 阴阳两虚　主症：面色黧黑，畏寒肢冷，神疲乏力，口干欲饮，腰膝酸软，夜尿多，大便干或稀，甚则可见水肿，气急，恶心，神昏。舌胖质红，脉沉细数。

治法：温补肾阳，佐以滋阴。

处方：金匮肾气丸、济生肾气丸、秘元煎加减。

茜草根 30 g，川牛膝 15 g，杜仲 20 g，党参 20 g，黄芪 30 g，附子 15 g，熟地 25 g，山茱萸 12 g，山药 12 g，茯苓 10 g，泽泻 10 g，枸杞子 15 g，仙茅 15 g，仙灵脾 15 g，鹿角霜 15 g。

阴阳两虚型多为糖尿病肾病之后期或终末期，阴虚及阳而致阴阳两虚，既有阳虚见症，又有阴虚见症。严重时则兼浊阴上逆，虚阳上浮，亡阳欲脱之势，当此之时，虽有口干、腰酸、舌红等阴虚表现，但仍应以温阳固脱为主，少佐滋阴，切不可过用寒凉，以免阴寒益增，亡阳虚脱，而致阴阳离决。如症情平稳见恶心呕吐，则为浊邪上逆，胃失和降，可用温胆汤或苏叶黄连汤。若患者口中有尿味、皮肤瘙痒，可用大黄复方口服，或同时应用大黄牡公汤（由大黄、牡蛎、公英组成，协和医院方）水煎剂灌肠，以泻浊解毒。大黄一药是降浊之要药。无论单、复方水煎服，还是以复方灌肠，用药后大便次数以每日 2 ~ 3 次为妥，通润为度，勿使大泻，以免损伤正气。

（二）兼证

1. 水不涵木，肝阳上亢主症：口干欲饮，心烦失眠，尿频，便秘，急躁易怒，面红目赤，心悸怔忡，头晕目眩。舌红，苔黄，脉弦数。

治法：平肝潜阳，滋补肝肾。

处方：天麻钩藤饮、扶桑丸加减。

白芍 15 g，杭菊花 30 g，石决明 20 g，天麻 15 g，钩藤 15 g，茺蔚子 15 g，葛根 20 g，川芎 10 g，桑叶 15 g，茯苓 15 g，泽泻 10 g，密蒙花 15 g，珍珠母 30 g，代赭石 15 g。

本兼证多见于糖尿病肾病患者合并高血压者，多在气阴两虚、阴虚热盛的基础上，肾阴虚，水不涵木，导致肝的阴血亦不足，肝阳上亢，出现头晕目眩、面红目赤、急躁易怒等肝阳上亢的表现。本型应标本兼治或急则治标，在益气养阴或滋补肝肾之阴的基础上，再配以平肝潜阳的治法，用天麻钩藤饮、扶桑丸加减治之。或先以天麻钩藤饮治疗，肝阳上亢症状缓解后，再以滋补肝肾缓治其本。

2. 血瘀证　主症：肢体麻木或刺痛，或有胸痹心痛，或头痛经久不愈，痛如针刺而有定处，或见心悸怔忡，夜卧不宁，唇甲紫暗，或见肢体不遂。舌下脉络青紫或舌有瘀斑瘀点，苔薄，脉涩滞。

治法：活血化瘀，通络搜剔。

处方：桃红四物汤、大黄蟅虫丸或桃核承气汤加减。

桃仁 15 g，红花 10 g，生地 15 g，当归 15 g，赤芍 10 g，川芎 10 g，牛膝 15 g，酒军 6 g，桂枝 10 g，土鳖虫 15 g，地龙 20 g，茜草 25 g，凌霄花 15 g，益母草 15 g，泽兰 20 g。

久病入络可加鬼箭羽 30 g、穿山甲 6 g、水蛭 10 g。

本型兼证多见于Ⅳ～Ⅴ期糖尿病肾病患者，在脾肾气阴两虚或肝肾阴虚兼水湿的基础上，久病入络，肾络瘀阻，从而出现瘀水互结的病理改变。近年来吕仁和教授提出肾“微型癥瘕”学说，因此临床上应重视活血化瘀、通络散结法的应用。本型患者多数有水肿的表现，同时，此型水肿的特征有瘀血的特点，患者舌下脉络青紫或见舌面的瘀斑、瘀点。在肾穿刺病理上，多存在弥漫结节型肾小球硬化的病理改变，属中医瘀血、瘀热的范畴。因此，在治疗上应予活血通络、逐瘀搜剔、利水的治则，方用桃红四物汤、大黄䗪虫丸或桃核承气汤加减治之。或可用血府逐瘀汤、抵挡丸、下瘀血汤、桂枝茯苓丸等加减治疗。瘀血严重者可应用炙水蛭、地龙、土鳖虫、穿山甲、全蝎等虫类通络搜剔之品，亦可合用血竭、鬼箭羽等破血逐瘀的中药。其中鬼箭羽为朱良春、周仲瑛二位国医大师所常用。鬼箭羽除了有活血化瘀的作用之外，还有祛风除湿和降低血糖的作用。临床研究证实，鬼箭羽能减轻糖尿病肾病肾小球的硬化，是治疗糖尿病肾病的有效药物。

3. 湿热证　主症：胸脘腹胀，纳谷不香，时有恶心，身倦头胀，四肢沉重，大便秘结。舌质红体胖，苔黄腻，脉弦滑数。

治法：清热利湿，疏利三焦。

处方：四妙散或小柴胡汤合苏叶黄连汤加减。

柴胡 15 g，黄芩 12 g，苏叶 15 g，黄连 6 g，半夏 6 g，砂仁 6 g，熟大黄 12 g，通草 6 g，厚朴 10 g，炒白术 12 g，茵陈 15 g，茯苓 15 g，苍术 12 g，黄柏 10 g，牛膝 15 g，生薏苡仁 15 g。

本型兼证多见于糖尿病肾病出现湿热内蕴时，湿热在肝胆，出现口苦，烦躁易怒，两胁胀痛，目红赤，可用小柴胡汤加减；湿热在中焦，可用黄连平胃散加减，出现恶心、呕吐可合用苏叶黄连汤加竹茹、炙杷叶；湿热下注，四妙散为主；湿热弥漫三焦，可用三仁汤加减；燥热不解者，用增液汤加葛根、天花粉、石斛；便秘者加生大黄、番泻叶；结热不除，选用生石膏、寒水石；如患者水肿严重，皮肤绷急光亮，按之凹陷易复，尿少赤涩，大便干结，舌红苔黄，脉数有力，属湿热弥漫三焦，三焦水湿不运而水湿泛滥，故患者既有水肿的征象，同时又有三焦水湿化热，湿热壅盛的表现，治当清利三焦湿热，方用己椒苈黄丸合柴苓汤加减治之，也可应用疏凿饮子加减治疗。己椒苈黄丸能清热利湿，通利二便，配合柴苓汤疏利少阳三焦，使水湿得祛，水肿能除。商陆、椒目利水之力较宏。

三、糖尿病肾病的中西医研究

糖尿病肾病的现代治疗模式，学者们众说纷纭，意见尚不统一，概括而言其总的防治方案可归纳为以下“五字”：一是“早”：早期诊断，早期介入于预性防治；二是“管”：主要指糖尿病饮食的自控管理；三是“控”：控制血糖、血脂、血压及各种危险因素；四是“保”：保护肾功能，阻止或延缓其病理恶化进程；五是“治”：治疗早期糖尿病肾病、临床糖尿病肾病和晚期糖尿病肾病的肾功能损伤及各种并发症。实施糖尿病肾病防治措施的时机和水平直接影响其预后，一旦出现蛋白尿，单靠控制血糖是难以阻止糖尿病肾病的发展恶化的。

综合方法治疗是目前的共识，其中包括中医辩证论治在内的中西医结合等综合措施，其中尤以血管紧张素转化酶抑制剂（ACEI）和血管紧张素Ⅱ受体拮抗药（ARB）的使用受到广泛重视，循证医学已证实 ACEI 和 ARB 在糖尿病肾病患者控制高血压、减少蛋白尿、延缓肾功能损害进展中的作用，众多研究表明，ACEI 能有效降低血压，扩张肾小球出球小动脉，缓解肾小球囊内压，并可降低尿微量白蛋白排泄缓解早期糖尿病肾病的高滤过状态，阻止或延缓临床糖尿病肾病及肾衰竭到来。

（一）中西药结合有效控制血糖

糖尿病早期即开始饮食及药物治疗以控制好高血糖，是阻止糖尿病肾病发生及发展的重要措施。若血糖不能得到严格的控制，就无法预防糖尿病肾病发生及延缓其进展。对于糖尿病肾病的治疗，中西医均认为积极稳妥地控制糖尿病能减缓肾脏病变的发展。临床观察发现糖尿病患者血糖被有效地控制后，尿蛋白排出量有明显下降，同时由于脂质代谢紊乱的减少，也有利于延缓肾动脉硬化的发生，减轻肾脏损害。无论是否存在 CKD，糖尿病患者血糖控制的目标为糖化血红蛋白（HbAlc）<7.0%。糖尿病肾功能不全时更易发生低血糖，且多无典型表现，可以仅有意识淡漠，局限性肢体瘫痪，抽搐，甚至昏迷等。因此，血糖的控制水平应根据患者的受教育程度、年龄、是否可经常检测血糖和对低血糖的自我救护能力等情况综合考虑后再做出恰当的决定。

一旦确诊为糖尿病肾病，为避免口服抗糖尿病药物对肾脏的不良影响，一般主张应使用胰岛素控制血糖，如有困难且 GFR 尚高于 30 mL/min 者，也可使用格列苯酮，因其主要从胆道排泄，仅 5% 由肾脏排泄。临床观察其能够安全用于糖尿病肾病中度蛋白尿期。其次是格列吡嗪，因其代谢产物活性弱，故不易发生低血糖反应，比较安全。另外，诺和龙对肾脏无损伤，格列美脲可以用于轻度肾功能不全的患者。对于血肌酐水平高、对口服降糖药不敏感并已有肾功能不全的患者，应使用胰岛素制剂。肾功能不全的糖尿病肾病患者，应用胰岛素时应监测血糖，及时调整剂量以免发生低血糖。UKPDs 证明，多次胰岛素注射能够更好地控制血糖，可以显著地减少糖尿病的微血管并发症。

中药可配合用于糖尿病肾病血糖的控制，根据祝谌予、朱则如的经验，治疗本病早期，降血糖宜重用苍术、玄参，降尿糖宜重用黄芪、山药。晚期浮肿明显者常用防己黄芪汤或桂附地黄汤加减以温补脾肾，利水消肿。临床辩证应用玉女煎、玉泉丸、金匮肾气丸等方药，均能不同程度地降低血糖，而且安全稳妥有效，适宜常服，且不易发生低血糖。

（二）糖尿病合并高血压应重视控制血压

高血压使糖尿病肾病的发病率增加 4 倍，因此，合并高血压者，要积极控制血压，以延缓肾脏损害的进展及恶化。糖尿病肾病血压水平应控制在 125/75 mmHg。UKPDs 结果亦表明高血压和糖尿病应同时治疗。根据肾脏损害程度不同，给予不同的降压要求。降压药物首选 ACEI 类、ARB 类，其次是 β 受体阻滞剂、钙拮抗剂及利尿剂等。另外，有实验证明，ACEI 类及 ARB 类不仅降低系统高血压而间接降低肾小球内“三高”状态，而且具有非肾小球血流动力学的效应，可有效地减少蛋白尿和保护肾脏。糖尿病患者从出现尿微量白蛋白起，无论有无高血压，即可服用 ACEI 类及 ARB 类，保护肾功能，减缓其进展，有益于糖尿病的治疗，同时也有助于降低心脑血管事件的发生。

（三）控制好血脂是防治糖尿病肾病发生发展的必要措施

高脂血症（高胆固醇、高甘油三酯等）是肾功能恶化的因素之一，控制好血脂的各项指标是防治糖尿病肾病发生发展的必要措施。目前选用较多的是他汀类，现代研究表明，他汀类可从多个角度保护肾脏的结构和功能。除了降脂外，还可抑制单核细胞趋化因子基因的表达，减少纤维化因子的产生，从而延缓糖尿病肾病进程。

终末期肾衰竭期的特殊治疗除降血糖等治疗外，同其他肾病所致的 ESRF 一样，都需进行肾脏替代疗法：血液透析、腹膜透析及肾移植。

（四）以气阴两虚和阴阳两虚为多

糖尿病以阴虚为本，燥热为标。治疗大法总以滋阴为主，清热为辅。但糖尿病肾病多为后期，临床辩证以气阴两虚和阴阳两虚为多。以肺气虚，津液不布，饮水虽多终不得用；脾气虚弱，虽胃强能食，但肢软无力；肾气虚，肾泻大便不固而量多，此皆以气虚为本，治当以补气为主，有阴虚者，宜益气养阴。近年来更注重益气药的应用，如人参、红参、黄芪、党参等。药理研究证实，人参的主要成分是人参皂苷，能明显降低血糖，促进肝糖原的分解，增强和促进糖酵解作用。人参又有调节脂代谢作用，人参皂苷 Rb2 可使血中总胆固醇及低密度脂蛋白胆固醇显著下降。

（五）中药活血化瘀的治疗优势

糖尿病肾病患者，由于糖代谢和脂质代谢的紊乱，使血液黏度增高，纤维蛋白溶解降低，尤其是出现肾病综合征时，往往呈高凝状态和血管内凝血现象。常规使用抗凝疗法，予以肝素治疗，容易引起视网膜出血，导致视力下降，或引起其他出血倾向，此时应根据久病入络的理论，在益气养阴、温阳补肾方药中，加入中药活血化瘀治疗，可避免肝素的不良反应。同时在糖尿病肾病的后期常合并冠心病、脑梗死、静脉炎、下肢血栓形成、糖尿病足溃疡、肾衰竭等，其中也多兼夹瘀血阻滞，在辩证论治的基础上，适当加用活血化瘀、软坚散结中药，则不仅治疗糖尿病肾病，也可使上述并发症同时得到改善。常用的活血化瘀、软坚散结中药有：鬼箭羽、益母草、泽兰、丹参、地龙、水蛭、土鳖虫、凌霄花、刘寄奴、丹皮、当归、桃仁、茜草、川芎、赤芍、穿山甲、全蝎等，可酌情选用。

糖尿病肾病是由于代谢紊乱引发的涉及多方面的全身性疾病，因此其治疗相较复杂，宜具体情况具体分析，而施以不同的个性化治疗。

第五节　前列腺癌

一、概　述

前列腺癌在欧美是最常见的男性恶性肿瘤之一，占第二位。在美国前列腺癌发病率占第一位，死亡率仅次于肺癌。中国、日本、印度等亚洲国家前列腺癌发病率远低于欧美，但有增长趋势。前列腺癌发病率正在增长，但死亡率变化不多，原因是诊断技术的提高，发现了过去临床上不易发现的潜伏癌，另一方面人口老龄化，平均寿命延长也增加了发生前列腺癌的机会。

前列腺癌的发病机制尚不明确，但年龄因素显而易见，近期研究提示：前列腺癌尚存在家族因素，前列腺癌患者直系亲属的前列腺癌易感性高于正常人群；脂肪摄入过多特别是动物脂肪的过多摄入，会影响前列腺癌的发病率，这也是东西方前列腺癌发病率存在明显差异的原因之一；在美国的亚洲移民发病率明显高于亚洲人的调查结果提示环境因素也有一定影响。睾酮及雌激素、催乳素水平的改变均被认为是潜在的致病因素，另外输精管切除术、职业性金属镉接触似乎都与疾病的发生有关。

前腺癌自然病程的研究认为，前列腺潜伏癌发展为临床癌需经过 11 ~ 12 年。生存率方面，早期局限性前列腺癌的 5 年生存率可超过 90%，随着病程、生存率逐渐下降，总体 5 年生存率为 40% ~ 50%。

前列腺癌可归属于中医学“癃闭”、“血尿”等范畴，中医学认为前列腺癌的发生是肾气亏虚、瘀血阻滞、膀胱湿热蕴结。湿热与痰瘀交结于会阴而致病。其根本在于肾之阴阳亏损，气血虚弱，湿热痰瘀夹杂。概因房事不节，过食膏粱厚味，饮食失宜，情志不调等所致肾、肝、脾、肺、膀胱等脏器功能失调而发病。

二、诊疗要点

（一）诊断依据

1. 临床表现

（1）症状：多数前列腺癌早期病变局限无症状，少数可有早期排尿梗阻症状，晚期可出现一些特异性症状。

①局部表现：局部症状包括尿道梗阻和肿瘤局部扩散对周围组织结构的影响。当肿瘤增大至阻塞尿路时，可出现与良性前列腺增生相似的膀胱颈梗阻症状。表现为逐渐加重的尿流缓慢、尿频、尿急、尿流中断、排尿不尽、排尿困难。癌引起排尿困难和血尿常属晚期，局限性病变引起的梗阻常急性发生并不断加重，是由于外腺病变侵入内腺使其在排尿时顺应性下降所致。尿路梗阻症状刚出现时不论患者本人还是医生都易忽视，尿流率轻度下降，PSA 轻度升高，常在 18 ～ 20 个月内出现急性尿潴留。文献报道约 40% 的前列腺癌患者以急性尿潴留为首发症状。当病变范围广泛侵犯尿道膜部时可产生尿失禁，侵犯包膜及其附近神经周围淋巴结时，压迫神经可引起局部疼痛，压迫坐骨神经可引起下肢放射性疼痛。直肠受压时可出现排便困难，当肿瘤沿淋巴结转移致输尿管受压阻塞时，可有腰痛、肾积水表现，双侧者可出现少尿、肾衰。前列腺导管癌及移行细胞癌常出现无痛性血尿伴尿频、排尿困难，当肿瘤侵及精囊时可有血精。

②远处转移症状：骨转移是前列腺癌的常见症状，部分患者是以转移灶的症状就医，而无前列腺局部原发症状。任何骨骼均可被侵犯，骨盆和腰椎骨是早期转移最常见的部位，其次为胸椎、肋骨和股骨。骨转移症状表现为持续性骨痛，静卧时更为明显，可引起病理性骨折，甚至截瘫。其他转移症状可有皮下转移结节、肝肿大、淋巴结肿大，下肢淋巴回流受阻时出现下肢浮肿，脑转移时致神经功能障碍，肺转移时可出现咳嗽、咳血、胸痛等。晚期患者可出现食欲不振、消瘦、乏力及贫血等表现。

（2）体征：认真、仔细地直肠指诊对前列腺癌的诊断和分期有重要意义。检查时要注意前列腺大小、外形、有无不规则结节、腺体扩展程度、中央沟情况、腺体活动度、硬度及精囊情况等。前列腺癌早期，患者常无症状，前列腺癌最常见起病部位为外周带、经直肠指诊容易摸到结节，可以是清楚的单个结节，也可成团块状，坚硬如石。

2. 辅助检查

（1）前列腺特异性抗原（PSA）：PSA 升高可能有前列腺癌，但 PSA 为前列腺特异性抗原，非前列腺癌特异性抗原。为提高 PSA 对前列腺癌的鉴别诊断能力，许多学者提出了不同的 PSA 指数对其进行校正。

①游离 PSA 与总 PSA 的比值（F/T）：当总 PSA 水平在 4 ～ 10ng/mL 之间时 F/T 对鉴别前列腺病变的良恶性、减少不必要的活检具有重要意义。若 F/T 比值在 0.1 ～ 0.25 之间，应行穿刺活检；若 F/T 比值大于 0.25 时，则前列腺癌的可能性极小，小于 10%；若 F/T 比值小于 0.1 时，则前列腺癌的可能性极大，大于 80%，应行穿刺活检。

② PSA 速度（PSAV）：是指 PSA 水平的年平均升高速度。正常情况下，PSA 随着年龄的增长而缓慢线形升高。前列腺癌患者的 PSA 变化是突然升高，PSAV 突然加快。前列腺癌与 BPH 的 PSAV 之间有着本质的差别，分别为 2.18ng/（mL・A）和 0.48ng/（mL・A）。有人提出以 PSAV 值 0.75ng/（mL・A）作为鉴别良恶性的参考指标。

③ PSA 密度（PSAD）：是指单位体积前列腺组织的 PSA 含量，为 PSA 值与前列腺体积之比值。对于 PSA 水平为 4 ～ 10ng/mL 的患者，PSAD 可显著减少恶性病变的漏诊率。由于 PSAD 受 B 超测量的前列腺体积影响甚大，其临床应用有一定局限性。

（2）前列腺酸性磷酸酶（PAP）：特异性及敏感性均较差。其他血清学检查包括碱性磷酸酶、乳酸脱氢酶及癌胚抗原等，由于缺乏敏感性及特异性，临床仅作为参考。

（3）B 超检查：超声检查是无创性检查方法，可较早发现前列腺内的结节样改变，有助于前列腺癌的早期诊断及连续观察治疗效果。超声检查可经腹部、尿道及直肠进行，尤以经直肠检查效果最佳。前列腺癌超声检查的典型表现为前列腺外周带的低回声占位。目前超声检查是前列腺癌诊断及分期的重要手段。

（4）前列腺系统活检：在超声引导下经直肠或会阴行前列腺系统活检以成为临床常规检查方法。对血清 PSA 水平大于 10ng/mL，或在 4 ~ 10ng/mL 之间，而 F/T 比值降低，或直肠指诊或前列腺 B 超、CT 或 MRI 提示异常的患者均应行穿刺活检。系统活检可帮助了解肿瘤的范围、估计肿瘤 Gleason 评分及确定前列腺尖部或膀胱颈部肿瘤的位置，避免手术切缘阳性。

（5）同位素骨扫描：可发现前列腺癌的骨转移灶，其可比 X 线片早约 3 ~ 6 个月发现骨转移灶，但假阳性率较高。

（6）X 线检查：可发现肺及骨骼转移灶：骨骼转移灶的典型征象是成骨性破坏，骨小梁消失，有时也有溶骨性改变。最常见的转移部位是骨盆和腰椎，其次是胸椎、肋骨和股骨。

（7） CT 或 MRI:2 种方法都能显示前列腺与周围组织结构的解剖关系，不能作为定性诊断，而仅能作分期诊断。一般认为 MRI 较 CT 更有诊断价值，分期更为准确。最新的直肠内 MRI 线圈检查技术增加了 MRI 对前列腺癌的敏感度。有报告认为，MRI 发现骨转移灶要早于骨扫描约 6 个月。

（8）腹腔镜的应用：对怀疑存在淋巴结转移的患者行腹腔镜淋巴结活检术，大大提高了前列腺癌临床分期的准确性。

3. 诊断标准 前列腺癌的诊断包括分期和组织学类型，主要依据前列腺活组织检查或前列腺手术标本的病理学检查及其他影像学检查。影像学检查可为前列腺癌的分期提供依据。

病理分级：前列腺癌为腺癌，75% 起源于外周带，20% 起源于移行带，5% 起源于中央带。主要有 4 种组织学分级系统，包括 Cleason 系统、Gaeta 系统、Mayo clinic 系统及 Mostofi 系统，而以 Gleason 系统应用最为推荐。它以肿瘤腺体的分化程度及腺体基质的生长方式为依据，细胞学特点对分级无影响。它将主要原发病变区分为 1 ~ 5 级，将次要的病变区也分为 1 ~ 5 级，1 级分化最好，5 级分化最差，两者级数相加就是组织学评分所得分数，应为 2 ~ 10 分。评分为 2 ~ 4 分属高分化，5 ~ 7 分为中分化，8 ~ 10 分为低分化。评分越高，肿瘤恶性程度越高，预后越差。有研究证实 Gleason 评分为 8 ~ 10 分时，肿瘤为非激素依赖性的比率较大。

4. TNM 分期（AJCC2002）见（表 7-1）。

表 7-1 TNM 分期

原发肿瘤（T）
T_X 原发癌不能评价
T_0 无原发肿瘤证据
T_1 不能被扪及和影像发现的临床隐匿肿瘤
T_{1a} 偶发肿瘤体积≤所切除组织体积的 5%
T_{1b} 偶发肿瘤体积＞所切除组织体积的 5%
T_{1c} 穿刺活检发现的肿瘤（因 PSA 升高）
T_2 局限在前列腺内的肿瘤
T_{2a} 肿瘤限于单叶的 1/2
T_{2b} 肿瘤超过单叶的 1/2，但限于该单叶
T_{2c} 肿瘤侵犯两叶
T_3 肿瘤突破前列腺包膜
T_{3a} 肿瘤侵犯包膜外（单侧或双侧）
T_{3b} 肿瘤侵犯精囊
T_4 肿瘤固定或侵犯精囊以外的其他临近组织结构
区域淋巴结（N）
N_X 局域淋巴结不能评价
N_0 无局域淋巴结转移

续表

N_1 区域淋巴结转移
远处转移（M）
M_x 远处转移无法评估
M_0 无远处转移
M_1 有远处转移
M_{1a} 有区域淋巴结以外的淋巴结转移
M_{1b} 骨转移
M_{1c} 其他器官组织转移

5. 鉴别诊断

（1）前列腺结核：有前列腺硬结，似与前列腺癌相似。但患者多年龄轻，有生殖系统其他器官，如精囊、输精管、附睾结核性病变，或有泌尿系统结核症状，如尿频、尿急、尿痛及尿道内分泌物、血精等。结核结节为局部浸润，质地较硬。尿液、前列腺液、精液内有红细胞、白细胞。X线平片可见前列腺钙化阴影。前列腺活组织检查，可见典型的结核病变等；而癌肿结节有坚硬如石之感，且界限不清，固定。

（2）前列腺结石：前列腺有质地坚硬的结节，与前列腺癌相似。但前列腺结石做直肠指诊时，前列腺质韧，扪及结石质硬，有捻发感，血PSA检查一般为正常。盆腔摄片可见前列腺区结石阴影。

（3）非特异性肉芽肿性前列腺炎：直肠指诊时，前列腺有结节，易和前列腺癌相混淆。但癌结节一般呈弥散性，高低不平，无弹性。而前者的硬结发展较快，呈山峰样突起，由上外向下内斜行，软硬不一，但有弹性。X线片和酸性磷酸酶、碱性磷酸酶正常，但嗜酸性细胞明显增加。抗感染治疗1～2个月，硬结变小。前列腺硬结穿刺活组织检查，镜下有丰富的非干酪性肉芽肿，充满上皮样细胞，以泡沫细胞为主，周围有淋巴细胞、浆细胞、嗜酸性细胞；腺管常扩张、破裂、充满炎症细胞。

（4）前列腺增生症：前列腺增生症亦可出现与前列腺癌相似的症状。但前列腺呈弥散性增大，表面光滑、有弹性、无硬结；酸性磷酸酶、碱性磷酸酶无变化，血清PSA正常或略高；超声检查前列腺增大，前列腺内光点均匀，前列腺包膜反射连续，与周围组织界限清楚。

（5）前列腺肉瘤：与前列腺癌症状相似。但前列腺肉瘤发病率以青年人较高，其中小儿占1/3；病情发展快，病程较短；直肠指诊检查前列腺肿大，但质地柔韧，软入囊性；多伴有肺、肝、骨骼等处转移的临床症状。

（6）前列腺软斑病：可有排尿困难、前列腺肿大及前列腺硬结。但前列腺软斑病常有发热、血尿、尿培养有大肠埃希菌生长；抗生素治疗效果明显；前列腺活组织检查可发现软斑细胞和M-G小体。

（二）辩证要点

1. 血瘀证　除前气虚列腺癌特有的症状外，伴小便滴沥，尿细如线，点滴而下甚或不通，小腹作痛或身痛，舌淡暗可有齿痕，脉细或涩。

2. 湿热蕴结证　伴腰腹胀满，疼痛，小便不利，舌质红，苔黄腻，脉弦滑。

3. 脾肾两虚证　小便不畅或滴沥不通，尿无力，面色皖白，腰膝酸软，神疲气短，食少，腹胀，便秘，舌淡胖，脉细无力。

（三）治疗常规

1. 辩证治疗

（1）血瘀证

治法：散瘀、益气、解毒、除湿。

方药：①前列消瘕汤

蛇莓9 g，生薏苡仁15 g，三棱9 g，白花蛇舌草10 g，莪术9 g，黄芪10 g，当归10 g，黄精15 g，女贞子10 g。

②膈下逐瘀汤加减

当归尾6 g，赤芍10 g，桃仁10 g，红花6 g，丹参15 g，王不留行9 g，败酱草15 g，生薏苡仁15 g，猪苓 10 g，黄芪 10 g。

（2）湿热蕴结证

治法：清热、利湿、散瘀。

方药：八正散加减。

白木通 6 g，瞿麦 9 g，金钱草 15 g，萹蓄 10 g，败酱草 15 g，黄柏 9 g，白茅根 10 g，白花蛇舌草 9 g，丹参 15 g，泽兰 10 g，昆布 6 g。

（3）脾肾亏虚证

治法：健脾益肾。

方药：六君子汤加减。

陈皮 10 g，半夏 9 g，党参 10 g，茯苓 15 g，白术 10 g，厚朴 10 g，山萸肉 6 g，生地黄 10 g。

2. 西医治疗　前列腺癌的治疗必须因人而异，治疗方法须与患者的预期寿命、社会关系、家庭及经济状况相适应。目前仅手术和放疗有希望治愈前列腺癌，且只适于数量有限的患者，很多疗法仅仅是姑息性的。仅能缓解症状。但由于前列腺癌患者自然病程较长，肿瘤生长速度相对较慢，老年人预期寿命较短等，疾病的缓解对许多患者意味着治愈。下面以 ABCD 分期系统为依据，简述各期肿瘤的治疗方法。

（1）前列腺癌的各种西医治疗方法

①密切随访观察：低危前列腺癌不接受积极治疗引起的副作用的患者，定期复查血 PSA 水平及相应的影像学检查及 DRE，以确定患者病变是否有进展。

②内分泌治疗：前列腺癌分为激素依赖性及非激素依赖性两类，两者分别约占 90% 及 10% 左右。早期的雌激素治疗曾因有比较严重的并发症，而不主张长期应用，近来有学者发现乙烯雌酚及二磷酸乙烯雌酚具有阻断癌细胞周期，诱发癌细胞凋亡的作用，尤其对雄激素非依赖性癌细胞更为明显，所以有重新评价乙烯雌酚的趋势。目前普遍接受的首选内分泌治疗是最大雄激素阻断疗法，即药物去势（LHRH 激动剂）或手术去势（切除睾丸）加服抗雄激素药物。其次是单纯去势疗法，药物去势患者必须同时加服 1 个月抗雄激素药物，以避免睾酮水平反跳致病情恶化。再其次是单独使用抗雄激素药物。

③放射治疗：放疗可达到治愈前列腺癌目的，国内外均有较广泛应用。放疗包括内放射治疗、外放射治疗及姑息性放疗等。近年来内放射治疗越来越受重视。

④化学治疗：主要是作为晚期前列腺癌，即非激素依赖性前列腺癌的辅助治疗，疗效欠佳。

⑤手术治疗：包括根治性及姑息性手术等。对晚期肿瘤患者为解除其膀胱颈部梗阻可行姑息性的经尿道电切术，目的仅在于缓解梗阻症状，改善患者的生存质量，无治愈意义。对临床分期为 T1–T2c 期患者均可行根治性前列腺切除术，其中包括保留神经的根治术、扩大的根治术等，手术途径可经耻骨后，经会阴开放手术及经腹腔镜下根治切除术，但手术限于预期寿命大于 10 年的患者。

⑥低温疗法：近来低温前列腺切除在欧美屡有报道，手术中通过一个冰冻状态的探子搔抓于前列腺体表面，使前列腺组织瞬间冷冻坏死，达到前列腺切除的目的。这项技术手术创伤小、出血少、技术难度低、教安全，但设备要求较高，且切除范围较经典前列腺切除术有差距，还有膀胱出口处冻伤、术后排尿不畅、性功能减退和直肠损伤等并发症，其可行性有待进一步研究。

⑦同位素治疗：目前临床同位素治疗主要用于前列腺癌晚期患者的骨痛治疗，较流行的是 ^{89}Sr，^{89}Sr 可释放纯 β 射线，半衰期为 50 d，进入体内主要浓聚于骨转移灶成骨 / 破骨细胞反应区发射射线，正常骨组织吸收极少，约 50% 患者可缓解骨痛，维持 3 ～ 6 个月。其他有 ^{153}Sm、^{186}Re。注意本疗法于治疗后 8 周可出现血小板减少等不良反应。

（2）内分泌治疗具体方法：目前多数学者认为内分泌治疗以最大雄激素阻断效果最佳，依不同内分泌治疗疗效由强至弱并结合患者的易接受程度依次排列为：LHRH 激动剂 + 抗雄激素药物 – 睾丸切除术 + 抗雄激素药物 – 单用 LHRH 激动剂（需加用 1 个月抗雄激素药物以避免血清睾酮反跳致病情恶化）– 睾丸切除术 – 单用抗雄激素药物。

三、疗效评定

（一）客观疗效判定标准

（1）完全缓解（CR）：血清 PSA 下降至正常值以下（即 <4ng/mL），持续超过 1 个月。

（2）部分缓解（PR）：PSA 下降到治疗前数值的 50%，持续 1 个月以上。

（3）无变化（NC）：PSA 下降不足 50%，或下降虽超过 50%，但持续不足 1 个月。

（4）恶化（PD）：PSA 较治疗前升高。

（二）生存质量评定

采用欧洲肿瘤研究与治疗组织（EORTC）制定的 EORTC QOL 评分量表进行评价。治疗后较治疗前减少 10 分及 10 分以上者为提高，升高 10 分及 10 分以上者为降低，其余为稳定。

四、中医诊疗进展

前列腺癌是男性常见的恶性肿瘤，在美国发病率为男性肿瘤的第一位，在我国近年的发病率及死亡率也有逐年上升的趋势。中医药治疗前列腺癌的研究虽然在起步阶段，但已经出现了可喜的趋势。尤其对于雄激素非依赖型的前列腺癌，抗雄治疗及放化疗效果不良。

有报道显示中药在治疗雄激素非依赖型的前列腺癌有可喜的疗效。中药枸杞子 50% 乙醇提取物中分得单体化合物莨菪亭，并证明有显著的抑制前列腺癌 PC-3 细胞增殖活性；中药制剂“消肝散结冲剂”标准化组合后作抗肿瘤实验研究，结果表明其对前列腺癌细胞株 LnCap，PC-3 有明显的抑制增殖、诱导凋亡和协同放疗的作用；采用中药鸦胆子油乳液局部或静脉注射治疗中晚期前列腺癌 33 例，结果前列腺癌体积缩小，血清 PSA 降低，收到较好疗效。

由于对雄激素非依赖型的前列腺癌无很好的治疗方法，国外对中医药对前列腺癌的治疗作用也越来越重视。在美国，对 1996 年上市的中药复方“PC-SPES”以及近年来的“Equiguard”进行了大量的基础及临床研究，均显示了良好的疗效。因此我们相信，随着中医药治疗前列腺癌的临床、基础研究的不断深入，中药对前列腺癌的治疗将有所突破。需要强调指出，对于各期前列腺癌患者，应以西医规范内分泌治疗或手术治疗为主；中医药在前列腺癌治疗中起辅助作用，其目标主要以改善患者临床症状，提高患者生活质量。

第八章

妇科疾病

第一节 子宫内膜异位症

子宫内膜异位症（简称内异症）是指具有生长功能的子宫内膜组织，出现在子宫腔被覆黏膜以外的部位（不包括在子宫肌层）而引起的病症。因其病变绝大多数出现在盆腔内的器官或组织，如卵巢、子宫、膀胱、直肠、子宫韧带或盆腔的腹膜面，故临床称盆腔子宫内膜异位症。内异症也有发生在盆腔以外部位，如脐、膀胱、气管、肺、胃等，分别称脐内异症、膀胱内异症……但较少见。本病多发生于 25 ~ 45 岁生育年龄妇女。绝经后或两侧卵巢切除后，异位内膜组织可萎缩吸收，妊娠或抑制卵巢功能的药物可阻止此病的发展，故内异症是一种激素依赖性疾病。

Roktansky 于 1860 年首次发现本病，至 20 世纪 20 年代开始逐渐受到医学界的重视，通过住院患者手术中发现的内异症而报告的医院发病率为 0.8% ~ 50.1%，20 世纪 70 年代以后，由于腹腔镜的临床应用，使内异症的诊断水平得到提高，由其他指征而进行腹腔镜检查的内异症发生率有报道为 1.3% ~ 52.9%。近年来随着人们对本病认识的提高以及诊断方法的改进，内异症的发病率有逐年上升的趋势，但无症状内异症的存在以及内异症常合并盆腔炎症、子宫肌瘤、子宫腺肌病等，容易掩盖了内异症的诊断，估计内异症的临床发病率应较报道的数字为高。

由于本病发生的原因尚未清晰，所以至今仍未有很满意的治疗方法，虽然有过内异症自然消退的文献报道，但根据临床观察的结果，目前所有的治疗方法大多数只能使患者的症状缓解，难以得到根治，因此本病遂成为妇科难治之症。

中医学没有内异症相对应的病名，但其临床表现可属于痛经、月经失调、不孕和癥瘕等范畴。

一、病　机

中医学对内异症的病机研究认为，随经血流溢及种植入盆腔或盆腔以外的子宫内膜可认为是“离经之血”，离经之血即是瘀血，瘀血留滞少腹，蓄之坚牢，当瘀血阻凝冲任气血运行，则出现《医林改错》所描述的病证“少腹积块疼痛，有积块不疼痛，或疼痛而无积块，或少腹满痛”和《血证论》指出的“瘀血或壅而成熟，或变成痨，或结为癥，或刺痛”。这些描述与内异症的经痛、性交痛、慢性盆腔疼痛、盆腔痛性结节、卵巢巧克力囊肿、经行发热、经行头痛等临床表现相似，因此离经之血所形成的瘀血被认为是内异症的重要发病机制。

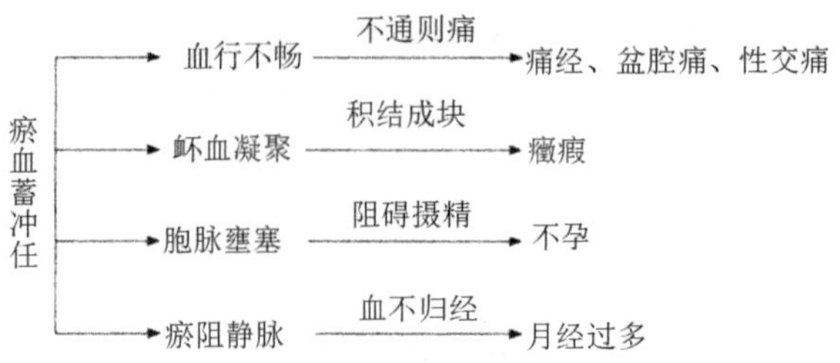

图 8-1　内异症的中医病机

西医学对内异症的发病机制至今仍未清晰了解，对内膜异位转移和生长发展的机制最早期主要有两种学说。一是经血将子宫内膜经输卵管送入盆腔种植，如卵巢、盆腔腹膜等，当种植部位和子宫内膜具有继续生长的条件，就有可能发生内异症，剖宫手术后继发的腹壁切口内异症、盆腔腹膜面的内异症都可以用这一学说加以解释；或子宫内膜经淋巴或静脉在盆腔或盆腔以外播散种植，如肺、皮肤等；二是异位内膜可能由具有高度化生潜能的卵巢表面上皮或盆腔腹膜上皮化生而来。除上述理论外，研究还认为在免疫功能失调和亚临床腹膜炎症的背景下，可发生异位内膜病灶。亦有研究指出内异症的发生可能受多因素遗传的影响。

10 余年来，内异症的基础研究更加深入和广泛，在病因学上提出一些新的理论，如“内膜细胞决定论”研究表明，只有在位内膜细胞发生、生长、分化异常的背景下，溢流入盆腔或向盆腔外播散才能发生异位生长。也有研究表明，子宫内膜基底层存在具有无限增殖潜能和多能分化能力的干 / 祖细胞，当这些具有增殖和分化潜能的干细胞逆流入盆腔，也可发生异位生长。这些理论将有利于临床诊断方法的创新和治疗方法的探索。

异位子宫内膜获得生存的机会以后，它和在位子宫内膜一样，接受来自机体的生殖内分泌的影响，发生内膜细胞和间质的增生 - 出血 - 再增生 - 再出血的周期性变化，最终在机体的不同部位形成内异症病灶。最常见为卵巢内膜异位囊肿（又称卵巢巧克力囊肿），约 80% 患者病变累及一侧卵巢，两侧卵巢累及者约占 50%，囊肿可以为单个或多个，其特点是囊内充满巧克力浆样浓稠的液体，多数与子宫或盆腔组织发生粘连。盆腔腹膜的异位内膜病灶则表现为紫红色、火焰样，或白色、无色透明的、形态多样的结节，或颗粒状病灶。内异症多伴有盆腔组织器官程度不一的粘连，常使子宫后倾后屈、固定、输卵管扭曲粘连等盆腔组织结构的异常改变。此外，内异症患者盆腔内异位内膜病灶的病理生长和发展过程中，激活了盆腔局部免疫系统并引起了一系列效应，研究表明内异症患者盆腔液中巨噬细胞的数量增多并且活性显著增高，活化了的巨噬细胞分泌干扰生殖活动的细胞因子，如白细胞介素 -1 通过激活淋巴细胞介导免疫和炎症反应，干扰下丘脑 - 垂体 - 卵巢功能，导致内分泌功能紊乱；白细胞介素 -6 调节芳香化酶活性影响卵巢激素的合成和分泌；前列腺素分泌的升高，导致生殖障碍和痛经等。上述有关盆腔组织结构的改变和生殖功能的异常，导致月经失调、不孕、痛经、慢性盆腔痛等症状和盆腔包块的产生。

近代进行了不少有关瘀血致内异症的机制研究，大多数运用中西医结合研究血瘀证的方法，采用甲皱微循环、血液流变学、子宫动脉血流动力学和血凝谱测定等方法。研究结果表明内异症患者的血液呈现浓、黏、凝、聚的特征，有研究更指出重度内异症的血凝状态比中、轻度内异症更高。前列腺素在体液中含量的高低与生殖活动有着密切的关系。研究表明内异症患者的痛经、经行头痛、不孕和月经不调与前列腺素的合成和分泌异常有关。β - 内啡肽是一种神经内分泌激素，血清 β - 内啡肽水平与痛阈的高低相关，有研究结果提示有盆腔疼痛及痛经的内异症患者的血浆 β - 内啡肽水平较正常妇女降低。

近年来，随着细胞生物学、分子生物学、酶学等技术发展，不少细胞因子如血管内皮生长因子、白细胞介素、细胞色素 P450 等也引入内异症发病机制的研究，有研究显示内异症的发生、发展以及一系列的病理变化与上述细胞因子、酶有相关性，不少中药治疗内异症的机制研究也试图运用这些新科学技术进行更深层的研究，并已取得一些成绩，随着研究的深入各学科间的合作日益加强，相信内异症的研究将会取得更大的进展。

二、诊 断

（一）病史

痛经史、不孕史、剖宫手术史、分娩时会阴创伤或手术史。

（二）临床表现

1. 继发性和渐进性痛经 痛经发生在经前 1 ～ 2 d，月经首日达到顶峰，部分患者疼痛可放射至腰骶部、肛门或会阴部，表现为肛门坠胀、里急后重感、疼痛可随月经量减少而减轻以至消失。亦有少数患者无痛经。

2. 下腹痛和性交不适 下腹疼痛多发生在下腹深部，也有两侧少腹部疼痛，非经时表现为固定部位的隐痛，行径时疼痛明显加剧。

3. 月经失调 多表现为月经先期、经量多或经期延长。

4. 不孕 约 40% 内异症患者并发不孕。

5. 其他 卵巢异位内膜囊肿破裂时，可引起急性腹痛；腹壁切口、脐、外阴等处内异症病灶可有渐进性的周期性疼痛；相应部位可扪及包块；肺、膀胱直肠等部位的内异症可出现周期性的咳血、尿血以及便血等相关症状。

（三）检查

1. 全身检查 可无特殊体征。或在脐或剖宫术后腹壁切口瘢痕处可触及逐渐增大的硬结，行经期压痛明显。

2. 妇科检查 子宫多呈后倾后屈位，与其周围组织粘连，盆腔内或阴道直肠膈有触痛性结节，或子宫旁有不活动的囊性包块；有时在子宫颈外口、阴道穹隆部有紫红色结节。

3. 辅助检查

（1）超声波检查：对卵巢子宫内膜异位囊肿和直肠阴道隔内异症的诊断有帮助。

（2）CT 及 MRI 检查：本方法与超声波检查的临床意义基本相同，但检查费用较高。

（3）血清卵巢癌细胞表面抗原（CA125）水平测定：中、重度内异症患者 CA125 可能升高。临床研究表明卵巢恶性肿瘤 CA125 显著增高，子宫肌瘤和盆腔炎症患者的 CA125 也会高于正常，因此 CA125 仅可作为诊断内异症的参考。但内异症患者治疗后 CA125 水平下降，病变复发时 CA125 大都回升，因此有学者建议 CA125 可用于内异症治疗效果和病情复发的监测。

（4）腹腔镜检查：是目前诊断内异症的最佳方法，尤其是对“不明原因”的腹痛或不育者。本检查通过腹腔镜直接观察，可发现盆腔内各种类型的病灶，同时又可在直视下对可疑病变取活组织做病理检查和进行临床分期。

三、鉴别诊断

1. 卵巢恶性肿瘤 囊性或混合性的卵巢恶性肿瘤有时易与卵巢内膜异位囊肿混淆，应做血沉、CA125、碱性磷酸酶或其他相关肿瘤指标测定，并结合影像学检查进行初步筛选，有恶性肿瘤可疑或包块发展迅速，伴有腹痛腹胀者，腹腔镜或剖腹探查可鉴别。

2. 子宫腺肌病 本病与内异症均有渐进性痛经，但两者疼痛发生的时间有不同，前者除痛在行经期间，尚可发生在经行期甚至月经停止后的一段时间，妇科检查子宫呈均匀增大；后者痛经多发在经前 1 ～ 2 日和行经初期，经量减少疼痛也随之减轻、停止，子宫大小正常。影像学和腹腔镜检查可鉴别。但注意本病有时与内异症同时存在。

3. 盆腔炎 盆腔炎症多有盆腔疼痛和盆腔粘连的临床表现，与内异症相似，但前者子宫旁组织多呈条索状增粗或片状增厚并有压痛，但无明显触痛的盆腔结节，既往有盆腔感染史，抗炎治疗有效。腹腔镜检查可鉴别。

四、临床分期

为评估疾病的严重程度、选择治疗方案、比较和评价不同疗法的疗效，可进行内异症的临床分期。内异症的分期法颇多，现多采用1985年美国生育学会（AFS）提出的“修正子宫内膜异位症分期法”。此分期法需经腹腔镜检查或剖腹探查确诊，并要求详细观察和记录内膜异位病灶的部位、数目、大小、深度和粘连程度，最后进行评分。

表8-1　子宫内膜异位症的分期（修正的AFS分期法）

	病灶	大小		粘连	范围		
	1cm	1 ~ 3cm	>3cm		< 1/3 包入	< 1/3 ~ 2/3 包入	> 2/3 包入
腹膜							
	1cm	1 ~ 3cm	>3cm		< 1/3 包入	< 1/3 ~ 2/3 包入	> 2/3 包入
浅	1	2	4				
深	2	4	6				
卵巢							
右浅	1	2	4	薄膜	1	2	4
右深	4	16	20	致密	4	8	16
左浅	1	2	4	薄膜	1	2	4
左深	4	16	20	致密	4	8	16
输卵管							
右				薄膜	1	2	4
				致密	4	8	16
右				薄膜	1	2	4
				致密	4	8	16
直肠							
宫陷凹					部分	全部	
闭塞					4	40	

五、辩证分析

内异症以瘀为主要的病因，根据临床研究结果显示内异症常见证候有气滞血瘀、瘀热互结、痰瘀互结、寒凝血瘀、气虚血瘀和肾虚血瘀等。治疗应遵照“必伏其所主而先其所因”的原则，在活血化瘀的基础上兼理气、凉血、化痰除湿、温阳、补气或补肾之法。由于瘀血致病变化多端，瘀血壅阻经脉可令脉道不畅不通，也可致血无法循经而妄行，变生内异症诸多证候，因此选药组方时宜注意以下原则；活血化瘀不动血，散结消瘀不破血，调经止血不敛涩，通调经脉以助孕，补血慎用益精药，益气少用壅补剂，务使祛邪不伤正，扶正不留瘀。此外，根据经期和非经期的不同生理、病理变化，结合内异症患者的主要病症采用周期用药，标本兼治。

（一）气滞血瘀证

工作、生活过度紧张或精神创伤，恼怒抑郁，致气行不顺，气逆则血逆，经血逆流泛于脉外；或剖宫手术，伤损脑脉脑络，血溢脉外，离经之血蓄而成瘀，阻碍气血运行，气滞血瘀遂成内异症。

1. 临床证候　经前或经行期，小腹胀痛，经色紫暗有块，经行不畅，量或多或少，或月经期延长，经前乳房胀痛，胸胁胀满，烦躁易怒，舌暗红有瘀点或瘀斑，脉弦。

2. 辩证依据

（1）有精神创伤史、子宫手术史。

（2）经前或经行小腹胀痛，经色紫暗有块；经前乳房胀痛，经行之后逐渐消失。

（3）胸胁胀满，烦躁易怒以经前尤甚，舌暗红有瘀点或瘀斑。

3. 治疗原则　活血化瘀，理气调经。

方药：膈下逐瘀汤（方见闭经）去当归、川芎。

有卵巢子宫内膜异位囊肿者，加皂角刺、山慈姑；有月经延长者，去红花、桃仁，加蒲黄、三七、茜草；胸胁胀满甚者，加柴胡、白芍；盆腔痛性结节者，加莪术、三棱、土鳖虫。

（二）痰瘀互结证

素体痰盛或素体脾虚，劳力或运动过度，损伤脾气，水湿运化失调，痰湿结聚阻于胞脉胞络，气血受阻滞而成瘀，痰瘀结互遂成内异症。

1. 临床证候　经前或经期小腹疼痛，或无痛经，经期或提前或错后，经色暗红，质黏稠，经期延长，不孕，盆腔包块，胸闷纳呆，或有泄泻，舌胖或有齿痕有瘀点，苔厚腻，脉滑。

2. 辩证依据

（1）有过劳史。

（2）经前或经期小腹疼痛，或无痛经，月经或早或迟，或经期延长，色暗红，不孕，盆腔有包块。

（3）胸闷纳呆，或有泄泻，舌胖或有齿痕有瘀点，苔厚腻，脉滑。

3. 治疗原则　活血化瘀，消痰散结。

方药：三棱煎（《妇人大全良方》）。

三棱、莪术、青橘皮、制半夏、麦芽

痛经甚者，加乌药、延胡索；月经先后不定期者，加柴胡、白芍、香附；经期长者，加蒲黄、茜草；卵巢子宫内膜异位囊肿者，加皂角刺、山慈菇、土鳖。

（三）瘀热互结证

过食厚味辛辣之品或温补之剂，热积于内；或素体阳盛，阳盛则热，血被热灼成瘀，瘀热互结伤损胞脉、胞络，遂成内异症。

1. 临床证候　经前或经行期间小腹灼热疼痛，经色红有血块，量增多，或行经时间延长，非经时小腹隐痛不适，经行发热，阴道干涩，性交疼痛，口干咽痛，心烦失眠，小便黄，大便干结，舌红，苔黄，脉弦数。

2. 辩证依据

（1）有饮食不节史。

（2）经行小腹灼热疼痛，经色红有血块，非经时小腹痛，性交疼痛，经行发热。

（3）口干咽痛，心烦失眠，小便黄，大便结，舌红，苔黄，脉弦数。

3. 治疗原则清热凉血，化瘀调经。

方药：血府逐瘀汤（方见月经前后诸证）去当归、川芎。月经量多或经期长者，去红花，加地榆、槐花、蒲黄；经行头痛者，加葛根、天麻、蔓荆子；经行发热者，加水牛角、知母、制大黄；卵巢内膜异位囊肿者，加海藻、夏枯草；经痛甚者，加延胡索、三七；咽痛口干者，加玄参、天花粉、麦冬；大便干结者，加制大黄、火麻仁。

（四）寒凝血瘀证

过食生冷寒凉之品，寒积于内；或素体阳虚，阳虚生内寒；或经产之时，不慎为寒邪内侵，血为寒凝成瘀，寒瘀互结，伤损胞脉胞络，遂成内异症。

1. 临床证候　经前、经时小腹冷痛，得热则痛减，经行不畅，色暗红有血块，非经时小腹冷痛不适，性交疼痛，不孕，白带清稀，形寒肢冷，小便清长，大便溏薄，舌暗红有瘀点瘀斑，苔白，脉沉紧。

2. 辩证依据

（1）有饮食不节史或经产受寒史。

（2）经前、经时小腹冷痛，得热则痛减，经色暗红有血块，白带清稀，不孕。

（3）形寒肢冷，小便清长，大便溏薄，舌暗红有瘀点瘀斑，苔白，脉沉紧。

3. 治疗原则　温阳化瘀，散结调经。

方药：少腹逐瘀汤（方见痛经）。

大便溏薄者，去当归，加白术、茯苓；白带多者，加海螵蛸、樗白皮、艾叶；卵巢子宫内膜异位囊肿者，加三棱、莪术、土鳖。

（五）气虚血瘀证

素体虚弱，或久病之后耗伤气分，气虚无力运血令血行不畅成瘀，瘀血损伤胞脉胞络，遂成内异症。

1. 临床证候　经期小腹疼痛，喜揉喜按，经色淡红，质稀薄，量多或经期长，面色㿠，唇色淡白，神疲气短，小腹下坠，舌淡红，苔薄白，脉细弱。

2. 辩证依据

（1）病程较长，或有慢性病史。

（2）经期小腹疼痛，喜揉喜按，经色淡红，质稀薄。

（3）面色㿠白，唇色淡白，神倦气短，舌淡红，苔薄白，脉细弱。

3. 治疗原则　补气活血，化瘀调经。

方药：理冲汤（《医学衷中参西录》）。

黄芪党参　白术　山药天花粉知母三棱莪术鸡内金

痛经明显者，加乌药、木香；经量多，或经期长者，加三七、海螵蛸、艾叶。

（六）肾虚血瘀证

素体肾虚，房劳、坠胎、小产或产难损伤肾气，或久病缠绵，伤及肾气，肾气虚弱，不能温运胞脉胞络气血，血滞成瘀，遂成内异症。

1. 临床证候　经期小腹疼痛，喜热喜按，经色暗红，质稀薄，量增多或经期长，不孕，面色暗，眼眶黑，头晕耳鸣，腰酸下坠，夜尿多，大便溏，舌淡红，苔薄白，脉沉细尺弱。

2. 辩证依据

（1）有难产、坠胎小产史或慢性病史。

（2）经期小腹疼痛，喜热喜按，经色暗红，质稀薄，不孕。

（3）面色暗，眼眶黑，头晕耳鸣，腰酸下坠，夜尿多. 大便溏，舌淡红，苔薄白，脉沉细尺弱。

3. 治疗原则　补肾益气，化瘀调经。

方药：归肾丸（方见月经先期）合桂枝茯苓丸（方见妊娠腹痛）。

行经时痛经明显者，加小茴香、乌药、木香；月经量多或经期长者，去当归、赤芍，加续断、蒲黄、三七；腰酸下坠甚者，去丹皮，加黄芪、升麻；大便溏薄者，去熟地、当归、桃仁，加白术、补骨脂。

六、其他疗法

（一）中成药

（1）桂枝茯苓胶囊：每次 3 粒，每日 3 次，开水送服，3 个月为 1 个疗程，经期停服。用于各种证型的内异症。

（2）血府逐瘀口服液：每次 1 瓶，每日 2 ~ 3 次，开水送服，3 个月为 1 个疗程，经期停服。用于瘀热互结的内异症。

（3）散结镇痛胶囊：每次 3 粒，每日 3 次，开水送服，3 个月为 1 个疗程，经期停服。用于各种证型的内异证。

（二）外治

三棱 15 g，莪术 10 g，蒲黄 15 g，五灵脂 10 g，延胡索 15 g，血竭 10 g，赤芍 15 g，加水 11 000 mL 浓煎成 100 mL，保留灌肠，每日 1 次，3 个月 1 个疗程，经期暂停。用于各种证型的内异症。

（三）西药

1. 避孕药

（1）醋酸炔诺酮，每次 5mg，每日 1 次，连服 6 个月。

（2）醋酸甲羟孕酮避孕针，每次 150 mL，肌注，每月 1 次，连续 6 个月。

2. 达那唑　每日 200mg，每日 2 ～ 3 次，月经第 1 日开始服，连续 22 日，连续 6 个月经周期。

3. 孕三烯酮　每次 2.5mg，每日 1 次，月经第 1 日开始服，连续 22 日，连续 6 个月经周期。

4. 促性腺激素释放激素激动剂

（1）亮丙瑞林，每日 3.75mg，每隔 28 日 1 次，皮下注射，共 3 ～ 6 次。

（2）戈舍瑞林，每日 3.6mg，每隔 28 日 1 次，皮下注射，共 3 ～ 6 次。

以上药物可出现一些副作用，如避孕药可发生阴道不规则滴血，乳房胀，体重增加；达那唑可发生肝酵素升高；促性腺激素释放激素可发生潮热、阴道干燥、性欲减退及骨质丢失等绝经症状。

（四）手术

卵巢子宫内膜异位囊肿切除术，适用于囊肿破裂或囊肿直径大于 5cm，特别是迫切希望生育者；盆腔异位内膜病灶清除或破坏手术，适用于药物治疗后症状不缓解，局部病变加剧或生育功能仍未恢复者。以上两种手术能保留生育功能，但复发率可达 40% 左右。

盆腔内病灶清除及子宫切除术，保留一侧卵巢或部分卵巢，适用于 45 岁以下且无生育要求的重症者，此术式术后复发率约 5%。

子宫、两侧附件切除及盆腔内病灶清除术，适用于 45 岁以上的重症者。术后不予雌激素补充治疗者，几乎不复发。

七、转归与预后

内异症虽然是一种进展性疾病和有远处转移的恶性行为，但大多数预后良好。也有发生恶变的病例报道，但未见恶变率的报道。内异症恶变多见于卵巢子宫内膜异位囊肿，其次是阴道、直肠膈内异症。

八、预防与调护

（1）防止经血倒流：经期不做盆腔检查，如有必要应避免重力挤压子宫。如有阴道横隔、无孔处女膜、宫颈闭锁、宫颈管粘连等引起经血潴留的情况，应及时手术治疗，以免经血逆流入腹腔。

（2）做好避孕措施：避免人工流产手术操作所引起的内异症。

（3）月经来潮前禁止做各种输卵管通畅试验，以免将宫内膜推入腹腔。

（4）避免进入宫腔的经腹手术将子宫内膜带到子宫、腹壁切口上及播种在腹腔而引起内异症。

九、文献资料

罗元恺通过长期的临床研究认为气滞血瘀是内异症的重要病机，采用益母草、土鳖虫、桃仁、蒲黄、五灵脂等中药制成罗氏内异方口服液。王俊玲运用此方治疗内异症 24 例，并与达那唑对照治疗 16 例，两组疗效比较，总有效率无显著性差异，两组治疗后盆腔疼痛症状均明显改善，包块缩小，但中药对月经不调和不孕的改善明显优于西药组。在症状和体征改善的同时，两组治疗后血清 CA125 和子宫内膜抗体（EMAB）水平较治疗前明显下降，两组治疗前全血黏度、血浆比黏度、血沉、还原黏度、红细胞聚集指数、血沉、方程 K 值 6 项指标均高于正常值，经治疗后中药组 6 项指标均有下降，血浆比黏度、血沉、还原黏度、红细胞聚集指数有所下降，而全血黏度反有所升高；可见达那唑在改善血液流变学指数方面不如罗氏内异方。动物实验结果提示此方有改善微循环、抗抑抗原抗体反应，调节机体免疫力功能的作用，其疗效与达那唑相当，但无达那唑的副作用。杨洪艳等通过大鼠实验性子宫内膜异位症模型，从子宫内膜的超微结构水平上探讨罗氏内异方治疗内异症的机制，并与西药丹那唑的实验结果对照，结果中西药组异位内膜的组织形态有不同程度的凋亡细胞形态改变，其中以罗氏内异方组的变化最显著，罗氏内异方可能通过调节体内生物活性物质，加速异位内膜的凋亡而取得疗效。

常暖用韩冰以化瘀软坚之莪术、三棱、鳖甲、穿山甲、血竭与化痰散结之皂角刺、海藻、薏苡仁等药物组方的妇痛宁胶囊，治疗内异症 54 例，总有效率 90.7%，痛经有效率 93.2%，卵巢囊肿、盆腔包块、盆腔结节缩小，有效率分别为 84.8%、85.7% 和 91.2%，8 例并发不孕者有 4 例妊娠，占 50% 。动物实验表明妇痛宁在一定程度上影响异位内膜上皮细胞的代谢活动和分泌功能，使异位内膜上皮细胞萎缩，而对在位内膜无明显影响。

第二节　子宫腺肌病

当子宫内膜腺体及间质侵入子宫肌层时，称子宫腺肌病。以往称内在性子宫内膜异位症，而将非子宫肌层的子宫内膜异位症称外在性子宫内膜异位症以示区别。

子宫腺肌病多发生于 40 岁以上经产妇，约 15% 患者同时合并子宫内膜异位症，约半数患者合并子宫肌瘤。子宫腺肌病又常合并子宫内膜增生过长。

中医学没有子宫腺肌病的相应病名，依据其临床表现，可属于痛经、月经过多、经期延长和癥瘕、不孕等范畴。

一、病　机

中医学认为侵入子宫肌层的子宫内膜，在子宫外肌壁间所发生的出血，属“离经之血”，亦即瘀血，瘀蓄子宫，气血运行失调则产生痛经、经血妄行诸证，癥瘕、不孕也由此而生。

异位种植在子宫肌层的子宫内膜，受卵巢激素的作用发生周期性增生和出血，在子宫肌壁间形成弥漫性分布的微囊腔；又刺激出血周围的子宫肌纤维增生，形成了弥漫型的子宫肌层病灶；少数异位子宫内膜在肌层中呈局限性生长，形成结节或团块，称子宫腺肌瘤，是局限型的子宫肌层病灶。弥漫型和局限型的子宫腺肌病的病理发展的结果，使子宫体积增大变硬，并产生一系列临床症状。

西医学认为多次妊娠和分娩对子宫壁的创伤和慢性子宫内膜炎可能是导致子宫腺肌病的原因之一，此外还与子宫肌层受高水平雌激素刺激有关。

二、诊　断

（一）病史

有盆腔炎史、宫腔内手术史，或多胎妊娠分娩史。

（二）临床表现

（1）继发性和渐进性痛经。

（2）月经量增多、经期延长。

（三）检查

1. 妇科检查　子宫均匀性增大或有局限性结节隆起，质硬而有压痛，经期尤为明显。

2. 辅助检查

（1）超声波检查：对弥漫型子宫腺肌病的诊断有帮助。

（2）CT 及 MRI 检查：临床意义与超声检查相同。

（3）腹腔镜检查：对盆腔子宫内膜异位症及子宫肌瘤的鉴别诊断有帮助。

三、鉴别诊断

1. 盆腔子宫内膜异位症　本病与内异症都有进行性痛经，但两者痛经发生的时间不同可资鉴别；本病的子宫增大有压痛与内异症的子宫大小正常、无压痛也有助鉴别诊断，超声波、腹腔镜检查可作为辅助鉴别诊断手段。

2. 子宫肌瘤　结节型子宫腺肌病与子宫肌瘤的子宫体积都增大，并且质硬或子宫有结节状突起。但子宫腺肌病的子宫体有压痛，尤其是在经期；而子宫肌瘤大多数情况下是没有压痛的。超声波或腹腔镜检查有助鉴别诊断。

四、辩证分析

子宫腺肌病以瘀为主要病机，其证候以血瘀证为基础，结合患者的体质、感受病邪的不同而有气滞血瘀、寒凝血瘀、瘀热互结、气虚血或肾虚血瘀等证候，治疗以活血化瘀为基本原则，再佐以理气、温阳、清热、益气和补肾等。具体用药可参考盆腔子宫内膜异位症。经药物治疗效果不佳、长期剧烈痛经的患者，可做子宫切除术。

五、转归与预后

子宫腺肌病有恶变的报道，但未有大样本的临床研究报告，并且以绝经后的子宫腺肌病发生恶变的报道为多。

第三节　闭经的中西医结合治疗

一、西医部分

闭经是妇产科临床的一种常见症状，可以由多种原因引起，临床可分为原发闭经和继发闭经。原发闭经指女性年满 16 岁尚无月经来潮者或年满 14 岁而无第二性征发育者，约占 5%；月经来潮后继之又停经 6 个月以上或停经 3 个周期者称为继发性闭经，约占 95%。一般妇女初潮年龄在 11 ～ 18 岁之间，平均年龄 13 岁，但与气候、环境、种族、经济与生活条件的影响有关。生理性闭经如妊娠期、哺乳期、青春期前、绝经后不属于本症。

（一）病因

1. 下丘脑性闭经　是最常见的闭经。主要原因包括神经精神因素、神经性厌食、大运动量、营养不良、全身慢性消耗性疾病、药物性（抗精神病药物、避孕药等）等。

2. 垂体性闭经　常见于垂体微腺瘤，产后大出血引起的垂体缺血缺氧坏死的席罕综合征。

3. 卵巢性闭经　单纯性性腺发育不良、特纳综合征、睾丸女性化、卵巢抵抗等是原发性卵巢性闭经的常见病因，而卵巢功能早衰是继发性闭经的常见原因。

4. 子宫性闭经　子宫内膜受到创伤后发生的粘连是最常见的病因，先天性子宫发育不全、始基子宫、子宫内膜结核、子宫内膜炎也可引起闭经。

5. 其他　甲状腺、肾上腺等内分泌器官功能异常也会引起闭经的发生。

（二）辅助检查

1. 激素检查　检测血中 FSH、LH、E_2、P 和 PRL 水平，了解卵巢以及垂体功能。

2. B 超检查　了解有无卵巢肿瘤、子宫卵巢发育情况、有无卵泡发育等。

3. 染色体检查　了解有无染色体异常，尤其是性染色体异常。

4. 输卵管碘油造影　了解子宫腔情况，有无宫腔粘连。

5. 腹腔镜、宫腔镜检查　了解腹腔内有无性腺、性腺发育情况、有无卵巢肿瘤等，有无宫腔内病变。

6. 肾上腺、甲状腺功能检查　测定 TSH、T_3、T_4、血皮质醇等。

7. CT、磁共振检查　对疑有垂体微腺瘤者，应行检查。

8. 孕激素试验　肌肉注射黄体酮或口服甲羟孕酮后，如有撤退性出血，表明体内有一定的雌激素水平，为孕激素试验阳性；否则为阴性。

9. 雌激素试验　对孕激素试验阴性者，服用雌激素 22 d，后 10 d 加服孕激素，如有撤退性出血，为雌激素试验阳性；否则，为雌激素试验阴性，闭经原因系子宫性。

10. 垂体兴奋试验　对疑有垂体和下丘脑病变者，给予 LHRH，15 ～ 30 min 后 LH 增高 2 ～ 4 倍，即为有反应性，表明病变位于下丘脑；否则，为无反应性，病变位于垂体。

（三）诊断

1. 病史　应了解患者的月经状况，包括初潮年龄、月经周期、经期和经量等，智力发育状况；闭经前的生活状况，发病前可否有学习紧张、环境变迁、精神刺激、手术、疾病等诱因，闭经前有无月经周期、经期、经量的改变，有无溢乳、多毛、肥胖、头痛、视力改变及围绝经症状，接受过何种检查、何种治疗。对已婚妇女应了解其结婚年龄、避孕方法、有无口服避孕药史，有无流产、刮宫、产后大出血、哺乳史，有无感染史及不孕史。既往是否患过腮腺炎、结核、脑炎、脑膜炎，有无头部创伤、生殖器手术、减肥史及胃肠道疾病史、对原发闭经者，应了解其母在孕期的状况，包括患病和服药情况、有无有害物质接触史、放射性接触史等。

2. 体格检查　应注意全身发育、营养状况、智力发育、身高体重、第二性征发育，有无肥胖、多毛、溢乳等。外阴发育有无畸形、阴道、子宫、卵巢有无异常。

结合症状和体征，通过孕激素试验、雌激素试验、卵巢功能检查、血激素测定、垂体兴奋试验、甲状腺及肾上腺功能等检查，可明确诊断。闭经的诊断步骤如下：

（四）治疗

1. 一般治疗　避免精神紧张和过度劳累，加强营养，对服用避孕药后闭经和短期闭经者，可先观察 3 ~ 6 个月。

2. 对症治疗　宫腔粘连者可扩张宫腔，分离粘连，放置宫内节育器防粘连，使用雌孕激素调节宫内膜生长；对卵巢肿瘤或垂体肿瘤进行相应的手术治疗。

3. 内分泌治疗　可用雌孕激素替代治疗，常用己烯雌酚每日 0.5mg，连服 20 d，后 7 d 加用甲羟孕酮，每日 8 ~ 10mg，停药后出现撤药性出血，连用 3 ~ 6 个周期。对有生育要求的患者，要给予促排卵治疗，如氯米芬、绝经期促性腺激素（HMG）、促性腺激素释放激素（GnRH）等。对高泌乳素血症患者，予溴隐亭治疗。

二、中医部分

闭经称为“女子不月”“月事不来”。中医学通过天然药物内服、外用，并配合针灸、推拿、药膳等综合措施治疗闭经，对于改善全身症状，恢复自主性月经，调整卵巢功能和防止卵巢早衰等具有一定优势，并有疗效稳定、无不良反应等优点。

（一）病因病机

脏腑、气血、经络的正常生理活动是月经得以产生的生理基础，而肾气、天癸、冲任、胞宫几者之间的相互协调是产生月经和维持月经的周期性和规律性的主要环节，其中又以肾在月经产生与调节过程中发挥主导作用。以上任何一个环节发生功能性失调或器质性病变，严重者均可引起闭经。中医学对闭经的病因研究，概括起来，不外乎虚、实两类。

1. 虚证闭经　常因失血、劳损、脾虚、肾虚而致，因先天肾气不足，天癸迟至或不至，冲任不盛；或肝肾亏损，精血不足，胞失濡养；或脾胃虚弱，生化乏源，气血虚少；或久病失血，血海不满，冲任空虚，凡此皆无血可下，属于虚证。

2. 实证闭经　常因风冷、气郁、血滞、痰阻而致，因情志不畅，肝气郁结，气滞血瘀；或痰湿脂膜壅阻胞宫，冲任不通，胞脉阻隔，血不下行，此属实证。

此外，临床还有因各种慢性消耗性疾病如痨瘵、消渴病、虫积等使营阴暗耗，虚火灼伤阴精，精亏血少，冲任不充，血海干涸；或因妇产科手术不当，直接损伤冲任与胞宫而致闭经者。

总之，闭经的病因虽然复杂，但以虚、实为纲进行归类则可执简驭繁。其发病机理可概括为：虚证为精血不足，血海空虚，无血可下；实证为邪气阻隔，胞脉不通，血不下行。

（二）辩证施治

由于闭经是整体机能失调在妇科的病变反映，是多种病因导致的一个共同症状。因此，治疗闭经首先要解除心理负担，加强身体锻炼，合理安排饮食起居，消除机体其他慢性疾病，提高健康水平，然后针对病因进行治疗。

中医学治疗闭经按“血枯”、“血隔”为纲分为虚、实两大类分别辩证论治，属虚而血枯者治宜补虚通经，属实而血隔者治宜泻实通经，因他病（如痨瘵、虫证等）而致经闭者当先治他病，病愈则经自通。

现代中医妇科治疗闭经在继承传统理论和经验的同时，多结合现代医学的病因分类，再按中医学理论原则辩证求因，审因论治。由于闭经的病因复杂，病变涉及范围较广，病程较长，证型繁多，虚实兼夹，故在确定治疗方案时，既要抓住主要病机，又常需兼顾调养脏腑、气血和冲任。无论何证，均当分清标本缓急、虚实主次，做到补中有通，泻中有养，切忌急功近利而滥用猛攻峻伐之药或以通经见血为快。

1. 内治

（1）肾气不足证：年逾 18 周岁月经尚未初潮或初潮较晚而月经不调，周期时先时后或又闭经不行，体质素弱，腰膝酸软，第二性征发育不良；舌质偏淡，苔薄白，脉弱。

治疗原则：补肾运脾，理气调冲。

处方：通脉大生丸（《中医妇科治疗学》）。

菟丝子 60 g，杜仲 30 g，续断 30 g，桑寄生 30 g，紫河车 30 g，艾叶 24 g，茯苓 24 g，山药 24 g，制首乌 24 g，当归 24 g，砂仁 15 g，鹿角霜 15 g，台乌 15 g，肉苁蓉 15 g，枸杞子 15 g，荔枝核 15 g，车前仁 6 g。共研细末，混匀，炼蜜为丸，每丸重 3 g，每日早晚各服 1 丸，温开水送下。

偏肾阳虚而见形寒肢冷者，去车前子、鹿角霜，加巴戟天 15 g，鹿角片 12 g；胞宫虚寒，婚后久不受孕者加紫石英 30 g；倦怠乏力，少气懒言者加党参 30 g，或人参 10 g，黄芪 30 g。

（2）肝肾亏虚证：大病久病或产后、流产后月经停闭不行，头晕耳鸣，心悸怔忡，腰腿酸软，或潮热心烦，或形寒肢冷，面色无华，肌肤不润，阴中干涩；舌淡暗，苔薄白，脉沉细。

治疗原则：补肾填精，益肝养血。

处方：加减苁蓉菟丝丸（《中医妇科治疗学》）加紫河车、山萸肉、制首乌。

肉苁蓉 30 g，菟丝子 30 g，枸杞子 30 g，覆盆子 30 g，熟地黄 30 g，桑寄生 30 g，制首乌 30 g，当归 15 g，焦艾叶 15 g，山萸肉 15 g，紫河车 10 g。共研为细末，混匀，炼蜜为丸，如梧桐子大。每服 6 g，早晚各服 1 次，温开水送下。如改作汤剂，宜酌情减量。

证见失眠健忘者加石菖蒲 10 g，酸枣仁 15 g；面红潮热汗出者加女贞子 30 g，北五味子 10 g；五心烦热者加龟板 15 g，鳖甲 15 g，白薇 18 g；头晕耳鸣者加潼蒺藜 15 g，五味子 10 g；腰膝软弱无力者加杜仲 30 g，续断 30 g；形寒肢冷者加巴戟天 15 g，仙灵脾 15 g；毛发脱落，性欲淡漠者加鹿角片 10 g，黄精 15 g，紫河车用量加至 15 g。

（3）气血虚弱证：久病大病之后，或饮食劳倦损伤心脾，月经逐渐延后，量少色淡质薄，终至经闭不行，头晕眼花，失眠心悸，气短神疲，面色萎黄，形体瘦弱，毛发不泽；舌质淡，苔薄白，脉虚细。

治疗原则：益气养血，调补冲任。

处方：人参养营汤（《和剂局方》）。

人参 10 g，陈皮 10 g，黄芪 30 g，熟地 12 g，当归 12 g，白芍 12 g，白术 15 g，茯苓 15 g，炙远志 6 g，五味子 6 g，炙甘草 6 g，桂心 3 g（后下）。

头晕眼花者加潼蒺藜 15 g，女贞子 15 g；心悸怔忡者加酸枣仁 12 g，柏子仁 12 g；失眠梦多者加夜交藤 15 g，石菖蒲 10 g；继发于产后大出血者加紫河车 10 g，鹿角片 10 g，制首乌 20 g。

（4）阴虚血燥证：月经量明显减少，渐至闭经；面红潮热，五心烦热，或骨蒸劳热，或咳嗽咯血，口干舌燥，形体消瘦，睡中盗汗；舌红少苔，脉细数。

治疗原则：养阴清热，补养冲任。

处方：河车大造丸（《医方集解》）加女贞子、制首乌、砂仁。

紫河车（研粉冲服）10 g，人参 10 g，干地黄 15 g，女贞子 15 g，制首乌 15 g，龟板（打碎先煎）15 g，黄柏 12 g，天冬 12 g，麦冬 12 g，杜仲 12 g，怀牛膝 12 g，砂仁（后下）6 g。以上为汤剂用量。

骨蒸劳热者加鳖甲 15 g，银柴胡 12 g；咳嗽咯血者加川贝母（研粉冲服）10 g，炙百部 15 g，白及 15 g；口渴喜饮者加石斛 12 g，玉竹 12 g，百合 12 g；睡中汗出者加生牡蛎 30 g，牡丹皮 12 g，地骨皮 12 g。若为结核性子宫内膜炎所致闭经，当以抗结核治疗为主，再配合以上方药内服减轻症状。

（5）气滞血瘀证：月经由稀发量少渐至闭经，或突然经闭不行；少腹胀痛拒按，胸胁胀满，精神抑郁，心烦易怒；舌边紫暗或有瘀点，脉沉弦涩。

治疗原则：理气行滞，活血通经。

处方：血府逐瘀汤（《医林改错》）。

当归 12 g，生地 12 g，桃仁 12 g，牛膝 12 g，柴胡 12 g，红花 10 g，川芎 10 g，枳壳 10 g，桔梗 10 g，赤芍 15 g，甘草 6 g。

胸胁及乳房胀痛者加青皮 10 g，香附 10 g，郁金 10 g；少腹疼痛明显者加炒川楝子 10 g，延胡索 10 g；气郁化热，口干胁痛，带下色黄者加牡丹皮 12 g，黄柏 12 g；小腹冷痛，四肢不温者去生地、桔梗，加艾叶 10 g，小茴 10 g，台乌药 12 g。

（6）痰湿阻滞证：月经由量少稀发而渐至闭经，形体肥胖，胸脘满闷，呕恶痰多，神疲体倦，或面足水肿，带下量多色白；舌质淡，苔白腻，脉弦滑。

治疗原则：燥湿化痰，活血调经。

处方：加味二陈汤（《沈氏尊生书》）合桂枝茯苓丸（《金匮要略》）。

法半夏 15 g，茯苓 15 g，当归 15 g，赤芍 15 g，川芎 10 g，陈皮 10 g，桂枝 10 g，牡丹皮 10 g，桃仁 12 g，甘草 6 g。以上为汤剂用量。

体形肥胖超重多者加生山楂 15 g，海藻 15 g，昆布 15 g，草决明 12 g，另需节制饮食；胸闷痰多者加全瓜蒌 10 g，炙远志 6 g；面足水肿者加白术 12 g，泽泻 12 g，猪苓 12 g；带下量多色白者加白芷 10 g，白果 10 g，薏苡仁 30 g；苔白厚腻者加苍术 10 g，草蔻 10 g；舌边瘀点紫暗者加茺蔚子 12 g，川牛膝 12 g，土鳖虫 10 g。

2. 成药验方

（1）女金丹：每次 5 g，每日 2 ~ 3 次，连服 2 月；或每月服 2 周，连服 3 月。

（2）乌鸡白凤丸：每次 6 g，每日 2 ~ 3 次。

（3）紫河车胶囊：每次 3 粒，每日 2 次。

（4）益气维血颗粒：每次 10 g，每日 3 次。

（5）普瑞八珍颗粒：每次 10 g，每日 3 次。

3. 外治

（1）药物治疗

①敷脐法

A. 香白芷 40 g，小茴香 40 g，红花 40 g，当归 50 g，益母草 60 g，细辛 30 g，肉桂 30 g，延胡索 30 g。

用法：上药共煎 2 次，取汁浓缩成稠状，混入适量体积分数为 95% 的乙醇浸泡的乳香没药液，烘干后研细末加樟脑备用。每次取 9 g，用黄酒数滴拌成糨糊状，外敷脐中神阙穴或关元穴，用护伤膏固定。药干则调换 1 次。

功效主治：温经散寒，活血化瘀。适用于闭经，病经，产后腹痛，恶露不下，人流术后腹痛之寒凝血瘀证。

B. 蜣螂 1 只（焙干），威灵仙 10 g（烤干）。

用法：2 药共研细末，填神阙穴，外用膏药或胶布贴盖，约 1 h 后去药。每日 1 ~ 2 次，连用 7 ~ 10 次为 1 个疗程。

功效主治：活血化瘀通经，适用于血瘀型闭经。

C. 麝香、龙骨、虎骨、蛇骨、木香、雄黄、朱砂、乳香、没药、丁香、胡椒、青盐、夜明砂、五灵脂、小茴香、两头尖各等份。

用法：麝香另研备用，余药共研细末，瓷罐贮藏，切勿泄气。用时麝香先放脐心，再用面粉做一圆圈套在脐周，然后装满适量药粉，外盖槐树皮或生姜片，用艾灸之，每岁 1 壮，间日 1 次，3 次为 1 个疗程。

功效主治：活血理气，化瘀通经。适用于实证闭经。

②热熨法

A. 茺蔚子 300 g，晚蚕沙 300 g，大曲酒 100 mL。

用法：先将前2药各150 g放入砂锅中炒热，旋即以大曲酒50 mL撒入拌炒片刻，将炒热的药末装入白布袋中，扎紧袋口热熨脐腹部。至袋中药冷，再取另一半药同法炒热再熨脐腹。连熨2次后，覆被静卧半天。每天1次，连用3 d为1个疗程。

功效主治：活血通经。适用于实证闭经伴腰腹胀痛，头晕，周身乏力等症。

B. 绿矾15 g。

用法：将绿矾炒热，盛入布袋中，趁热熨敷脐腹部。

功效主治：破瘀消积。适用于实证闭经。

C. 益母草30 g，当归30 g，红花30 g，赤芍30 g，路路通30 g，五灵脂15 g，青皮15 g，炮甲珠15 g。

用法：上药共研粗末混匀，布包扎紧蒸热熨小腹部。每日1次，每次热熨30 min，7次为1个疗程。

③敷贴法

A. 仙鹤草根30 g，香附子6 g。

用法：上药捣烂调饼，敷贴脐下小腹部。

功效主治：理气活血，化瘀通经。适用于气滞血瘀闭经。

B. 柴胡12 g，白术10 g，白芍10 g，当归12 g，茯苓10 g，薄荷3 g，三棱6 g，牛膝20 g。

用法：将上药研细末，调拌凡士林，然后外敷贴关元穴。

功效主治：同上。

加减法：虚证加香附12 g，陈皮10 g，牛膝12 g；实证加半夏12 g，红花6 g，桃仁12 g。

（2）针灸治疗

①毫针疗法

A. 虚证闭经

取穴：取肝俞、脾俞、肾俞、膈俞、关元、足三里、三阴交。

配穴：腰膝酸痛加命门、腰眼、阴谷；潮热盗汗加膏肓俞、然谷；纳呆腹泻加天枢、阳陵泉、中脘；心悸怔忡加内关。

操作：针刺行补法，酌情用灸法。

B. 实证闭经

取穴：取中极、地机、三阴交、合谷、太冲、丰隆。

配穴：小腹胀满加气海、四满；胸脘闷胀加期门、支沟；小腹冷痛加灸关元、中极；白带量多加次髎。

操作：针刺行泻法，酌用灸法。

②皮肤针疗法

部位：取腰骶部、脊柱两侧。

配穴：神疲乏力者加刺足三里、大椎；失眠、心悸、盗汗者加刺四神聪、风池、大椎及神庭。

操作：重点叩打带脉区、腹部、期门、三阴交、关元及有阳性物反应处。叩打顺序应由上而下，从外到里，中度刺激，头颈部可用轻度刺激。每日1次，连续治疗10 d为1个疗程：

③皮内针疗法

取穴：血海、足三里。

操作：先将穴位局部及针具消毒，然后将环柄型皮内针刺入穴位，沿皮刺入0.5 ~ 1.0寸深，针柄贴在皮肤上，用胶布固定，埋针2 ~ 3 d，秋冬季节埋针时间可适当延长。7次为1个疗程，疗程间隔7 d。

注意：皮内针埋藏处应保持干燥、清洁，切勿沾水。

④温针疗法

取穴：关元、肾俞、三阴交、曲骨、足三里。

操作：将毫针刺入穴位，得气后，取约2cm长艾卷1节套在针柄上，艾卷距皮肤2 ~ 3cm。将艾卷下端点燃，待其燃尽，再留针10 min左右，随后将针拔出。每日1次，10次为1个疗程。

注意：此法适用于气滞血瘀及痰湿阻滞型闭经，虚证闭经偏寒者也可应用本法。

⑤电针疗法

取穴：①关元配三阴交；②归来配足三里；③中极配血海。

操作：每次选穴 1 ~ 2 对，用毫针刺入。接通电针仪，以疏密波或断续波中度刺激。每次治 15 ~ 20 min，每日 1 次，10 次为 1 个疗程，间隔 5 ~ 7 d 进行下一个疗程。

⑥子午流注针法

取穴：复溜、大都；阳辅、行间。

操作：对虚证闭经，应于午时补大都，戌时补复溜；对实证闭经则应于子时泻阳辅，丑时泻行间。间日 1 次，10 次为 1 个疗程。

⑦穴位注射疗法

处方：质量浓度为 50 g/L（5%）的当归注射液或 100 g/L（10%）的红花注射液。

取穴：肾俞、气海、三阴交、足三里、关元、中都。

操作：取以上注射液任一种，选穴 2 ~ 3 个，每穴注入 1 mL 药液。每日 1 次，5 次为 1 个疗程。间隔 5 ~ 7 d 进行下一个疗程。适用于实证闭经。

⑧耳针疗法

取穴：子宫、内分泌、卵巢、皮质下、肝、肾、脾、胃、三焦、脑点。

操作：每次选穴 3 ~ 4 个，毫针中等强度刺激，留针 20 ~ 30 min，间歇捻针 2 ~ 3 次。每日 1 次，两耳交替施治，10 次为 1 个疗程。间隔 5 ~ 6 d 开始下 1 个疗程。如月经来潮，还应继续治疗 1 ~ 2 个疗程，以巩固疗效。也可采用耳穴埋针或压丸法。

⑨灸疗法

取穴：中极、关元、三阴交、肾俞、归来、气海、血海。

配穴：虚证闭经配肝俞、脾俞、膈俞、足三里。实证闭经配太冲、合谷、丰隆、内关、阴陵泉。

操作：

A. 艾条悬灸：取穴 5 ~ 6 个，每穴灸 15 ~ 30 min。

B. 隔药艾炷灸：于关元穴上放置胡椒饼加丁香粉、肉桂粉，然后以艾炷点燃灸之，每次灸 6 壮，每日 1 次，7 次为 1 个疗程。中极穴用毫针刺入，得针感后出针，再以姜片隔艾炷灸 3 ~ 5 壮。余穴可直接用 0.2cm 厚鲜姜片用针穿刺数个小孔，置所选穴位上。再置黄豆粒大小艾炷于姜片上点燃。每次选 3 ~ 4 穴，每穴灸 4 ~ 5 壮，以施灸处皮肤红晕、温润为度。每日 1 次，10 次为 1 个疗程，疗程间隔 5 d。

C. 灯火灸法：实证闭经用明灯爆灸法，每穴灸 1 壮，每次选穴 4 ~ 5 个；虚证闭经用明灯灼灸法，每穴灸 1 ~ 2 壮。均每天施灸 1 次，连续 10 ~ 15 次为 1 个疗程。施灸后应保持局部清洁，如发生小泡，可用甲紫药水涂搽。

D. 烟草灸法：取带脉区、腰骶部、关元、曲骨、足三里、血海。用香烟代替艾卷施灸。每穴灸 7~10 min，隔日 1 次，10 次为 1 个疗程。此法主要用于实证闭经。

4. 其他疗法

（1）推拿疗法

①常规按摩法

A. 小腹部操作：取关元、气海穴。用摩法、按法、揉法。

B. 下肢部操作：取血海、三阴交、足三里穴。用按法、揉法。

C. 腰背部操作：取肝俞、脾俞、肾俞穴。用一指禅推法、按法、揉法、滚法。

辩证加减：

（1）虚证闭经：横擦前胸中府、云门及左侧背部脾胃区，腰部肾俞、命门，以透热为度；直擦背部督脉，斜擦小腹两侧，以透热为度。

（2）实证闭经：肝气郁结证按揉章门、期门各半分钟，按、掐太冲、行间，以患者觉酸胀为度；斜擦两胁，以微热为度。寒凝血瘀证直擦背部督脉，横擦骶部，以小腹透热为度；按揉八髎，以局部温热为度。痰湿阻滞按揉八髎穴，以酸胀为度；横擦左侧背部及腰骶部，以透热为度。

②耳穴按摩术

取穴：肝、肾、心、脾、内生殖器、内分泌、皮质下、神门。

操作：以直压或对压法强刺激 3 ～ 5 min，每日 3 次。

（2）药膳疗法

①肝肾亏虚证

A. 鳖 1 只，瘦猪肉 100 g（或白鸽 1 只）。共煮汤，调味服食。每日 1 次，每月连服数天。

B. 新鲜胎盘 1 个，洗净，瓦上焙干，研末，黄酒调服。每次 15 g，每日服 2 次，每月服胎盘 1 个。

C. 常春果 200 g，枸杞子 200 g，好酒 1 500 mL。将上药捣破，盛于瓶中，注酒浸泡 7 d 后即可饮用。每次空腹饮 1 ～ 2 杯，每日 3 次。

②气血虚弱证

A. 当归 30 g，黄芪 30 g，生姜 65 g，羊肉 250 g。将羊肉洗净切块，生姜切丝，当归和黄芪用纱布包好，共放瓦锅内加水适量炖至羊肉烂熟，去药渣，调味服食。每天 1 次，每月连服 5 ～ 7 d。

B. 墨鱼 1 条（重 200 ～ 300 g），桃仁 6 g。将墨鱼洗净切块，同桃仁共煮汤服食。每日或隔日 1 次，每月连服 5 ～ 6 次。

C. 鸡血藤 30 g，白砂糖 20 g，鸡蛋 2 枚。把鸡血藤、鸡蛋 2 味同煮至蛋熟，去渣及蛋壳，放入白糖，待白糖溶化即成。顿服，每日 1 次，连服数日。

③气滞血瘀证

A. 鸡蛋 2 个，川芎 9 g，红糖适量。加水同煮，鸡蛋熟后去壳再煮片刻去药渣，加红糖调味，吃蛋喝汤。每天 1 剂，每月服 5 ～ 7 剂。

B. 益母草 50 ～ 100 g，橙子 30 g，红糖 50 g。水煎服。每日 1 剂，每月连服 5 ～ 7 剂。

C. 山楂 60 g，鸡内金 9 g，红花 9 g，红糖 30 g。水煎服。每日 1 剂，分 2 次服。每月连服 7 剂。

D. 红花 9 g，黑豆 90 g，红糖 60 g。水煎服，每日 1 剂，分 2 次服，每月连服 7 剂。

④痰湿阻滞证

A. 云苓 50 g，红花 6 g，红糖 100 g。前 2 味水煎取汁，冲化红糖温服。每天 1 剂。每月连服 5 ～ 7 剂。

B. 鲤鱼头（或乌鱼）数个，陈酒适量。将鱼头洗净晒干，火上烧炭存性，研成细末，用陈酒送服。每次 15 g，日服 3 次。

C. 薏苡仁 60 g，炒扁豆 15 g，山楂 15 g，红糖适量。上药同煮粥食。每天 1 剂，每月连服 7 ～ 8 剂。

（三）预防与调摄

加强身体锻炼，增加营养，增强体质。积极治疗原发疾病及全身性慢性疾病。保持心情舒畅，保证充足的休息和睡眠。坚定信心，主动配合医生，坚持正规治疗。

第四节　痛经的中西医结合治疗

一、西医部分

凡在经期或在行经前后发生下腹部疼痛或伴腰骶部疼痛，严重者出现呕吐、面色苍白、手足厥冷等症状，影响生活及工作者称为痛经；常伴有头痛、乏力、头晕、恶心、呕吐、腹泻腹胀、腰骶痛等症状；是年轻女性的常见病症，分为原发性痛经和继发性痛经。前者指月经期腹痛但无盆腔器质性病变者，常见于初潮后 6 ～ 12 月；后者指生殖器有明显病变者，常常在月经初潮 2 年后出现，如子宫内膜异位症、盆腔炎、肿瘤等。痛经的发病年龄 16 ～ 18 岁达顶峰，30 ～ 35 岁以后逐渐下降，性生活的开始和分娩可降低痛经的发病率。此处主要介绍原发性痛经。

（一）病因

（1）子宫颈管狭窄主要发生在月经来潮之前，可能经血外流受阻是痛经的原因。

（2）子宫发育不良血管供应异常，导致组织缺血而发生疼痛。

（3）子宫位置异常极度前屈或后屈时，子宫峡部成角，阻碍经血流出面发生痛经。

（4）精神神经因素各种原因导致的精神紧张。

（5）内分泌因素腹痛可能与黄体期孕酮升高有关。

（二）临床表现

原发性痛经常发生在年轻女性，30岁后发生率开始下降，常在月经来潮前后出现，持续48 ~ 72 h，疼痛呈痉挛性，剧烈，有时需卧床休息。疼痛集中在下腹部，有时伴腰痛、恶心、呕吐、腹泻、头痛等，严重者还有面色苍白、四肢发冷甚至虚脱。

（三）诊断

原发痛经者首先要排除盆腔病变的存在，根据病史、详细的查体，尤其是妇科检查，可初步了解盆腔内有无粘连、肿块、结节或增厚。可做B超、腹腔镜、输卵管碘油造影、宫腔镜等检查，以排除子宫内膜异位症、子宫肌瘤、盆腔粘连、感染等疾病。

（四）治疗

1. 一般治疗　主要是对症，以止痛、镇静、解痉为主。可热敷下腹部，避免精神紧张，注意经期卫生。

2. 口服避孕药　妈富隆每日1次，可抑制子宫内膜生长，抑制排卵，缓解痛经。

3. 其他　前列腺素拮抗物，前列腺素合成酶抑制剂。

二、中医部分

本病在中医学中也称为痛经，又称之为“月水来腹痛”“经来腹痛”“经行腹痛”等。根据痛经的原因不同，可将痛经分为原发性和继发性两种。

（一）病因病机

本病总由七情过激，肝郁气滞，或六淫中寒、热、湿邪搏结于血，或肝肾亏损，精血不足，或脾肾亏虚，冲任不盛所致，但其发病又与经期及行经前后冲任气血变化急骤的特殊生理以及体质因素有密切关系。归纳痛经的发病机理，则可分为虚和实两个方面。

1. 实证痛经　如气滞血瘀，寒湿凝滞，湿热壅阻等，均为邪气阻滞气机，使冲任血气运行受阻，经血泻而不畅，“不通而痛”。

2. 虚证痛经　如气血不足，肝肾亏损，脾肾两虚等，皆属脏气本虚，血海空乏，经血外泄以后血海更虚，使胞宫、胞脉失于濡养或温煦，“不荣而痛”。

（二）辩证施治

治疗痛经，首先应辨别证候属性，要根据疼痛发生的时间、性质、部位、程度，结合月经的期、量、色、质，素体情况以及全身兼证、舌脉征象等综合分析。治疗应分阶段进行，周期性调治，经期疼痛发作时应以调血止痛治标为主，平时疼痛缓解后仍应辩证求因治本。总以冲任气血调畅，胞宫、胞脉得到温养，疼痛彻底消失为目的。

1. 内治

（1）气滞血瘀证：经前或正值经期小腹胀痛拒按，伴胸胁，乳房胀痛，月经行而不畅，经色紫暗夹有血块，血块排出疼痛缓解；舌质紫暗有瘀斑或瘀点，脉弦或涩。

治疗原则：理气化瘀，调经止痛。

处方：膈下逐瘀汤（《医林改错》）。

桃仁10 g，红花10 g，川芎10 g，牡丹皮10 g，枳壳10 g，香附10 g，延胡索10 g，五灵脂（包煎）10 g，当归15 g，赤芍15 g，乌药12 g，甘草6 g。

疼痛剧烈者加炙乳香6 g，炙没药6 g，或另以三七粉冲服，每次3 g；胸胁乳房胀痛明显者，加青皮10 g，郁金10 g；经行不畅，量少夹块者，加生蒲黄（包煎）15 g，川牛膝12 g；月经量多者，加益母草15 g，炒蒲黄（包煎）15 g，仙鹤草15 g；宫内膜呈片状排出不畅者，加血竭末10 g，土鳖虫10 g，川牛膝12 g；痛甚呕吐者加法半夏12 g，生姜计每次1小匙冲入药中同服。

（2）寒湿凝滞证：经前或行经期间，小腹坠胀冷痛，喜温熨拒揉按。月经量少，色紫暗或夹小血块，伴面色青白，四肢不温；舌暗淡，苔白润，脉沉紧。

治疗原则：温散寒湿，活血止痛。

处方：少腹逐瘀汤（《医林改错》）加苍术、藿香。

当归 15 g，赤芍 15 g，小茴香 10 g，干姜 10 g，延胡索 10 g，川芎 10 g，五灵脂（包煎）10 g，生蒲黄（包煎）12 g，没药（炙）6 g，肉桂（后下）5 g，苍术 12 g，藿香 12 g。

小腹坠胀冷痛甚者，加艾叶 10 g，橘核 10 g，乌药 10 g；痛甚呕吐、四肢厥冷者，加法半夏 12 g，生姜汁 1 匙冲服；肢体困重者加石菖蒲 10 g，厚朴 10 g；经行不畅血块多者，加牛膝 10 g，泽兰 10 g；大便溏薄者加草豆蔻（后下）8 g，薏苡仁 30 g。

（3）湿热蕴结证：平时小腹闷胀不适，经前及经期腹痛加剧，不喜揉按，得热反剧，月经量多或经期延长，经色深红质黏稠，平时带下黄稠或有臭气，或伴外阴及阴中灼热瘙痒，肢体倦怠，小便黄少；舌质红，苔黄腻，脉滑数或弦数。

治疗原则：清热除湿，活血止痛。

处方：清热调血汤（《古今医鉴》）去黄连，加红藤、败酱草、车前仁。

桃仁 10 g，红花 10 g，生地 10 g，牡丹皮 10 g，香附 10 g，莪术 10 g，川芎 10 g，延胡索 10 g，当归 10 g，赤芍 15 g，车前仁（包煎）15 g，红藤 30 g，败酱草 30 g。

月经量多者去当归、莪术，加炒地榆 20 g，炒贯众 20 g；经血夹块者加益母草 15 g，蒲黄（包煎）15 g；带下量多黄稠秽臭者，加椿根皮 15 g，黄柏 15 g，薏苡仁 30 g；舌苔黄腻，尿黄灼热者加茵陈 15 g，栀子 10 g，滑石 30 g。

（4）阳虚寒凝证：正值经期或经净前后小腹冷痛而喜揉按，得热痛减，月经延后量少，色淡质稀，形寒肢冷，腰膝酸冷，纳差腹胀，大便溏薄，或小便清长，夜尿频多；舌淡红，苔薄白，脉沉细迟。

治疗原则：温经散寒，暖宫止痛。

处方：艾附暖宫丸（《沈氏尊生书》）。

艾叶 10 g，香附 10 g，干生地 10 g，白芍 10 g，川芎 10 g，当归 15 g，黄芪 15 g，续断 15 g，肉桂（后下）6 g，吴茱萸 6 g。

小腹冷痛喜热熨者加乌药 10 g，小茴香 10 g；腰脊冷痛者加制附片（先煎 1 h）15 g，巴戟天 15 g，枸杞 15 g；纳差便溏者加广木香 10 g，砂仁（后下）6 g，补骨脂 12 g；月经稀薄量少者加菟丝子 15 g，枸杞子 15 g，鹿角片 10 g；夜尿频多者加益智仁 10 g，覆盆子 10 g。

（5）气血两虚证：正值经期或经净前后小腹绵绵作痛，或有空坠感，喜揉按，月经色淡质稀薄，头晕心悸，面色萎黄，神疲气短；舌淡红，苔薄白，脉细弱。

治疗原则：益气补血，调经止痛。

处方：归脾汤（《校注妇人良方》）加香附、鸡血藤。

人参 10 g，炒枣仁 10 g，广木香 10 g，生姜 10 g，大枣 10 g，炒黄芪 30 g，鸡血藤 30 g，炒白术 12 g，茯神 12 g，当归 12 g，桂圆肉 12 g，炒香附 12 g，炙远志 6 g，炙甘草 6 g。

小腹空坠，气短乏力者加柴胡 10 g，炙升麻 10 g；月经先期量多者加仙鹤草 20 g，炒艾叶 12 g；月经后期量少者加制首乌 20 g，鹿角胶（烊化冲服）12 g；纳差腹胀者加砂仁（后下）8 g，陈皮 12 g。

（6）肝肾不足证：经期或经净以后小腹绵绵而痛，腰膝酸软，头晕耳鸣，月经先后无定，量少色淡质稀，或有面红潮热，口干咽燥；舌质偏淡，苔少，脉细弱。

治疗原则：补益肝肾，调经止痛。

处方：调肝汤（《傅青主女科》）加制首乌、桑寄生、香附。

当归 15 g，白芍 15 g，山药 15 g，桑寄生 15 g，山萸肉 12 g，巴戟天 12 g，阿胶（烊化冲服）12 g，制首乌 20 g，香附 10 g，甘草 6 g。

腰脊酸软而痛者加续断 15 g，杜仲 15 g，菟丝子 15 g；头晕耳鸣者加五味子 10 g，枸杞子 15 g，女贞子 15 g；面红潮热者加白薇 15 g，地骨皮 12 g；口干咽燥者加石斛 12 g，玉竹 12 g，麦冬 12 g；经量少者加菟丝子 15 g，桑葚子 15 g，黄精 15 g；大便秘结者加肉苁蓉 15 g，怀牛膝 15 g，胡麻仁 15 g。

2. 成药验方

（1）田七痛经胶囊：每次 3 粒，每日 3 次。

（2）沱牌妇康宁片：每次 3 粒，每日 3 次。

（3）痛经口服液：每次 10 mL，每日 3 次。

（4）延胡索止痛片：每次 3 片，每日 3 次。

3. 外治

（1）药物治疗

①热熨法

A. 食盐（研细）300 g，生姜（切碎）120 g，葱头 1 根（洗净）。

用法：上药用干净白布包裹，葱头改成葱白亦可，炒热熨腹部痛处阿是穴。

功效主治：温经散寒止痛。适用于虚寒性痛经。

B. 香附 12 g，延胡索 10 g，桂枝 8 g，官桂 8 g，木香 6 g，鸡血藤 20 g。

用法：上药共捣烂，炒热，布包裹，外敷小腹丹田穴，然后配合按揉或温灸。气滞血瘀证加桃仁 12 g，赤芍 10 g，加敷关元、命门穴；寒湿凝滞证加小茴香 12 g，蒲黄 6 g，加敷八髎穴、肚脐。

功效主治：温经散寒，行气止痛。适用于痛经气滞血瘀，寒湿凝滞证。

C. 老陈醋 9 g，香附 30 g（研末），青盐 500 g。

用法：先将青盐炒爆，加入香附末拌炒半分钟，再将老陈醋均匀地洒入盐锅，随洒随炒，半分钟后起锅装入 10cm × 18cm 的布袋中，趁热熨脐下。

功效主治：行气止痛。适用于气滞血瘀型痛经。

②点滴法：肉桂 30 g，公丁香 30 g，樟脑（可用冰片代替）30 g。

用法：上药共研细，以白酒 500 mL 浸泡 1 月后去渣，置瓶中密闭备用。用时用滴管点滴舌面 5 ~ 10 滴，先含后咽。

功效主治：温经散寒，行气止痛。适用于寒湿凝滞型痛经。

③发泡法：斑蝥 20 g，白芥子 20 g。

用法：上两药研极细末，用质量浓度为 500 g/L（50%）的二甲基亚砜调成软膏状，贮瓶备用，用时取麦粒大小一团置于 2cm × 2cm 的胶布中心，贴于中极或关元穴（两穴交替使用）。每于经前 5 d 贴第一次，经潮腹痛时贴第二次。两个月经周期为 1 个疗程。

功效主治：适用于各型痛经。

注意事项：一般贴 3 h 揭去药膏，当时或稍后即出现水泡，避免擦破水泡，若不慎擦破，可用甲紫涂搽。注意局部清洁，一般不会感染，愈后不留瘢痕。

④敷贴法

A. 丁香、肉桂、延胡索、木香各等份。

用法：上药共研末，过 100 目筛，和匀，贮瓶备用。于经前或疼痛发作时，取药末 2 g 置胶布上，外贴关元穴。若疼痛不止，加贴双侧三阴交。隔日换药（夏季每日换药）1 次。每月贴 6 次为 1 个疗程。

功效主治：温经散寒，行气活血止痛。适用于寒湿凝滞和气滞血瘀型痛经。

B. 七厘散、香桂活血膏。

用法：于月经来潮时用七厘散少许撒于香桂活血膏上，外贴关元穴。每天换药 1 次。

功效主治：活血止痛。适用于实证痛经。

⑤熨脐法：石菖蒲 30 g，香白芷 30 g，公丁香 10 g，食盐 500 g。

用法：前 3 味药研成细末，将食盐炒至极热，再将药末倒入炒片刻，起锅装入白布袋内，扎紧袋口。嘱患者仰卧床上，用药袋趁热熨脐部及小腹部疼痛处。待药袋不烫时，将其敷脐上，覆被静卧。若 1 次未愈，可再炒热后熨敷 1 次。

功效主治：温经散寒止痛。适用于寒湿凝滞型痛经。

⑥熏脐法：白芷 6 g，五灵脂 6 g，青盐 6 g。

用法：共研细末，将脐部用湿布擦净后放药末 3 g 于脐上，上盖生姜 1 片，用艾炷点燃灸之，以患者自觉脐内有温暖感为度。每 2 d 1 次，腹痛时用，疼痛解除停用。

功效主治：活血化瘀，散寒行气止痛。适用于实证痛经。

⑦敷脐法

A. 当归 50 g，吴茱萸 50 g，乳香 50 g，没药 50 g，肉桂 50 g，细辛 50 g，樟脑（研末）3 g。

用法：先将当归、吴茱萸、肉桂、细辛共水煎 2 次，滤液浓缩成稠状，混入溶于适量体积分数为 95% 的乙醇的乳香、没药药液中，烘干后研细末加樟脑备用。于经前 3 d 取药粉 3 g，用黄酒数滴拌成糨糊状，外敷脐中，用护伤膏固定，药干则调换 1 次，经行 3 d 后取下。每月 1 次，连续使用，治愈或仅有微痛为止。

功效主治：温经散寒止痛。适用于寒凝血瘀型痛经。

B. 五灵脂、蒲黄、香附、丹参、台乌药各等量。

用法：共研细末，混匀，瓶贮封好备用。用时取药末适量，以热酒调成厚膏状，摊于数层纱布上贴敷患者脐孔，外以胶布固定。每天换药 1 次，病愈停药。

功效主治：理气活血，止痛。适用于气滞血瘀型痛经。

⑧塞耳法：用体积分数为 75% 的乙醇 50 mL，或大蒜捣汁适量。

用法：用消毒棉球蘸药液塞耳孔中，5 ~ 30 min 见效。

功效主治：活血行气止痛。适用于气滞血瘀型痛经。

⑨坐药法：吴茱萸 9 g，当归 9 g，干姜 3 g。

用法：上药共研极细末，用软绸布缝 1 个 6cm 左右长的绢袋，将药末装入袋中，一头留一根长线，经高压蒸汽消毒后纳入患者的阴道内，长线留在外面，24 h 取出。于经前使用 1 ~ 2 次，经期停用。

功效主治：温经散寒止痛。适用于寒凝血瘀型痛经。

（2）针灸治疗

①毫针疗法

A. 气滞血瘀证

取穴：取气海、血海、三阴交、太冲、曲泉。

配穴：小腹痛而拒按加天枢、地机；胸闷加内关；胁痛加阳陵泉、光明。

操作：针刺用泻法，宜反复运针以加强针感，每天针 1 ~ 2 次，留针 20 ~ 30 min，或在腹痛缓解后出针，亦可加灸。

B. 寒湿凝滞证

取穴：取中极、水道、三阴交、地机。痛连腰骶加命门、肾俞。

配穴：痛剧加次髎、归来。

操作：针刺用平补平泻法，并用灸法。

C. 湿热蕴结证

取穴：取中极、次髎、阴陵泉、血海。

操作：针刺用泻法，不可灸。

D. 气血两虚证

取穴：取关元、气海、足三里、三阴交、脾俞。

操作：针刺行补法，并用灸法。

E. 肝肾不足证

取穴：取肝俞、肾俞、足三里、关元、照海。

配穴：头晕耳鸣加悬钟、太溪；腹痛加大赫、气海穴。

操作：针刺行补法，并用灸法。

②皮肤针疗法

A. 虚证痛经

取穴：取肾俞、脾俞、关元、气海、中脘、照海、隐白、大敦、命门、夹脊（胸 11 ~骶 4）。

操作：痛时强刺激，缓解时中度刺激。每日 1 次。

B. 实证痛经

取穴：取三阴交、气海、合谷、居髎、腰眼、肝俞、地机、曲骨、八髎、夹脊（胸 11 ~骶 4）。

操作：同上。

③电针疗法

取穴：关元、合谷、三阴交、气海、足三里、太冲。

操作：每次取穴 1 ~ 2 对，于经潮前 2 ~ 3 d 开始治疗至不痛为止。选用 G6805 治疗仪，用疏密波，频率 30 次 /min。针刺得气后通电约 30 min，每日 1 次。疼痛正剧者可选用连续波，输出频率 160 次 /min，中等刺激。

④温针疗法

取穴：关元、肾俞、三阴交、曲骨、足三里。

操作：用毫针刺入所选穴位，得气后取约 2cm 长艾卷 1 节，套在针柄上，艾卷距皮肤 2 ~ 3cm，从艾卷下端点燃，待其燃尽，再留针 10 min 左右，每日 1 次，10 次为 1 个疗程，疗程间隔 5 ~ 7 d。此法尤其适用于寒凝血滞型痛经。

⑤激光针疗法

取穴：关元、中极、足三里、三阴交、命门。

操作：用小功率氦 – 氖激光照射以上各穴。每穴照射 5 min。于经前 1 周开始，每日 1 次，10 次为 1 个疗程。

⑥埋线疗法

取穴：三阴交、中极、关元。

操作：以 1cm 长消毒羊肠线埋植于三阴交或中极透关元。于经前或经后埋植，每个月经周期埋线 1 次，第 2 次可续用上次有效穴位，也可另选其他穴位。

⑦中药注射法

处方：质量浓度为 50 g/L（5%）的当归注射液。

取穴：三阴交、内关。

用法：每次用该注射液 2 支，分别注射于双侧三阴交、内关穴。隔日 1 次，一般治疗 3 次后见效。以后 3 月，每月行经前 10 d 内用此法治之，至痊愈。

⑧艾灸疗法

取穴：关元、曲骨、三阴交、气海、中极、外陵。

操作：

A. 艾条温和灸：每次选穴 3 个，每穴施灸 10 ~ 20 min，每日 1 次。于经潮前 3 d 起连续治疗 5 ~ 6 d 为 1 个疗程。

B. 艾炷隔姜灸：每次选穴 2 ~ 4 个，每穴隔姜片灸 5 ~ 10 壮，艾炷如枣核或蚕豆大，每天 1 次。于经前疼痛明显时开始，连续治疗 5 ~ 6 次。

功效主治：艾灸疗法有温养冲任，补益气血的作用。适用于寒证与虚证痛经。

⑨灯照疗法

设备：神灯治疗仪。

用法：照射患者腹痛部位，距离以患者能耐受热度为宜。每次照射 30 min，从痛经前 1 周开始，每次治疗 10 d，连用 3 个月经周期为 1 个疗程。

功效主治：温经养血止痛。适用于虚寒型痛经。

4. 其他疗法

（1）推拿疗法

①常规按摩法

A. 腹部操作：取气海、关元。常用一指禅推法、摩法、揉法。

患者取仰卧位，医者坐于右侧，用摩法按顺时针方向在小腹部治疗，时间约 6 min。然后用一指禅推法或揉法在气海、关元治疗，每穴约 2 min。

B. 腰背部操作：取肾俞、八髂穴。常用一指禅推法、滚法、按法、擦法。

患者俯卧位，医者站于右侧，用滚法在腰部脊柱两旁及骶部治疗，时间约 4 min。然后用一指禅推法或按法施于肾俞、八髎穴，以酸胀为度，在骶部八髎穴用擦法施术，以透热为度。

②实证痛经的特殊治疗方法：腰 1 或腰 4（大部分在腰 4）有棘突偏歪及轻度压痛者，对偏歪棘突用旋转复位或斜扳的方法予以纠正，直擦背部督脉及横擦腰骶部八髎穴，以透热为度。

在月经来潮前 1 周治疗 2 次，连续 3 个月，治疗 6 次为 1 个疗程。

③药物加穴位按摩法

取穴：气海、关元。

药物：麝香风湿油。

操作：在 2 穴上各加麝香风湿油 2 ~ 3 滴，然后按摩 3 ~ 5 min，患者自觉小腹发热且内传，腹痛即止。此法通经活血，镇痛，适用于各型痛经。

（2）药膳疗法

①生姜 25 g，花椒 9 g，红枣 10 个，红糖 30 g。月经来潮前煎水服，每日 1 剂，每剂煎 2 次分服，连服 3 ~ 5 d。适用于痛经寒凝血瘀证。

②桂皮 6 g，山楂肉 9 g，红糖 50 g。经潮前水煎温服，每天 1 次，连服 2 ~ 3 d。

③益母草 30 ~ 60 g，延胡索 20 g，鸡蛋 2 个。加水同煮，鸡蛋熟后取出再煮片刻，去药渣，吃蛋饮汤。每天 1 剂，水煎 2 次分服，于经前连服 5 ~ 7 d。适用于痛经气滞血瘀证：

④红花 100 g，体积分数为 60%（60 度）的白酒 400 mL，红糖适量。将红花放入细口瓶内，再加白酒浸泡 1 周，兑入凉开水 10 mL 和红糖少许调服。于经前连服 5 ~ 7 d，每天 2 次，每次 10 mL。适用于痛经寒凝血瘀证。

⑤肉苁蓉、大米、羊肉各适量。选用肉苁蓉嫩者，刮去鳞，用酒洗，煮熟后切薄片，与大米、羊肉同煮粥，调味服食，可常服。适用于妇女寒性痛经，不孕。

⑥艾叶 10 g，生姜 15 g，鸡蛋 2 枚。以上 3 味同煮至蛋熟，每日 1 剂，连服 7 d。适用于经后寒瘀腹痛。

⑦玉簪花 12 g，红糖 45 g，鸡蛋 3 枚。将玉簪花与鸡蛋同煮至蛋熟，去壳及药渣，入红糖搅匀即成，每日 1 剂，在行经前连服 3 ~ 5 剂。适用于气血瘀阻之痛经，月经不调。

（三）预防与调摄

经前、经期不宜淋雨、涉水，避免感冒，不宜参加游泳、剧烈运动和重体力劳动 j 经前、经期不宜进食寒凉生冷或辛辣香燥之品。经期注意保暖和多休息。

第五节 更年期综合征的中西医结合治疗

一、西医部分

更年期是妇女由生育功能旺盛走向衰退的过渡时期，卵巢分泌雌激素的功能减退直至消失，引起内分泌失调和自主神经功能紊乱的一系列症状，称为更年期综合征。一般发生在 41 ~ 65 岁之间，持续时间长短不一。年轻妇女切除双侧卵巢后、放疗或药物影响卵巢功能后，也可出现更年期综合征。由于自主神经功能紊乱，影响下丘脑 - 垂体 - 卵巢轴功能改变，出现潮热多汗、头晕、烦躁易怒、心悸失眠、水肿等，伴月经紊乱、生育能力和性活动能力下降。

（一）病因

卵巢功能衰退是引起一系列代谢变化和临床症状的主要因素，卵泡发育不全，黄体功能衰退；无排卵或无黄体形成。内分泌的变化主要为垂体促性腺激素（FSH）分泌增加，持续5～10年，然后开始下降，维持在低水平。绝经后雌激素水平降低，孕激素明显减少，催乳素、雄烯二酮均降低。

（二）临床表现

1. 月经紊乱　表现为月经周期、经期和经量异常，周期往往缩短，经期延长，而经量多少不一；或停经数月后阴道大量出血；或忽然停经，不再来潮。

2. 血管舒缩症状　表现为潮热、盗汗、心悸或“假性心绞痛”，影响睡眠。

3. 神经精神症状　出现头昏、头痛、失眠、耳鸣、压迫感、记忆力减退、判断力不准，甚至感觉异常、抑郁等。

4. 骨关节症状　骨质疏松症是更年期最常见的症状之一，常伴有肌肉及关节疼痛。

5. 其他　如尿频、尿痛、尿失禁、萎缩性膀胱炎；食欲下降、便秘、腹泻或腹痛。

（三）辅助检查

1. 妇科检查　外阴萎缩，阴道变短，黏膜皱襞消失，弹性差，黏膜色浅，常伴有出血点，子宫颈、子宫变小，卵巢不能扪及。

2. 其他检查　细胞学、血激素了解雌激素水平；骨密度检查了解有无骨质疏松；乳腺超声检查或X线检查了解乳腺情况。

（四）诊断

中老年妇女出现潮热盗汗、心悸、情绪不稳定等症状，伴有月经紊乱或停经，血中FSH增高而雌激素水平低下，在排除其他可能引起上述症状的疾病如精神创伤、过度劳累、高血压、甲状腺功能亢进、心绞痛后，可以诊断该病。

不足40岁的患者应询问家族史、卵巢手术或放化疗史。对于阴道不规则出血的患者，要行诊刮和内膜病检，排除子宫内膜息肉和子宫内膜癌。

（五）治疗

1. 有关知识的宣传　对患者进行更年期保健知识的宣传，解除恐惧心理和思想负担，适当地参加体力劳动和文娱活动，可使相当一部分患者无须药物治疗而平安度过更年期。

2. 药物控制　对症状较重的患者需药物控制，镇静药可选用地西泮、苯巴比妥、甲丙氨酯、奋乃静、多塞平（多虑平）等。调节自主神经功能可用谷维素、维生素E或复合维生素。

3. 激素替代疗法　常用的有雌孕激素联合周期治疗，每月用21 d雌激素，最后10 d加服孕激素，如倍美力0.3～0.6 mg/d，共21 d，后10 d加服甲羟孕酮4mg，每日2次。对已行子宫附件切除术的患者，可用单一雌激素疗法。激素替代治疗必须严格掌握适应证和禁忌证，根据患者的具体情况决定用药方案，并坚持随访观察。

4. 局部用药　雌三醇栓、欧维婷等局部应用对老年性阴道炎、萎缩性阴道炎、性交困难者效果好。

二、中医部分

本病中医称之为“绝经前后诸症”，或“经断前后诸症”，古代医籍无此病名记载，但有关本病的病因病机、临床表现及治疗论述较多，分别见于“脏躁”、“百合病”、“年老血崩”等病症中。

（一）病因病机

1. 肾阴虚　经断前后，天癸渐竭，精亏血少，真阴不足，若素体阴虚，或多产房劳数伤于血，或忧愁思虑，营阴暗耗，或失血久病耗伤阴血，均可致肾阴亏虚。肾阴虚内热，阳失潜藏；肾水亏，不能上济心火，心肾不交；肾阴虚，水不涵木及阴虚血燥，肌肤失润等均可致本病发生。

2. 肾阳虚　经断前后，肾气渐衰，若素体阳虚，或早婚房劳多（流）产损伤肾气，或过用寒凉，均可重伤肾气，或致肾阳虚惫。肾气虚阳衰，脏腑经脉失于濡养，则可导致本病发生。

3. 肾阴阳两虚　经断前后，肾气渐衰，肾精渐亏，因肾为水火之宅，藏元阴而寓元阳，水火既济，阴阳调和，若阴阳平衡失常，或肾阴虚及阳或阳损及阴均可出现肾阴阳俱虚，致使本病发生。

4. 心肾不交　经断前后，肾精不足，不能上济心火，心火上炎，不能下交于肾，致心肾不交，致使本病发生。

5. 肾虚肝郁证　经断前后，肾阴虚精亏，水不涵木，加之平素性情急躁或抑郁，致肝失疏泄，气机不畅，气郁化火，或肝郁克伐脾土，则可导致本病发生。

（二）辩证施治

1. 内治

（1）肾阴虚证：经断前后，烘热汗出，头晕耳鸣，腰酸膝软，五心烦热，失眠多梦，口干咽燥；或月经紊乱，经量或多或少，经色鲜红，或皮肤干燥；瘙痒，或尿少色黄，大便干燥；舌红少苔，脉细数。

治疗原则：滋肾益阴，育阴潜阳。

处方：六味地黄丸（《小儿药证直诀》）加生龟板、生牡蛎、生龙骨、石决明。

熟地 12 g，山药 12 g，山茱萸 12 g，茯苓 10 g，牡丹皮 12 g，泽泻 10 g，龟板 15 g，生牡蛎 20 g，生龙骨 20 g，石决明 15 g。

若肝肾阴虚，精亏髓减血枯，兼见头晕健忘，腰背疼痛，骨节酸痛，齿摇发脱，治宜滋肾填精养血，方用左归丸（《景岳全书》）加减。

若阴虚肝郁兼见烦躁易怒或抑郁多虑，胸胁胀痛，治宜滋肾疏肝，方合逍遥散加减。

若阴虚血燥，皮肤瘙痒者选加荆芥 12 g，防风 10 g，蝉蜕 6 g，白蒺藜 15 g，制首乌 20 g，枸杞 12 g，白芍 15 g，当归 10 g 等，养血润燥，疏风止痒。

若阴虚肝旺，肝阳上亢，症见头痛眩晕，耳鸣耳聋，面色红赤，舌红苔黄，脉弦有力，治宜育阴潜阳，镇肝息风，方用镇肝息风汤（《医学衷中参西录》）。

怀牛膝 15 g，生赭石 15 g，生龙骨 20 g，生牡蛎 20 g，生龟板 15 g，白芍 15 g，玄参 15 g，天冬 15 g，川楝子 10 g，生麦芽 15 g，茵陈 10 g，甘草 5 g。

若肾水不能上济心火，致心肾不交，兼见心悸怔忡，失眠多梦，心神不宁，甚至情志异常，治宜滋肾宁心安神，可兼服补心丹（《摄生秘剖》）。

生地 12 g，玄参 15 g，麦冬 15 g，天冬 12 g，党参 15 g，丹参 15 g，茯神 12 g，枣仁 10 g，远志 8 g，五味子 15 g，柏子仁 12 g，桔梗 12 g，当归 10 g，蜜丸，朱砂为衣。

（2）肾阳虚证：经断前后，头晕耳鸣，腰膝酸冷，形寒肢冷，或精神萎靡，面色晦暗；或月经紊乱，量时多时少，经色淡红，质稀薄；或带下清稀，小便频数或失禁，大便溏薄；舌质淡，苔薄白，脉沉细无力。

治疗原则：温肾扶阳。

处方：右归丸（《景岳全书》）。

熟地 10 g，山药 15 g，山茱萸 10 g，枸杞 15 g，杜仲 12 g，菟丝子 15 g，鹿角胶 12 g，当归 12 g，制附子 10 g，肉桂 6 g。

若肾阳虚不能温运脾土，致脾肾阳虚，兼见四肢倦怠，食少便溏，或面目肢体水肿，舌质淡胖，苔白，脉沉细缓，治宜温肾健脾，方用健固汤（《傅青主女科》）加补骨脂、仙灵脾、山药。

党参 20 g，白术 12 g，茯苓 12 g，薏苡仁 24 g，巴戟 15 g，补骨脂 12 g，仙灵脾 15 g，山药 15 g。

若腰背冷痛甚者，加川椒 6 g，附子 10 g，鹿角霜 15 g，温通督脉；若月经量多，色淡质薄者，加补骨脂 12 g，赤石脂 15 g，温肾固冲止血。

（3）肾阴阳两虚证：经断前后，既见烘热汗出，头晕耳鸣，心烦失眠等肾阴虚证；又现畏寒肢冷，水肿便溏等肾阳虚之证；舌质淡红，苔白，脉沉细弱。

治疗原则：阴阳双补。

处方：二仙汤（《中医临床方剂手册》）。

仙茅 12 g，仙灵脾 15 g，当归 12 g，巴戟 12 g，黄柏 12 g，知母 10 g。

若腰背冷痛明显，加川椒 6 g，鹿角胶 15 g，续断 15 g，杜仲 15 g，温肾强腰；若纳少便溏，去当归，加山药 15 g，白术 12 g，茯苓 12 g，健脾止泻。

（4）心肾不交证：绝经前后出现心悸怔忡，心烦不宁，失眠多梦，记忆力减退，腰膝酸软，健忘易惊，神志异常；舌红少苔，脉沉细或细数。

治疗原则：滋肾宁心，交通心肾。

处方：滋阴大补丸（《成方切用》）。

熟地 12 g，山药 15 g，枸杞 15 g，杜仲 15 g，肉苁蓉 15 g，茯苓 15 g，牛膝 12 g，山萸肉 15 g，巴戟天 12 g，大枣 12 g，石菖蒲 10 g，小茴香 10 g，炙远志 10 g，五味子 10 g。

心悸怔忡明显者，加丹参 15 g，苦参 10 g；失眠多梦，难以入睡者加柏子仁 10 g，酸枣仁 10 g；心烦不安，难以自制者，加黄连 6 g，肉桂 3 g；月经过多者，去牛膝，加续断 15 g，煅龙骨 30 g，煅牡蛎 30 g。

（5）肾虚肝郁证：绝经前后出现面部潮红，烘热汗出，五心烦热，胸闷胁胀，烦躁易怒，情绪不稳，甚或无故悲伤；或纳差便溏；或月经紊乱，周期先后不定，经量或多或少；舌质红，苔薄白或薄黄，脉细弦或弦数。

治疗原则：滋肾益阴，疏肝清热。

处方：滋水清肝饮（《医宗己任篇》）。

熟地 12 g，山药 15 g，山萸肉 10 g，牡丹皮 12 g，白芍 15 g，茯苓 12 g，泽泻 10 g，柴胡 12 g，当归 10 g，栀子 10 g，大枣 10 g。

潮热汗出，五心烦热甚者，加生龙骨 30 g，生牡蛎 30 g，白薇 15 g，地骨皮 15 g；胸闷胁胀，烦躁易怒者，加炒川楝子 12 g，郁金 12 g；纳差便溏者，去栀子、当归，加白术 10 g，陈皮 10 g，砂仁 6 g；月经量多者，去当归、泽泻，加生地 15 g，旱莲草 15 g，炒地榆 15 g，益母草 15 g：

2. 成药验方

（1）更年女宝片：每日 3 次，每次 2 ~ 3 片。适用于阴虚肝旺，心血不足之证。

（2）琥珀安神丸：每次 1 丸，每日 2 次，口服。适用于心肾不交证。

（3）六味地黄胶囊：每次 2 粒，每日 3 次。适用于肾阴亏虚证。

3. 外治

（1）体针

主穴：肾俞、足三里、三阴交。

配穴：太冲、百会、膻中。

以补肝肾，强筋骨。腰痛甚配委中以止痛；心烦失眠，配内关、神门以镇静安神；外阴干涩瘙痒，配会阴以滋阴止痒；倦怠纳少，配脾俞、关元以健脾益气，平补平泻，留针 20 ~ 30 min。中间用小幅度捻转手法行针 2 次，每天针刺 1 次，连续 6 d，中间休息 1 d，4 次为 1 个疗程。

（2）耳针：取内分泌、神门、交感、皮质下及心、肝、脾、肾。每次选 3 ~ 4 个穴位，隔日针刺 1 次，或耳穴埋王不留行籽，4 次为 1 个疗程。

4. 其他疗法

（1）推拿疗法

①胸腹部取穴：膻中、中脘、气海、关元、中极。

操作：患者仰卧位，医者坐其右侧，用右手一指禅推法分别施治于膻中、中脘、气海、关元、中极穴、每穴 2 ~ 3 min，接着用顺时针揉摩法施于胃脘部及下腹部，分别为 5 min。

②腰背部取穴：厥阴俞、膈俞、肝俞、脾俞、肾俞、命门、背部督脉、背部膀胱经第一侧线。

操作：患者俯卧位，医者坐或立其体侧，用右手一指禅推法或拇指按揉法施于厥阴俞、膈俞、肝俞、脾俞、肾俞、命门穴，每穴 2 min。然后用小鱼际擦法擦背部督脉经和背部膀胱经第一侧线及肾俞、命门穴，以透热为度。

③头面及颈肩部取穴：太阳、攒竹、四白、迎香、风池、肩井。

操作：患者坐位，医者随操作改变而变更体位，用拇指与食指对称拿风池及项部 2 min，五指拿顶（由前发际向后发际移动）5 ~ 10 次，两拇指同时按揉太阳、攒竹、四白、迎香穴各半分钟，拇指按揉百会半分钟，拿肩井 5 ~ 10 次。

（2）药膳疗法

①黑木耳 30 g，黑豆 30 g，焙干，共研末，每次服 2 ~ 3 g，每日 1 ~ 2 次。

②枸杞百合粥：枸杞、百合各 30 ~ 60 g，大米适量，共煮粥食用。

③核桃肉芡实莲子粥：核桃肉 20 g，芡实 15 g，莲子肉 15 g，大米适量。共煮粥食用。

④山萸肉 15 g，糯米 50 g，红糖适量。以上 3 味同放入砂锅，加水适量，用文火熬粥，每晨空腹服下 1 剂，连服 10 d 为 1 个疗程。

（三）预防与调摄

加强卫生宣传和保健措施，开展保健咨询门诊，使广大妇女了解更年期正常的生理过程，消除对更年期的顾虑及精神负担。定期检查，每半年至一年进行一次妇科检查及全身体格检查，包括防癌检查及必要的内分泌检查，积极防治更年期易患的身心疾病。注意劳逸结合，生活规律，防止过度疲劳和紧张，保持心情舒畅，随遇而安。适当参加体育锻炼，增强体质。维持适度的性生活，有利于心理和生理健康，以防止早衰。

第九章

针灸临床治疗

第一节　骨科病证

一、颈椎病落枕

颈部经络气血不畅，气血瘀滞而导致的疼痛，主要原因有两类：因年老体弱，气血渐衰，正气不足，腠理空虚，卫外不固，则外邪乘虚而入，稽留颈项，经络受阻，气血不畅而致疼痛；或因风寒侵袭、或睡眠姿势不当，阻滞经脉，局部气血失于调和，运行失利而致疼痛。

（一）针方组成

颈肩阿是穴。

（二）针方临证

颈椎病：自觉颈部不适，颈部、肩部肌肉酸痛或麻木，颈部有沉重压迫感，常伴有头痛、眩晕、耳鸣，严重时半身肢体麻木或行履不稳等症。

落枕：突然发病，多在早晨起床后，颈项部一侧肌肉紧张、强硬，头部转动不利，动则头痛加剧，尤以向患侧扭转疼痛更为明显，甚则牵引肩背部疼痛，头向患侧偏斜，呈强迫体位。

（三）随证加减

外感风寒加听官、风池。姿势不当加绝骨、风池。年老体弱加太溪、绝骨。寒盛或阳虚患者，火针治疗。瘀血甚者、疼痛甚者，三棱针刺络拔罐治疗。

（四）临床操作

以中粗火针，速刺法，点刺颈项、颈肩肌肉僵硬疼痛处，深度 2 ~ 3 分，局部不同位置点刺 3 ~ 6 针。或用三棱针点刺肩部阿是穴 2 ~ 3 穴，挤其出血 2 ~ 3 滴，加火罐于出血点上，留罐 15 min。听官张口取穴，毫针进针 0.5 ~ 0.8 寸。绝骨进针 0.5 ~ 1 寸，可先补后泻。太溪用补法，进针 0.5 寸。

（五）针方明理

听宫为手太阳小肠经穴，又为手足少阳与手太阳经交会穴，太阳主开，凡外邪侵袭，经络阻滞均可先从太阳经治疗。风池为祛风特效穴，又是治疗颈椎病的局部要穴。绝骨为髓会，可强筋利骨，通调经络气血，远端取穴，疗效极佳。太溪为肾经原穴，可益肾壮骨　温通法之火针，可温通经络，祛寒通络，温阳止痛。强通法可活血化瘀而止痛。

按语：火针针刺颈部、肩部时，注意针刺深度，宜浅勿深。

二、漏肩风

漏肩风又称五十肩，以单侧或双侧肩关节酸重疼痛、运动受限为主症。本病多因营卫虚弱，筋骨衰颓，复因局部感受风寒湿邪，或劳累闪挫，或习惯偏侧而卧，筋脉受到长期压迫，遂致气血阻滞而成肩痛。肩痛日久，由于局部气血运行不畅，郁而生湿热，以致患处发生轻度肿胀，甚则关节僵直，肘臂不能举动。治宜疏风散寒祛湿，活血化瘀止痛。

（一）针方组成

肩贞、肩髃、肩前、条口透承山、听宫。

（二）针方临证

本病初起轻度肩痛，逐渐加重，夜间痛甚，进而肩部活动受限，以上臂外展、上举、内旋运动受限明显，重者不能系裤带、穿衣、摸背、梳头，影响日常生活。早期以疼痛为主，晚期多兼功能障碍，病情顽固。

风胜者：肩痛可牵涉项背手指。寒胜者：肩痛较据，深按乃得，得热则舒。

湿胜者：肩痛固定不移，局部肿胀拒按。

（三）随证加减

病程日久加膏肓。风寒甚，痛剧者加火针疗法。病久、瘀血阻滞、活动受限放血疗法

（四）临床操作

早期用泻法，晚期用补法。针患侧条口，进针 2 寸，以承山穴有胀感为度，边提插捻转，边嘱患者活动患肩，不留针。膏肓穴沿肩胛骨后缘下方，向肩部斜刺，深度不超过 1 寸。听宫张口取穴，进针 1 寸，留针 30 min。用中粗火针点刺肩部穴位和阿是穴，不留针。用三棱针点刺肩部穴位及周围有瘀血现象的小血管，出血后即拔罐，留罐 15 min，每周 2 ～ 3 次。

（五）针方明理

足阳明经多气多血，条口为足阳明胃经穴，深刺条口可鼓舞脾胃中焦之气，通达四肢，濡润关节，驱除外邪，疏通经络而止肩痛。膏肓可治诸虚百损，扶助正气，又可疏通局部气血，驱除外邪，有攻补兼施之效，对顽固型患者有较好的效果。听宫为手太阳小肠经穴，有祛风散寒、通经活络之功。肩局部火针点刺，借火针热力，鼓舞阳气、温煦肌肤、驱散寒邪、调和经脉而疼痛自止。肩部穴位刺络放血后起到活血化瘀，行血散风，促进经络气血运行的目的。

按语：三通法治疗漏肩风效果良好。轻型患者针治 1 次，症状即可减轻；重型患者治疗时间较长。本病应加强功能锻炼，介绍几种方法如下：

（1）患者背靠墙而立，屈肘 90° 握拳，拳心向上，上臂逐渐外展，尽可能使手接近或碰到墙壁。

（2）患者手指通过头后摸耳朵。

（3）面墙而立，用两手手指做爬墙运动，在每次爬行的最高点做记号，可以知道各次操练的成绩就能加强操练信心。

（4）患侧反手从背后摸取对侧的肩胛骨。

（5）患侧肢体顺时针方向画圈数次，再做逆时针方向画圈。每次练操 5 ～ 10 min，每天练操 2 ～ 3 次。练操是有些疼痛，但必须坚持。

三、肘　劳

肘劳是以肘部疼痛、肘关节活动障碍为主症的疾病，属于中医学伤筋、痹证的范畴，类似于肘关节扭挫伤、肱骨内上髁炎、肱骨外上髁炎（网球肘）。多因劳累汗出、营卫不固、寒湿侵袭肘部经络，使气血阻滞不畅；长期从事旋前、伸腕等剧烈活动，使筋脉损伤、瘀血内停等导致肘部经气不通，不通则痛。

（一）针方组成

冲阳，局部火针。

（二）针方临证

初起时偶感劳累后肘外侧疼痛。日久则加重，影响正常生活，不能做提水瓶、拧毛巾等简单动作，疼痛可向上臂和前臂放射。局部压痛明显。

（三）随证加减

肘部痛甚加天井。

臂肘麻木不仁加外关。

（四）临床操作

本穴因近足动脉，故《针灸大成》将其列为禁针穴，《医宗金鉴》亦有出血不止则死的说法，因此，针刺本穴是宜避开动脉，针 0.5 寸；毫针泻法刺天井，进针 1 寸；毫针泻法刺外关，进针 1 寸。火针点刺肘部痛点 2 ~ 3 次，速刺不留针。

（五）针方明理

冲阳为足阳明胃经原穴，阳明经多气多血，故具有健脾和胃，调理气血之功。天井为手少阳三焦经之合穴，能疏通手少阳三焦经经气，又能通调局部气血，治疗肘臂疼痛、麻木不仁等病症。外关为手少阳三焦经络穴，八脉交会穴之一，通阳维脉，能通调手少阳、手厥阴经经气，治疗肘臂屈伸不利；尤其是与火针针刺局部阿是穴结合运用，更能加强针刺效应，既能通经散寒，又能疏通局部气血，起到治疗肘部疼痛的最佳效果。

按语：肘劳类似于肘关节扭挫伤、肱骨内上髁炎、肱骨外上髁炎（网球肘）。

肘关节扭挫伤：直接或间接地暴力作用于肘关节发生的软组织损伤，可引起关节滑膜、韧带等软组织的撕裂伤或扭挫伤，局部肿胀、充血，严重的可引起关节内损伤。表现为肘关节疼痛，损伤部位压痛、肿胀和功能障碍。

肱骨内上髁炎：多见于运动员如羽毛球运动员和钳工等。凡在工作中屈腕、屈指、前臂内旋的工种或运动项目，持续的牵拉肱骨内上髁，久之形成慢性软组织损伤；或直接暴力使肘关节外翻，导致内侧副韧带牵拉肱骨内上髁而引起损伤，都容易产生肱骨内上髁炎。

肱骨外上髁炎又名网球肘，它与网球运动员前臂外旋状态下伸腕、伸肘动作有关。因为伸腕肌、肱桡肌、外侧副韧带等长期反复高强度的牵拉外上髁及邻近组织，形成慢性刺激，导致无菌性炎症，累及韧带、肌腱、骨膜、神经、血管、滑囊等，产生广泛的炎症。

四、腰　痛

因坐卧冷湿之地等因素致寒湿滞留经脉，气血运行受阻而致腰痛；或素体阳虚，或久病体虚等因素伤及肾阳，使肾阳不足，腰部失煦而致腰痛；或外伤致经脉气血受阻，引起气滞血瘀，络脉不和而致腰痛。

（一）针方组成

肾俞、命门、委中。

（二）针方临证

寒湿腰痛：腰部冷痛，牵引腿足，转侧不利，阴雨发作加重，得温则痛减，舌苔白腻，脉沉。

肾虚腰痛：腰部隐隐作痛，疲软无力，反复发作，遇劳则甚。肾阳虚兼身倦腰冷，脉沉；肾阴虚兼虚烦溲黄，舌红，脉细数。

瘀滞腰痛：腰痛如刺，痛有定处而拒按，俯仰转侧不利，舌质暗紫或有瘀斑，脉弦涩，

（三）随证加减

寒湿腰痛：肾俞、命门加火针点刺。肾虚腰痛：肾俞、命门加灸盒灸法二瘀滞腰痛：腰部阿是穴刺络放血拔罐。

（四）临床操作

肾俞毫针直刺 1 寸、命门毫针直刺 0.5 ~ 0.8 寸，针后用中粗火针点刺肾俞、命门和阿是穴，或两穴加灸盒灸 20 min，或三棱针阿是穴刺络放血拔罐；委中直刺 1 ~ 1.5 寸。

（五）针方明理

腰痛可由风、寒、湿邪侵入经络，流注于腰；或外伤损伤腰脊，使之气滞、痰结、血瘀或内伤虚损，日久不愈，累及于腰，但“腰者肾之府．转摇不能，肾将惫矣”（《素问·脉要精微论》），因此提出治腰先治肾的治疗原则，由命门、肾俞、委中三穴结合三通针法组成了适用于治疗各种病因引起的腰痛针方。

命门意指生命之门，为督脉腧穴，能通调督脉经气，总督一身之阳，其两旁为肾俞，而肾气又为一身之本，故名之。在《脉经》中称之为“此五脏六腑之本，十二经之根，呼吸之门，三焦之源，一名守

邪之神也”。正如陈士铎在《石室秘录》中说：“心得舍门而神明有主，始可应物，肝得命门而谋虑，胆得命门而决断，胃得命门而能受纳，脾得命门而能转输，肺得命门而治节，大肠得命门而传导，小肠得命门而布化，肾得命门而作强，三焦得命门而能决渎，膀胱得命门而收藏，无不借命门之火以温养之。”从而看出命门的重要作用。肾俞为治腰痛的要穴之一，为足太阳膀胱经穴，膀胱经引于背腰部，下夹脊，抵腰中，足太阳膀胱与足少阴肾相表里，两穴位于腰部，又能通调局部经气，故此两穴可温补肾阳、通经散寒。委中是足太阳膀胱经之合穴，为四总穴之一，腰背委中求，故三穴结合三通法共奏温阳散寒祛湿，活血祛瘀止痛的功效。

按语：西医认为引起腰痛的疾患很多，如骨科疾患、妇科疾患、泌尿科疾患、循环系统疾患等都可以引起腰痛。引起腰痛最常见的骨科疾患是椎间盘脱出、椎管狭窄、腰肌劳损、髂腰肌综合征、增生性脊柱炎等。

五、坐骨神经痛

本病是由于感受风寒湿邪，经络痹阻，气血运行不畅；或因跌仆闪挫，以致经络受损，气血阻滞不通而痛。

（一）针方组成

伏兔。

（二）针方临证

主要表现为放射性腰腿痛，疼痛常由一侧腰部、臀部向大腿后侧或外侧、腘窝、小腿外侧及足背外侧放散。疼痛性质多样，程度有轻有重，常因咳嗽、弯腰用力加重。晚期可有腿部肌肉轻度萎缩及感觉异常。

（三）随证加减

小腿外侧疼痛，足背外侧疼痛：加昆仑。

（四）临床操作

治疗时，患者体位很重要，一定是屈膝跪取，毫针直刺2.5寸，提插泻法，酸胀针感强烈，可放射至膝部，根据患者耐受情况，留针 15 ～ 20 min。

（五）针方明理

跪取伏兔治疗坐骨神经疼病症，可获立竿见影之效。伏兔为足阳明经穴，足阳明经筋起于足部的次趾和无名趾，结于足跗上面，斜向外侧上行，分布于外辅骨，上结于膝外侧，直上结于髀枢，上循肋胁连属于脊柱；其直行部分循经结于膝，分支络于外辅骨，合于足少阳；从膝部直上部分循伏兔向上结于髀部，会聚于阴器。又足少阳经筋，起于足无名趾上，上结于外踝，上循胫外侧结于膝外侧；其分支起于外辅骨，上走髀，前面的结于伏兔上部，后面的结于尻骶。可见足阳明经筋经伏兔与足少阳经筋相连，《针灸大成》云伏兔为脉络所会也。坐骨神经痛多数为足少阳胆经病变，疼痛多沿胆经循行放散，足阳明经多气多血，取之可行气活血，一穴伏兔，兼通二经筋，泻之可行气活血、通筋止痛。

按语：坐骨神经痛有原发性，继发性，反射性三种类型。原发性坐骨神经痛是坐骨神经本身发生的病变，多与感染有关，受冷常为诱发因素。继发性坐骨神经痛是因神经通路的邻近组织病变所引起，如腰椎间盘突出症、脊椎关节炎、椎管内肿瘤等。反射性坐骨神经痛是由于背部的某些组织遭受外伤或炎症的刺激冲动，传入中枢，反射性地引起疼痛。不同类型的坐骨神经痛疗程和预后有所不同，明确诊断，有助于针对性地治疗。

六、膝　痛

膝关节疼痛多由素体肾阳不足，感受寒邪所致。

（一）针方组成

鹤顶、犊鼻、内膝眼、足三里、阳陵泉。

（二）针方临证

膝部冷痛、肿胀、麻木，活动不利，甚则痿躄不行，或伴腰腿冷痛，舌淡胖，苔薄白，脉沉缓。

（三）随证加减

寒邪重者，内膝眼、犊鼻可加火针。膝部肿痛者，加风市、膝关。寒邪入里化热者，加曲池。

（四）临床操作

毫针直刺鹤顶，进针 1 寸用泻法；犊鼻、内膝眼用毫针在膝关节内外凹处斜刺 1 寸，平补平泻；毫针泻法斜刺阳陵泉 1.5 寸，毫针乎补平泻直刺足三里，进针 1.5 寸。

（五）针方明理

在本方中选取鹤顶、犊鼻、内膝眼之意义在于三穴围绕着膝关节，鹤顶、内膝眼均是经外奇穴，犊鼻为足阳明胃经穴，鹤顶位于髌骨上缘正中凹处，内膝眼在胫骨上端之内侧，即髌韧带的内缘，犊鼻在胫骨上端之外侧，即髌韧带的外缘，三穴合用主治膝关节局部病症，具有祛风散寒、祛湿止痛的作用。阳陵泉位于膝关节下方，足少阳胆经穴，筋之会穴，为筋气聚会之处。《难经·四十五难》云："筋会阳陵泉。"故阳陵泉是治疗筋病的要穴，特别是膝关节病症，临床较为常用，具有舒筋和壮筋的作用。足三里位于膝下三寸，足阳明胃经穴，阳明经为多气多血之经，阳明有主宗筋，故取足阳明胃经合穴足三里以温阳益气、通经活络。本方五穴合用，以局部取穴和循经取穴相结合，以经穴和经外奇穴相互运用之法，共奏扶正气、祛外邪、止疼痛之功效。

按语：常见的可以引起膝关节疼痛的损伤有几种情况：

（1）脂肪垫劳损：患者会觉得膝关节疼痛，完全伸直时疼痛加重，但关节活动并不受到限制。劳累后症状明显。

（2）半月板损伤：半月板损伤会有明显的膝部撕裂感，随即关节疼痛，活动受限，走路跛行。关节表现出肿胀和滑落感，并且在关节活动时有弹响。

（3）膝关节创伤性滑膜炎：疼痛最明显的特点是当膝关节主动极度伸直时，特别是有一定阻力地做伸膝运动时，髌骨下部疼痛会加剧，被动极度屈曲时疼痛也明显加重。

（4）膝关节骨性关节炎：这种病症多见于中老年，女性居多，超重负荷是致病的主要原因。膝关节会肿胀而疼痛，有时活动关节会有摩擦音。膝部可能出现内翻畸形并伴有内侧疼痛。

（5）膝关节韧带损伤：临床上内侧副韧带损伤占绝大多数。患者会有明确的外伤史，膝关节内侧疼痛、压痛，膝内侧有肿胀，几天后会出现瘀斑。膝关节活动会受到限制。

七、足跟痛

足跟痛多因长期站立，行走过多，奔跑、跳跃、挫伤筋骨；或因风寒湿热之邪外侵，留于经络，与血气相搏，经气痹阻而痛作；或体质素虚或摄生失调而致肾气亏虚，肾主骨，肾虚则阴精无以充养筋骨而发足跟痛。

（一）针方组成

太溪、昆仑、阿是穴。

（二）针方临证

实证：足跟疼痛剧烈，行走触地则加重，部分患者局部有肿胀感，舌苔白，脉弦紧。

虚证：足跟隐隐作痛，缠绵不愈，遇劳则重，局部皮肤色泽无明显改变，常伴有腰膝酸软、耳鸣等症状，舌淡少苔，脉弦细。

（三）随证加减

实证加承山；虚证加水泉。

（四）临床操作

实证以中粗火针或三棱针点刺放血，虚证以细火针点刺。毫针直刺足部穴位，进针 0.5 寸，太溪、水泉用补法，余穴用泻法。

（五）针方明理

方用足少阴肾经原穴太溪穴，能强肾壮骨，实证用之可温肾阳散风寒通经络，虚证用之可补肾阴柔筋脉止疼痛；昆仑为足太阳膀胱经穴，疏通太阳经经气，实证泻法可舒筋活络、通络散滞，虚证补法可壮筋补虚，两穴正位于内外踝与跟腱之间的凹中，充分发挥其近治作用。本方必不可少的针法即温通法，实证粗针以散泻，虚证细针以扶正。临床实践证明针灸治疗足跟痛有很好的效果，因针刺可以松懈足跟部软组织粘连，消除炎症与水肿，减轻局部组织的压力，解除跖筋膜的挛缩，促进局部血液循环，从而达到治病止痛的目的。

按语：西医认为足跟痛好发于运动员和老年人，主要是由于足跟的骨质、关节、跟腱、滑囊、筋膜等处病变引起的疾病。常见的为足跟骨刺、跟腱炎、筋膜炎、跟垫痛等，往往发生在久立或久行者，可由长期或慢性轻伤引起。个别患者侧位 X 线片显示跟骨有骨刺，大部分足跟骨刺会有足跟痛症状，但不是有足跟痛就会有足跟骨刺。

常见的为跖筋膜炎，久行，表现为跖筋膜纤维断裂及修复过程，在跟骨下方偏内侧的筋膜附丽处骨质增生及压痛，跖筋膜炎不一定有骨刺。

八、急性扭伤

急性扭伤多由剧烈的运动，或负重不当、跌仆、牵拉等原因，引起气血壅滞、经脉闭阻而造成关节及筋脉损伤。

（一）针方组成

曲池、足三里、对侧相应阿是穴。

（二）针方临证

局部关节肿胀疼痛，关节活动受限。轻者局部微肿，按之疼痛，重者红肿明显，疼痛剧烈，关节屈伸不利。

（三）随证加减

疼痛剧烈：加血海。

（四）临床操作

找对侧相应的部位，毫针进针后用泻法，边捻转边嘱患者活动患关节，进针深度因关节不同而有别。毫针直刺曲池、足三里，进针 1.5 寸用泻法。

（五）针方明理

本方体现了两层深刻含义：左右交叉取穴和针刺运动法。首先左右交叉取穴方法源自《黄帝内经》，《素问·阴阳应象大论》明确指出：“故善用针者，从阴引阳，从阳引阴，以右治左，以左治右。”具体提出了缪刺和巨刺论。缪刺即病在络脉，病在右而表现于左，必须左痛刺右；病在左而表现于右，必须右痛刺左。巨刺即病在经脉，左侧邪盛致右侧发病，必须右症针左；右侧邪盛致左侧发病，必须左症针右。正如《针灸大成》云：“缪刺与巨刺各异，巨刺者，刺经脉也，痛在左而右脉病者，则巨刺之，此左痛刺右，右痛刺左，中其经也。缪刺者，刺络脉也，身形有痛，九候无病，则缪刺之，此右痛刺左，左痛刺右，中其络也。此刺法相同，但一中经，一中络之异耳。”其次针刺运动法即毫针进针后用泻法，边捻转边嘱患者活动患关节。此种方法可以改善患处的气血运行，减轻因外伤引起的瘀血疼痛，方选曲池和足三里，均为阳明经穴，多气多血之经，一上一下，调节全身气血，共同起到舒筋活络、消肿定痛、扶助正气、活血散瘀的功效。

按语：西医认为扭伤是突然的剧烈的转动使肩、肘、腕、髋、膝、踝关节超出其正常的生理活动范围而产生的外伤。筋膜、韧带、肌肉遭受过度扭转或牵拉，产生软组织损伤或撕裂，继发性出血、肿胀、疼痛和关节功能障碍。

第二节　五官科病证

一、暴盲症

外观无明显异常，一眼或双眼视力骤然或猝然失明的内障眼病，称为暴盲。多因肝肾不足，精血亏损，或深思劳倦，脾气不升可致目失濡养；情志不遂，肝气郁结，郁而化火，气血瘀滞，阻塞脉络；阴虚生内热，虚火上扰目窍，均可致失明。

（一）针方组成

睛明、太阳、风池、光明。

（二）针方临证

一眼或双眼视力骤然下降，或视力随病情反复而逐渐下降，可出现视直为曲，视大变小，多伴有眼胀、头痛等症。

（三）随证加减

肝肾不足加肝俞、太溪；脾失健运加足三里、内关；肝气郁结加太冲；阴虚内热加照海。

（四）临床操作

针刺睛明穴时，选用细针，固定眼球，沿眼眶缓慢刺入 1 寸，严格掌握进针的角度与深度，留针 20 min，出针后用干棉球压迫针孔 1 ~ 2 min 以防局部皮下出血。太阳、风池斜刺 0.5 ~ 0.8 寸，风池使针感达眼区，光明直刺 1 ~ 1.5 寸。

（五）针方明理

本方中近取睛明、太阳通络明目；风池、光明属足少阳胆经，不仅泻肝利胆，还可疏导眼部经气。穴位之间的合用可起到相辅相成的作用，如睛明、太阳、风池可清热泻火，凉血解毒；光明、风池、太冲可疏肝解郁，行气活血；风池、光明、足三里、内关、太冲可平肝熄风，化痰通络；照海、太溪滋阴潜阳，养肝明目。全方共奏清热凉血，疏肝解郁，平肝熄风，活血化瘀，化痰除湿，益气养血，明目开窍之功。

按语：西医眼科认为暴盲是多种眼底疾病的一个症状，如急性神经炎、视网膜中央动脉阻塞、急性期后极部多发性鳞状色素上皮病变、视网膜脱离及眼底出血等，临床要注意鉴别诊断。

二、天行赤眼

天行赤眼指以目赤、眼睑肿痛为主症的急性眼科疾患，常见于急性结膜炎、流行性角结膜炎等。多因风热时邪，上攻于目窍而发病；或肝胆之热循经上扰，经脉闭阻，气滞血壅而致发病。

（一）针方组成

耳尖、攒竹、风池、合谷。

（二）针方临证

一眼或双眼突然痒涩，灼热疼痛，畏光流泪，或眵多黄稠，或仅有少许眼眵，胞睑红肿疼痛，白睛红赤肿胀，或有点状、片状出血。外感风热兼有头痛发热恶风，舌淡苔薄黄，脉浮数。

肝胆火盛伴有口苦烦热，便秘溲赤，舌红苔黄，脉弦滑。

（三）随证加减

外感风热加曲池、少商；肝胆火盛加太冲、侠溪。

（四）临床操作

攒竹、耳尖、少商三棱针点刺放血，余穴毫针泻法。风池向鼻尖斜刺 0.5 ~ 0.8 寸，使针感向眼睛扩散为主。合谷、太冲直刺 0.5 ~ 1 寸，侠溪浅刺 0.5 寸，曲池直刺 1.5 寸。

（五）针方明理

目赤方中耳尖穴三棱针放血专治天行赤眼，单眼患病以针患侧耳尖为主，双侧发病，则取双侧耳尖放血，具有清热解毒、疏风散邪、凉血化瘀、消肿止痛之功。风池、合谷泻少阳、阳明之热邪，具有疏风散邪、通络凉血散瘀之功；攒竹以泻太阳、少阳邪热，具有凉血散瘀、泻火解毒、消肿止痛之功。全方共奏疏风散邪、清热凉血、泻火解毒、消肿止痛之效，有主治天行赤眼之功。

按语：论传染性，则有《证治准绳》曰："一家之内，一里之中，往往老幼相传者是也……为天时流行热邪相感染。"

论发病时间，则有《眼科统秘》曰："时维夏令，红障满轮，暑气熏灼，最易染人。"

论病因病机，则有《银海精微》曰："天行赤眼者，谓天地流行毒气，能传染于人，一人害眼，传于一家。”

三、目偏视

目珠偏斜，向前正视，黑睛或左或右，或上或下，失其常态的眼病，称为目偏视。多由于先天不足，小儿发育不良；或长时间一个方向斜视造成；也有因头面部外伤所致。

（一）针方组成

听宫、臂臑。

（二）针方临证

目珠偏斜，或一眼或双眼，或偏左或偏右，或偏上或偏下，位置不定，程度不一，或视一为二，倾头视瞻，头昏不适，步履不稳，或视物不清。

（三）随证加减

肝肾亏虚加肝俞、肾俞；中风后遗症、气虚血瘀者加太阳、血海、膈俞。

（四）临床操作

张口取听宫穴，进针 1 寸，平补平泻；毫针刺臂臑，进针 1.5 寸，留针 30 min。

（五）针方明理

治疗本病以通调经气，荣养目窍，调节眼肌为法则，应用远端取穴，方由手阳明大肠经臂臑穴和手太阳小肠经听宫为主。眼为人体之清窍，五脏六腑之精气皆上荣之，十二经脉中，有七条经脉行于眼之周围，其他经脉亦通过交接和经别等关系与目相通，故目之能视乃得十二经经气荣养而成。在诸多经脉穴位中，笔者通过大量临床实践认为：“太阳为目上网，阳明为目下网”，手太阳小肠经之听宫穴位居耳前，与手足少阳经交会，不仅通调太阳经气，又可枢转少阳，通经行气。臂臑为手阳明大肠经穴，手阳明经与足阳明交接，经气相通，阳明经多气多血，循行达于目下，故阳明经为荣养目窍的重要经脉，臂臑穴位居上臂，为临床治疗目疾的经验要穴。

按语：西医眼科斜视分共同性斜视和麻痹性斜视。共同性斜视是眼位偏斜但无眼球运动障碍，因眼外肌功能存在，但其拮抗肌之间力量不平衡所致。麻痹性斜视为支配肌肉的神经或肌肉发生功能障碍，一条或数条眼外肌麻痹，不能转向该肌作用方向。

四、上睑下垂

上睑垂下，不能升举，胞睑遮盖部分或全部瞳神，影响视瞻的眼病，称为上睑下垂。可单眼患病，亦可双眼罹患。多因先天禀赋之精气不足；或风邪侵入，筋脉失和，弛缓不用，升举无力；或脾气下陷，眼肌不得其养而痿废无力；或外伤损及经络血脉所致。

（一）针方组成

阳白、鱼腰、头临泣、合谷、足三里。

（二）针方临证

上睑下垂，睑裂变窄，遮盖部分或全部瞳神，影响视瞻，严重者仰头而视或有视力下降，或兼见全身病症。

（三）随证加减

肝肾不足，先天遗传者加太溪、命门；正气不足，风邪入侵者加风池、外关；脾气亏虚，清阳下陷者加百会、中脘；外伤经脉，气血不畅者加膻中、膈俞。

（四）临床操作

头面部穴位进针后，卧针向下沿皮刺，合谷刺 0.5 寸，足三里直刺 1 ~ 1.5 寸。

（五）针方明理

本病终因睑肌功能障碍所致，所以在取穴上强调远近相合，法则上强调后天脾胃作用，用后天补先天，补气血、升清阳、扶正气、通经络。近取阳白、鱼腰、头临泣以通调局部气血，且头临泣为足太阳、足少阳之交会穴，二者分别起于目内眦，至目锐眦，可治疗眼肌疾病；阳明经多气多血，取手阳明原穴之合谷，足阳明之合穴足三里调补后天。与辩证加穴配合，共奏滋补肝肾，益气固表，祛风通络，补中益气，升阳举陷，活血通络之功，主治上睑下垂。

按语：本病是由于上睑提肌功能不全或丧失所致，病因有：①先天性，有遗传性，双侧同患；②因动眼神经麻痹所致，多为单眼；③交感神经性上睑下垂；④重症肌无力症；⑤外伤损害动眼神经等。

五、耳鸣耳聋

在针灸临床上以神经性耳鸣、耳聋为多见。耳鸣是听觉功能紊乱产生的一种症状；耳聋是指听觉功能丧失，轻者为重听，重者为耳聋，有时可同时发生。多因暴怒、惊恐而致肝胆之火上逆，少阳经气闭阻，或外感风邪，壅遏清窍均可致实证之耳鸣、耳聋；因肾虚气弱，精气不能上达于耳则可致虚证之耳鸣、耳聋。

（一）针方组成

听官、中渚、翳风。

（二）针方临证

实证：耳鸣为耳中暴鸣，鸣声不止，耳聋多为突然发生，伴有口苦胁痛，烦躁易怒，舌红苔腻，脉弦数。

虚证：耳鸣时作时止，劳累则加剧，耳聋发病缓慢，渐次加重，伴有头晕腰酸，遗精带下，舌淡，脉细弱。

（三）随证加减

实证加合谷、太冲；虚证加太溪、筑宾。

（四）临床操作

实证泻之，虚证补之。听宫张口取穴，进针 1 ~ 1.5 寸深，翳风进针 1 寸，中渚直刺 0.5 ~ 1 寸，留针 30 min。

（五）针方明理

方中听宫为手太阳之止穴，手太阳经入耳中，翳风、中渚为手少阳经穴，手少阳经从耳后入耳中，三穴疏通耳部气血，止鸣复聪，共为主穴。取四关穴以清火泄热，开窍启闭；太溪为肾经原穴，筑宾属肾经穴，与阴维脉交会，善于滋阴补肾，肾精充足，则其窍得养。

按语：患者应注意休息，保证足够睡眠，情绪紧张焦虑者要使思想放松。积极治疗耳部原发疾病，有全身疾病者要同时进行治疗，如高血压患者要降低血压。还要注意饮食营养。

六、颌　痛

颌痛指颞颌关节功能障碍的病症。本病多因身体虚弱，外感风邪，以致局部经络阻滞，气血不通，颞下颌关节失于濡养而发病，或局部受暴力打击，或张口太大，如打哈欠等造成关节扭伤所致。

（一）针方组成

下关、颊车、合谷。

（二）针方临证

颞下颌关节区疼痛，咀嚼肌酸痛，关节强直、弹响，下颌运动异常，张口受限，咀嚼无力，进食困难。

（三）随证加减

外感风邪，经筋挛急者加列缺；厥气上逆，经筋紊乱者加支沟、阳陵泉；肾气不足，筋骨失濡者加肾俞、太溪；痛甚者加局部火针。

（四）临床操作

毫针直刺下关，进针 1.5 寸，针感酸麻胀感；颊车毫针直刺 1.5 寸；毫针直刺合谷，进针 1 寸，平补平泻手法。

（五）针方明理

颞下颌关节位于耳前，是多条经脉循行所过之处。足阳明胃经“却循颐后下廉出大迎，循颊车，上耳前，过客主人”。足少阳胆经“其支者，从耳后入耳中，出走耳前”。手少阳三焦经“其支者，从耳后入耳中，出走耳前……”手太阳小肠经“其支者，从缺盆，循颈上颊，至目锐眦，却入耳中……”从上述看，有4条经脉循行均经颞下颌关节所居之耳前部位，故方中用下关、颊车为局部及邻近穴位，远端穴为合谷。本病的发生与阳明、少阳经气阻滞关系最为密切，阳明多气多血，主润宗筋，故方由阳明经穴为主组成，以疏散风邪，通经活络，调和气血而止痛。

按语：西医认为本病的病因尚不完全清楚，一般与神经衰弱、精神紧张、咀嚼功能紊乱、下颌关节解剖异常、创伤及颈椎病变有关。

七、鼻　渊

鼻渊指鼻窦黏膜部发生的炎症。常分实证或虚证两类，实证有外感风热、少阳郁热、脾经湿热，虚证有肺气不足或脾气虚弱。

（一）针方组成

迎香、上星、合谷、印堂、列缺。

（二）针方临证

外感风热：涕黄量多，鼻塞，嗅觉减退，伴发热恶寒、头痛胸闷，舌红苔黄，脉浮数。

少阳郁热：涕黄浊黏稠，鼻内肿胀，头痛及患部疼痛剧烈，伴发热、口苦咽干、烦躁，舌红苔黄，脉弦数。

脾经湿热：涕黄浊量多，鼻塞重而持久，嗅觉丧失，伴有头痛头晕，脘胁胀满，舌红苔黄腻，脉濡。

肺气不足：涕白黏，鼻塞，嗅觉减退，鼻内淡红肿胀，头晕头胀，形寒肢冷，气短乏力，舌淡苔白，脉缓。

脾气虚弱：涕白黏或黄稠，量多鼻塞，肢困乏倦，食少便溏，舌淡苔白，脉缓弱。

（三）随证加减

外感风热加大椎；少阳郁热加外关、阳陵泉；脾经湿热加曲池、中脘；虚证加气海。

（四）临床操作

虚证用补法，实证迎香、印堂均用捻转之泻法，针尖向上刺入迎香，针尖向下刺入印堂，进针0.5～1寸。上星斜刺1寸，合谷直刺1寸，足三里直刺1.5寸，留针30 min。

雷火灸：灸上星穴至素髎穴。距离皮肤2厘米上下来回灸10次后，用手按一下，共灸60次，上下1个来回为1次；灸印堂穴至左、右侧迎香穴。距离皮肤2厘米，印堂至左、右印香来回各灸60次，上下来回为1次，每灸10次用手掌平按一下；灸前额部。距离皮肤3厘米用横向左右来回灸整个前额部，共计60次。

灸印堂穴、睛明穴、双侧迎香穴、上星穴。用雀啄法（距离皮肤1厘米），每穴28次，每灸7次后用手按揉一下（12岁以下的患者每穴灸21次，仍每灸7次用手指按揉一下）；

灸耳部。距离耳部前后面2厘米，灸至皮肤发红，深部组织发热为度，每灸10次后用手压一下，每面用旋转法灸40圈后，距离耳心2厘米用雀啄法灸（用左手拉耳轮中部处向外拉，使耳道口暴露开大），28次，每灸7次后用手压一下。

灸双鼻孔。用雀啄法距离鼻孔2厘米。让患者头部后仰，用左手指下压上唇，灸28次，每灸7次停顿5秒后再灸。同时患者做深呼吸嗅雷火灸的热力和药味。

灸合谷穴。用雀啄法距离双手合谷穴1厘米各灸21次，每灸7次用手指压一下。

（五）针方明理

鼻为肺窍，体内蕴热，肺失宣降，经气不畅，以致鼻窍不利而出项鼻塞流涕症状。鼻窍位居面部中央，手阳明大肠经“上夹鼻孔”，足阳明胃经“下循鼻外……”督脉沿前额下行鼻柱。由此可见，鼻窍除与肺关系密切外，在经脉循行方面，与手足阳明经、督脉关系密切。本方中取局部穴位大肠经的迎香和督脉循行线上的经外奇穴印堂穴，可调局部经气，通利鼻窍。远端穴位以手阳明经之合谷清阳明热，肺经列缺宣降肺气。同时根据辩证加用穴位，共起到清热宣肺、调和营卫、通利鼻窍的作用。

按语：如鼻塞不通，兼有大便秘结，当在宣降肺气的同时，针刺天枢以通腑气，腑气畅通，大便如常，可有助于肺气的宣发与升降，有助于通利鼻窍。

八、口　疮

口疮，即口腔溃疡，其特征是口腔黏膜上出现黄白色如豆大的溃疡点，具有周期性复发的规律。多因外感风热之邪，或过食肥甘厚味，心脾积热，或思虑过度，心脾两虚，或肾精亏损，虚热内生，虚火上炎，均可致本病发生。

（一）针方组成

劳宫、照海。

（二）针方临证

溃疡生于唇、舌，或颊内等黏膜处，为黄豆或豌豆大小的黄白色溃疡斑点，数目不等，有剧烈烧灼痛，尤以进食时明显，有复发倾向。

实证：发热口渴，便结溲赤，舌红苔黄，脉细数。

虚证：五心烦热，失眠盗汗，舌红苔少，脉细数。

（三）随证加减

实证加内庭；虚证加太溪。

（四）临床操作

毫针直刺穴位，进针 0.5 ～ 1 寸，实证行九六泻法，虚证行九六补法。留针 30 min。

（五）针方明理

引起本病的关键一是虚实之火耗伤阴液，二是虚实之火上炎于口，使得口内经络壅滞，经气不畅，造成局部失养而发糜烂溃疡。在治疗方面，本方特点是取穴少，由劳宫、照海组成。

劳宫为手厥阴心包络之荥穴，在五行属火，从脏腑生理看，心包络为心之外围，可代心受邪，故劳宫为清心热、泻心火之要穴。照海为足少阴肾经穴，又为八脉交会穴，通于阴跷，可滋补肾水，以达壮水之主以制阳光的效果。另从经脉循行看，肾经夹舌本而行，照海又可通经活络、荣养舌窍。

同时根据辩证虚实的不同，适当加用他穴，如内庭穴常用于胃火熏蒸之实证。在手法上，强调施用九六捻转补泻方法，大指向前捻转九次为补，向后捻转六次为泻；反之大指向后捻转九次为泻，向前捻转六次为补。在具体操作时，还要依据患者身体状况及穴位等不同，分别采用强刺激、中刺激或弱刺激。

按语：患者应注意口腔卫生，少食辛辣等刺激性食品，戒烟戒酒，保证充足的睡眠，

九、牙　痛

牙痛为口腔疾患中的常见症状，遇冷、热、酸、甜等刺激均可致牙痛发作或加剧。本病多因饮食不节，嗜食辛辣肥甘，以致肠胃蕴热；或风邪外袭经络，郁于阳明而化火，火热之邪循经上扰而发为牙痛；或肾阴不足，阴虚生内热，虚火上炎而致。

（一）针方组成

合谷、上关、颊车。

（二）针方临证

风火牙痛：牙痛阵发，遇风发作，得冷痛减，牙龈红肿。或伴有恶寒发热，口渴，舌红苔薄白，脉浮数。

胃火牙痛：牙痛剧烈，牙龈红肿较甚，或有溢脓。伴有口臭口渴，便秘溲赤，舌红苔黄，脉滑数。

虚火牙痛：牙痛隐隐，时作时止，牙龈无明显红肿，牙齿松动，牙痛日轻夜重，舌红苔少，脉细数。

（三）随证加减

风火型加外关；胃火型加内庭；虚火型加太溪；牙龈红肿较剧者施以三棱针点刺放血。

（四）临床操作

太溪用补法，余穴施以泻法。颊车向前斜刺 0.5 ～ 1 寸，内庭直刺 0.5 ～ 0.8 寸，余穴直刺 0.5 ～ 1 寸。阿是穴以三棱针点刺放血。

（五）针方明理

牙痛方由此三穴组成是根据经络的循行，手足阳明经分别于人上下齿中，故取手阳明经原穴合谷，其脉入上齿中，下关、颊车为局部取穴，其所属足阳明胃经人下齿中。本方具有疏通经气、利齿止痛之功。外关可疏风散热；内庭清胃泻火；太溪滋阴清热；红肿剧烈者，放血使血随热散，肿痛得消。

按语：针刺治疗牙痛效果显著，止痛快，效力强。对因龋齿感染、坏死性牙髓炎、智齿等所致的牙痛，应同时进行病因治疗。

十、咽喉肿痛

咽喉肿痛是口咽和喉咽部病变的一个主要症状，常分为虚实病证，如外感风热之邪，熏灼肺系，或嗜食辛辣肥甘，胃火内蕴，循经上壅，而致实证；或素体阴亏，或阴液耗伤，阴津不能上润咽喉，且阴虚生内热，虚火上灼于咽喉而致虚证。

（一）针方组成

大椎、列缺、少商。

（二）针方临证

实热型：初起咽喉轻度红肿疼痛，逐渐红肿显著，疼痛剧烈。伴有发热、口渴，咳黄痰，便结溲赤，舌红苔黄，脉洪数。

虚火型：咽喉稍肿，色暗红，疼痛较轻，或吞咽时痛作，入夜疼痛加重，口干舌燥，舌红少苔，脉细数。

（三）随证加减

实热型加三棱针点刺商阳，乳蛾局部；虚热型加太溪、照海。

（四）临床操作

实证泻之，虚证补法。毫针斜刺大椎，进针 1 寸，斜刺列缺，进针 0.3 寸，三棱针点刺少商出血。

（五）针方明理

治疗时注意对本病的辩证，需要局部与整体的结合。局部症状与全身症状常成正比，局部红肿轻微，全身症状就轻，表明邪热轻浅；反之乳蛾红肿明显，甚至化脓起腐，全身症状就重，可以出现高热不退，甚至惊厥等症。

治疗上以清泻肺胃，利咽通络为法则。取穴以远端及局部相结合。咽为肺之关，肺与大肠相表里，故咽痛以毫针刺大椎、合谷清火邪热，以三棱针点刺少商、商阳放血泻热，以大锋针点刺红肿之乳蛾出血，使其恶血出尽，壅滞之经络通畅，以利咽喉而止痛退热，针到肿消。虚热型咽痛，肾经入肺中，循咽喉，故肾阴不足，虚热之邪上蒸咽喉，常可引起本病反复发作，取照海、太溪益肾阴，取列缺调肺气，肺属金，肾水充足，可滋阴降火，利咽通络。

按语：本病包括西医的扁桃体炎。急性发作者，常见高热、咽喉肿痛。慢性扁桃体炎临床症状不太明显，患者中有的扁桃体增生、肥大，有的扁桃体不大。扁桃体炎如反复发生，可引起肾炎、风湿病、长期低热等不良后果，值得重视。

十一、失　音

声音不扬，甚至嘶哑不能出声，称为喑。中医称之为“喉喑”。本病多因外感寒邪，阻遏肺窍，或外受风热，灼津为痰，痰热交阻，肺失升降，或郁怒伤肝，气机郁结，肺气不宣，均可致肺之关口咽喉开阖不利，音不能出；或肺有燥热，日久伤阴，或肾阴不足，咽喉、声道失于滋润，而致失音。

（一）针方组成

液门、听宫、水突。

（二）针方临证

声音嘶哑，其声不扬，重者不能出声。急者猝然发病，缓者逐渐形成，如外感表证兼有发热、恶寒、喉痛等；病久者多兼有咽喉干痒不适，胸闷等症。

（三）随证加减

实证加列缺，虚证加照海。

（四）临床操作

实证用泻法，虚证用补法。水突刺入0.5寸深，使针感向上传导至咽喉，液门向上斜刺2寸，听宫直刺1.5寸。

（五）针方明理

《景岳全书》云：声由气而发，肺病气夺。此气为声音之户也。肾藏精，精化气，阴虚则无气，此肾为声音之根也。故失音一病与肺肾关系密切。本方治疗法则为宣降肺气，滋阴降火，通经调气，生津润喉。方中液门为手少阳三焦经荥穴，此处为三焦经脉气所发之处，状如小水，以毫针向上斜刺液门2寸，可调三焦之气滞，肾为下焦，此穴也可调肾，而起到育阴生津润喉之效。听宫是手太阳小肠经穴，与手足少阳经交会，深刺此穴2寸深，可调喉部经气。水突是足阳明胃经穴，位居颈部，邻近于喉，是治疗咽喉病的局部穴位，刺此穴宜5分许，有调喉部经气的作用。失音病分虚实，实证多责之于肺，取肺经络穴列缺，泻肺热调经气，生津润喉以治喑哑。虚证多责之于肾，照海可补肾育阴，生津润喉。此方用之临床，效果良好。

按语：对于失音患者，应及早查明病因，对时间较长，针刺效果不明显者，必须进行喉部检查，以排除喉癌。本病患者应减少发声，避免大声呼叫，忌食烟酒辛辣刺激食品。

第十章

外科疾病

第一节　急性乳腺炎

急性乳腺炎是乳房的急性化脓性感染，是乳房疾病中的常见病。临床以乳房局部结块，红、肿、热、痛，并有发热为特征。绝大多数发生于产后哺乳期，以初产妇多见，好发于产后 3 ~ 4 周。根据中西医病名对照，本病属中医学“乳痈”范畴，因发病时期不同，而有多种名称，哺乳期发生的名“外吹乳痈”，妊娠期发生的名“内吹乳痈”，非哺乳期或非妊娠期发生的名“不乳儿乳痈”。

一、诊断要点

1. 临床表现　多发生在初产妇的哺乳期，发病前常有乳头、乳晕皲裂或乳汁淤积等。乳房肿胀、疼痛或畏寒发热。局部红、肿、热、痛，触及浸润性硬块，有压痛。脓肿形成后有波动感。同侧腋下淋巴结肿大，触痛。

2. 辅助检查　①血常规白细胞及中性粒细胞计数增多，核分叶计数左移。②超声波检查有液平段。③穿刺抽出脓液。

二、病因病机

本病基本病机为乳汁郁积，乳络阻塞结块，郁久化热酿脓；情志不畅，肝气郁结，产后饮食不节，脾胃运化失司，阳明胃热壅滞，致乳络闭阻，郁而化热；产妇体虚受风，或露胸哺乳外感风邪，或乳儿含乳而睡，口中热毒之气侵入乳孔，均可使乳络郁滞不通，郁久化热，皆能发生本病。本病病位在乳房，发病既与产后正气不足有关，又与情志内伤，肝郁气滞，饮食失调，胃热壅盛有关，还与乳头皲裂、毒邪外侵有关，与肝、胃二脏关系密切。本病的病性为阳证、热证疮疡。发病过程中，各种病因最终导致乳汁郁积，乳络闭阻，气血壅滞，久必化腐成脓。

三、辩证要点

（1）辨热毒轻重：局部红热程度是辨别热毒轻重的依据。

（2）辨乳积程度：乳汁的排泄状况及乳汁的色泽是辨别乳积程度及婴儿能否饮用的依据。

（3）辨气滞：郁闷易怒、胸胁胀满为肝郁气滞的主要依据。

四、治疗原则

乳痈的治疗当以消为贵，郁滞者以通为主。治疗原则主要是疏肝清热通乳。

五、辩证论治

1. 气滞热壅证

症状　乳汁郁积结块，皮色不变或微红，肿胀疼痛，伴有恶寒发热，头痛，周身酸楚，口渴，大便秘结，苔薄或薄黄，脉数。

治法　疏肝清胃，通乳消肿。

方药　瓜蒌牛蒡汤。

加减举例　肿块明显者，加当归、赤芍、桃仁；乳汁壅滞者，加穿山甲、王不留行、漏芦、鹿角霜；偏气郁者，加郁金、香附、川楝子、夏枯草；胃热偏甚者，加生石膏、知母、生地黄；需回乳者，加生山楂、生麦芽；新产妇恶露未尽者，加益母草、当归、川芎。

中成药　蒲公英颗粒清热解毒；或乳癖消颗粒软坚散结、活血消瘀、清热解毒；或牛黄醒消丸清热解毒、消肿止痛。

2. 热毒炽盛证

症状　乳房肿痛，皮肤掀红灼热，结块增大，继之中软应指，或切开排脓后引流不畅，红肿热痛不消，伴有壮热，口渴喜饮，便秘溲赤，舌质红，苔黄腻，脉洪数。

治法　清热解毒，托里透脓。

方药　瓜蒌牛蒡汤合透脓散。

加减举例　热甚者，加生石膏、知母；口渴甚者，加天花粉、鲜芦根；需回乳者，加生山楂、生麦芽。

中成药　梅花点舌丸清热解毒、消肿止痛；或蒲公英颗粒清热解毒；或小败毒膏清热解毒、消肿止痛。

3. 正虚邪恋证

症状　溃后乳房肿痛减轻，脓液清稀，淋漓不尽，或乳汁从疮口溢出，面色少华，全身乏力，或低热不退，饮食减少，舌质淡，苔薄，脉细。

治法　益气和营，托毒生肌。

方药　托里消毒散。

加减举例　毒邪偏盛者，加连翘、蒲公英；阴虚内热者，加青蒿、地骨皮；大便溏薄者，加山药、薏苡仁、炒白扁豆。

中成药　梅花点舌丸清热解毒、消肿止痛；或黄芪颗粒补气固表、利尿、托毒排脓、生肌；或乳癖消颗粒软坚散结、活血消瘀、清热解毒。

4. 气血凝滞证

症状　乳房结块质硬，微痛不热，皮色不变或暗红，日久不消，舌质瘀暗，苔薄白，脉弦细。

治法　活血化瘀，和营消肿。

方药　桃红四物汤。

加减举例　肿块坚硬，皮色不变者，加夏枯草、瓜蒌皮、皂刺；有溃瘘流滋不尽者，加丝瓜络、王不留行、穿山甲、黄芪，并用三品一条枪外填瘘管。

中成药　血府逐瘀胶囊活血祛瘀、行气止痛；或小金胶囊散结消肿、化瘀止痛；或乳癖消颗粒软坚散结、活血消瘀、清热解毒。

六、特色治疗

1. 单味中药　现代药理研究表明，多种中药具有治疗急性乳腺炎的作用。

（1）疏肝散结：柴胡、香附、青皮、瓜蒌、郁金、橘核、橘叶等。

（2）清热通腑：金银花、连翘、蒲公英、黄芩等。

（3）化痰软坚：当归、王不留行、浙贝母、煅牡蛎等。

（4）通络回乳：炮穿山甲、木通、漏芦、丝瓜络、路路通等。

2. 针灸疗法

（1）刺灸：针灸治疗急性乳腺炎郁乳期及酿脓期，能有效缓解其乳房红肿疼痛、排乳不畅等症状。溃脓期配合拔罐疗法有助于脓汁的排出，促进其尽快恢复有显著疗效。

治法　初期清热散结、通乳消肿，成脓期泄热解毒、通乳透脓，溃脓期补益气血、调和营卫。取穴以足阳明、足厥阴经穴为主。

针灸处方　足三里、梁丘、期门、内关、肩井、乳根。

刺灸方法　初期、成脓期均以针刺为主，泻法；溃脓期针灸并用。期门、肩井不得针刺过深，以免伤及肝、肺等脏器。

随症配穴　气滞热壅者，加合谷、太冲、曲池；热毒炽盛者，加内庭、大椎；肝郁甚者，加太冲；正虚邪恋者，加胃俞、足三里、三阴交；乳房胀痛者，加少泽、足临泣；恶寒、发热者，加合谷、外关、曲池；烦躁、口苦者，加行间、内关。

（2）耳针疗法：选耳穴乳腺、内分泌、皮质下、胸椎。毫针浅刺，强刺激，持续捻针，留针 10 ～ 20 min，1 次 /d。剧痛缓解后再行耳穴压丸法，两耳交替进行。

（3）三棱针法：选取背部肩胛区寻找阳性反应点。反应点为大如小米粒的红色斑点，指压不褪色，稀疏散在，数量数个或十几个不等。用三棱针挑刺并挤压出血，出血量以血色变为正常为度。若刺血后拔罐，效果更好。

（4）艾灸疗法：选取阿是穴，用葱白或大蒜捣烂，铺于乳房患处，用艾条熏灸 20 min 左右，1 ～ 2 次 /d。用于乳痈初起未成脓时。

（5）穴位注射：用维生素 B_1 注射液 4 mL、维生素 B_6 注射液 2 mL，每次选上述主穴 3 ～ 4 个，隔日 1 次。

（6）刺络拔罐：初期取大椎，第 4 胸椎夹脊、乳根（患侧）。在所取穴位处用三棱针点刺出血，后加拔火罐。1 次 /d。也可用大号火罐闪火吸拔乳汁，疏通乳管。

（7）腕踝针法：上 2（相当于内关穴）处进针。向上斜刺，进针 1.5 寸，留针 30 min，1 次 /d。

3. 推拿治疗

患者取坐位，医者用手在乳房红肿处轻轻用揉、摩法施于乳房及周围的乳根、天溪、食窦、屋翳、膻中，约 2 min，再自乳根部向乳头方向推进数次，然后以右手示指、拇指轻捻乳头，同时左手按压乳中穴，再以双手轮换轻按乳房，使乳汁流出，反复进行 3 ～ 5 次，可使淤积的乳汁充分排出。然后患者仰卧，医者按揉中脘、天枢、气海，每穴 2 ～ 3 min，接着用顺时针揉摩法施于胃脘部及腹部，分别为 5 min。然后患者俯卧，医者立于一侧，以一指禅手法沿背部膀胱经两侧线反复操作，然后用拇指按揉法施于肝俞、脾俞、胃俞，每穴 2 min，以酸胀为度。

4. 其他疗法

（1）敷贴法：芒硝液湿热敷于患部，3 ～ 4 次 /d；如意散、玉露散或仙人掌去皮捣烂如泥，任选一种，外敷患处，1 次 /d。

（2）塞鼻疗法：鲜法半夏适量，洗净，去外皮，塞入健侧鼻孔，1 次 /d，每次 1 ～ 2 h；或用益母草、鹅不食草适量，捣烂塞入健侧鼻孔。

（3）祛腐生肌法：切开排脓或自溃后，脓腐较多者，先用八二丹、九一丹等，制成药捻，插入疮口，引流脓液。脓腐已尽时，外用生肌玉红膏等。

第二节　乳腺增生

乳腺增生是一种既非炎症又非肿瘤的良性增生性疾病。是临床上最常见的乳房疾病，其发病率约占乳房疾病的 75%。临床上以乳房疼痛，乳房肿块为特点。极少数可发生癌变。根据中西医病名对照，本病属中医学“乳癖”范畴。

一、诊断要点

1. 临床表现　乳房有不同程度的胀痛、刺痛或隐痛，可放射至腋下、肩背部，可与月经、情绪变化有相关性，连续3个月或间断疼痛3～6个月不缓解。一侧或两侧乳房发生单个或多个大小不等、形态多样的肿块，肿块可分散于整个乳房，与周围组织界限不清，与皮肤或深部组织不粘连，推之可动，可有触痛，可随情绪及月经周期的变化而消长，部分患者乳头可有溢液或瘙痒。

2. 辅助检查　钼钯X线摄片、B超、近红外线扫描、乳腺纤维导管镜、穿刺细胞或组织学检查可辅助诊断。

二、病因病机

情志内伤，久郁伤肝，肝气郁结，气机阻滞；肝经气郁，气血运行失度，气血凝滞；气郁化热，热灼津液为痰，气滞、痰凝、血瘀；肝肾不足，冲任失调，气血瘀滞，或脾肾阳虚，痰湿内结，经络阻塞，皆能发生本病。本病病位在乳房，与肝、脾、肾及冲任二脉关系密切。本病病性属本虚标实，肝肾亏损，冲任失调为病之本；肝气郁结，痰瘀互结为发病之标。标本之间可互为因果。

三、辩证要点

（1）辨脏腑：本病病位虽在乳房，但与肝、脾、肾及冲任二脉功能失常有关。

（2）辨肿块：乳房肿块为本病的主要症状之一，发现肿块时，应检查其位置、大小、形态、硬度、边界等，需与其他乳腺疾病相鉴别。

（3）辨虚实：以乳痛为重点症候者为标实，伴见头晕、耳鸣、腰膝酸软、月经不调等症者为本虚。

四、治疗原则

本病的治疗当以解郁止痛，化瘀散结为原则。实证治疗以疏肝理气，化痰通络为主，虚证治疗以补益肝肾，调摄冲任为主。

五、辩证论治

1. 肝郁气滞证

症状　多见于青壮年女性。乳房肿块随喜怒而消长，伴有胸闷胁胀，善郁易怒，失眠多梦，心烦口苦，舌苔薄黄，脉弦滑。

治法　疏肝解郁，化痰散结。

方药　逍遥蒌贝散。

加减举例　乳房胀痛明显者，加三棱、莪术、延胡索；肝郁化火，口干口苦，心烦易怒者，加栀子、牡丹皮、夏枯草；乳头溢液者，加夏枯草、栀子、牡丹皮、赤芍、墨旱莲；经行腹痛者，加益母草、三七。

中成药　乳癖安消胶囊活血化瘀、软坚散结；或乳癖散结胶囊行气活血、软坚散结；或乳核内消颗粒等疏肝理气、化痰散结；或逍遥丸疏肝健脾、养血调经。

2. 冲任失调证

症状　多见于中年妇女。乳房肿块月经前加重，经后缓解，伴有腰酸乏力，神疲倦怠，月经先后失调，量少色淡，或经闭，舌淡，苔白，脉沉细。

治法　补益肝肾，调摄冲任。

方药　二仙汤。

加减举例　乳房疼痛重者，加香附、川楝子、延胡索；腰膝酸软者，加杜仲、枸杞子、桑寄生；月经不调者，加香附、益母草；月经量少色淡者，加党参、红花。

中成药　岩鹿乳康片益肾活血、软坚散结，或乳增宁胶囊疏肝解郁、调理冲任，或妇宁康片补肾助阳、调整冲任、益气养血、安神解郁。

3. 痰瘀互结证

症状　乳房内肿块，边界不清，质地较硬，刺痛较甚，月经延期，或量少夹有瘀块，舌暗红，或有瘀斑，苔薄白。脉细涩或弦。

治法　活血化瘀，散结软坚。

方药　桃红四物汤合逍遥蒌贝散。

加减举例　乳房肿块较硬者，加炮穿山甲、昆布、海藻；月经延期、量少者，加党参、丹参；月经不畅、有血块者，加三七粉、益母草。

中成药　小金胶囊散结消肿、化瘀止痛；或大黄䗪虫丸活血破瘀、通经消痞；或乳康片疏肝解郁、理气止痛、活血破瘀、消积化痰、软坚散结、补气健脾。

六、特色治疗

1. 单味中药　现代药理研究表明，多种中药具有治疗乳腺增生的作用。

（1）疏肝散结：如柴胡、香附、青皮、瓜蒌子、郁金、橘核、橘叶等。

（2）行气止痛：如三棱、莪术、郁金、延胡索、川楝子、枳实、青皮等。

（3）活血化瘀：如桃仁、红花、当归、益母草、丹参、三七等。

2. 针灸疗法

（1）刺灸：针刺治疗乳腺增生能有效缓解乳房疼痛症状，亦能辅助缩小甚至消除乳房慢性肿块。

治法　疏肝理气，化痰散结，调理冲任。以足阳明、足厥阴经穴为主。

针灸处方　乳根、膻中、期门、足三里、阿是穴。

刺灸方法　诸穴均针用泻法，乳根、膻中均可向乳房肿块方向斜刺或平刺。针刺人迎时应避开颈动脉，不宜针刺过深。

随症配穴　肝郁气滞者，加内关、太冲、肩井；冲任失调者，加血海、三阴交、关元、肾俞、肝俞；痰湿阻络者，加内关、中脘、足三里。

（2）耳针疗法：选取内分泌、胸、乳腺、肝、胃，中度刺激，或用王不留行贴压。

（3）皮内针法：取屋翳穴。将皮内针由内向外平刺入皮下，以患者活动两臂不觉胸部疼痛为宜，用胶布固定，留针 2 ～ 3 日。留针期间每日按压 2 ～ 3 次。

（4）穴位注射：用当归或者丹参注射液或维生素 B_{12} 注射液，选上述 2 ～ 3 穴注射，每周 2 次。

3. 推拿治疗　患者取仰卧位，医者轻轻用揉、摩法施于乳房及周围的乳根、天溪、食窦、屋翳、膻中，约 2 min，然后医者按揉中脘、天枢、气海，每穴 2 ～ 3 min，接着用顺时针揉摩法施于胃脘部及腹部，分别为 5 min。然后患者俯卧，医者立于一侧，以一指禅手法沿背部膀胱经两侧线反复操作，然后用拇指按揉法施于肝俞、脾俞、胃俞，每穴 2 min，以酸胀为度。

4. 其他疗法

（1）膏药外贴：散结乳癖膏、乳癖宁膏外贴，或用阳和解凝膏掺桂麝散外敷乳房肿块处。

（2）中药外敷：大黄粉以醋调敷肿块处。

（3）中药离子导入：柴胡 10 g，延胡索 30 g，川楝子 20 g，红花 15 g，山慈菇 20 g，黄药子 10 g，丹参 30 g。熬成汤药，药垫浸泡后置于乳房，再用中药离子导入。

第三节　乳腺癌

乳腺癌是发生在乳房部的恶性肿瘤，已成为严重影响妇女身心健康、工作和生活，甚至危及生命的常见病和多发病。近年来其发病率有明显上升趋势。未曾生育或哺乳、月经初潮早或绝经晚、有乳腺癌家族史的妇女，其发病率相对较高。男性乳腺癌较少见。临床上以乳房部出现肿块，无痛无热，质地坚硬，凹凸不平，边界不清，推之不移，或乳头溢血，晚期溃烂，凹如泛莲为特点。根据中西医病名对照，本病属中医学“乳岩”范畴。

一、诊断要点

1. 临床表现　多发于 40 ~ 60 岁女性。乳房内出现单发的无痛性小肿块，边界不清，质地坚硬，表面不光滑，不易被推动，常与皮肤粘连出现“酒窝征”，个别可伴乳头血性或水样溢液。后期觉不同程度的疼痛，皮肤呈“橘皮样”改变，乳头内缩或抬高。晚期乳房肿块或出现溃烂，渗流血水。患侧腋下、锁骨上可扪及质硬的肿大淋巴结，或转移至内脏或骨骼，可出现形体消瘦等。

2. 辅助检查　钼钯 X 线摄片、B 超检查、乳头血性分泌物细胞学检查有助诊断。病理切片检查可作为确诊依据。

二、病因病机

气血亏虚，六淫侵袭，与痰瘀互结，蕴阻乳络；忧思恚怒，怒则伤肝，肝郁气滞，郁久化火；忧思伤脾，脾失健运，痰湿内生，痰火互结，阻于乳络；肝肾不足，冲任失调，气滞血凝，阻于乳络，结聚成核，皆能发生本病。本病病位在乳房，由于气血两虚、六淫入侵、情志不畅、肝脾两伤、冲任失调、脏腑功能失调等，致使气滞血瘀、痰浊结聚、毒邪蕴结、阻遏乳中而发病，与肝、脾、冲、任关系最为密切。本病病性　一为本虚标实证，以气血两虚、冲任失调为本，以六淫入侵、毒邪蕴结、气滞痰凝为标，病初多为实证，如肝郁痰凝、毒邪蕴结。病久或术后、放、化疗后多为虚证，如气血两虚、脾胃虚弱等。

三、辩证要点

（1）辩证与分期相结合：早期患者仅有肿块而无明显症状，则应根据早期乳腺癌气滞、血瘀、痰凝的病性特点来进行辩证用药。

（2）辨脏腑：乳腺癌病位虽在乳房，但与肝、脾及冲任关系密切。

（3）辨虚实：本病病初多为实证，病久或手术、化放疗后多虚证或虚实夹杂证。

四、治疗原则

宜中西医结合进行综合治疗。中医治疗原则宜扶正与祛邪并举。实证宜理气解郁、化痰散结、清热解毒；虚证宜益气养血、健脾和胃。

五、辩证论治

1. 肝郁痰凝证

症状　情志抑郁，或性情急躁，胸闷不适，或伴经前期乳房胀痛或少腹胀痛，乳房肿块，质地坚硬，皮色不变，舌苔薄，脉弦或弦缓。

治法　疏肝解郁，化痰散结。

方药　神效瓜蒌散合开郁散。

加减举例　经前期乳房胀痛者，加八月札、川楝子、延胡索；烦躁失眠者，加珍珠母、五味子；肿块坚硬者，加昆布、海藻、白芥子；肿块坚硬、腋下淋巴结肿硬者，加僵蚕、石见穿。

中成药　小金胶囊散结消肿、化瘀止痛；或平消片活血化瘀、止痛散结；或消乳散结胶囊疏肝解郁、化痰散结、活血止痛；或乳核散结片疏肝解郁、软坚散结、理气活血。

2. 冲任失调证

症状　经前期乳房胀痛，月经紊乱，或伴腰膝酸软，或婚后未曾生育，或有多次流产史，乳房内肿块，质地坚硬，舌质淡，苔薄，脉弦细。

治法　调摄冲任，理气散结。

方药　二仙汤合开郁散。

加减举例　经前期乳房疼痛明显者，加延胡索、川楝子；腰膝酸软者，加桑寄生、杜仲；月经量少色淡者，加何首乌、枸杞子、女贞子；一口干咽燥者，加麦冬、天冬、玄参。

中成药　岩鹿乳康片益肾活血、软坚散结；或乳增宁胶囊疏肝解郁、调理冲任；或小金胶囊散结消肿、化瘀止痛；或消乳散结胶囊疏肝解郁、化痰散结、活血止痛。

3. 正虚毒炽证

症状　乳房肿块增大，溃后愈坚，渗流血水，不痛或痛剧，精神萎靡，面色晦暗或苍白，心悸失眠，饮食日少，舌质紫或有瘀斑，苔黄，脉弱无力。

治法　调补气血，清热解毒。

方药　八珍汤。

加减举例　疼痛剧烈者，加乳香、没药、徐长卿、延胡索；出血不止者，加阿胶炭、地榆炭、生蒲黄、茜草根、莲房炭；破溃翻花、流脓恶臭者，加薏苡仁、土茯苓、仙鹤草；消瘦、神疲乏力者，加黄芪、太子参；心烦失眠者，加柏子仁、炙远志、酸枣仁。

中成药　八珍颗粒补益气血；或十全大补膏温补气血；或牛黄醒消丸清热解毒、消肿止痛；或气血双补丸补气养血。

4. 气血两亏证

症状　多见于晚期或手术、放化疗后，形体消瘦，面色萎黄或皖白，神疲乏力，头晕目眩，少气懒言，术后切口皮瓣坏死糜烂，日久不愈，舌质淡，苔薄白，脉沉细。

治法　益气养血，解毒祛邪。

方药　人参养荣汤。

加减举例　高热者，加蒲公英、半枝莲、一枝黄花；疼痛不止者，加全蝎、蜈蚣、蒲公英；口渴咽燥者，加天冬、桑椹、沙参；术后切口皮瓣坏死者，加金银花，加重黄芪用量。

中成药　人参养荣丸温补气血；或贞芪扶正颗粒益气养阴；或气血双补丸补气养血；或人参益母丸补养气血、化瘀调经。

5. 脾胃虚弱证

症状　术后或放化疗后，食欲不振，恶心呕吐，神疲乏力，四肢酸软，舌质淡，苔薄白或腻，脉细。

治法　健脾和胃。

方药　参苓白术散。

加减举例　神疲乏力，加黄芪；恶心呕吐较甚者，加赭石、姜半夏；泛酸者，加海螵蛸、煅瓦楞。

中成药　参芪扶正注射液益气扶正；或参苓白术颗粒补脾胃、益肺气；或参苓健脾丸健脾、开胃消食。

六、特色治疗

1. 单味中药　现代药理研究表明，多种中药具有治疗乳腺癌的作用。

（1）影响 DNA 的结构与功能：如喜树种子、喜树根皮及有效成分喜树碱、乳香等。

（2）影响蛋白质合成：如粗榧及其有效成分三尖杉酯碱和高三尖杉酯碱、紫杉及有效成分紫杉醇、蟾酥等。

（3）抑制癌细胞增殖：如没药、补骨脂、阿魏、败酱草、鱼腥草、茜草、墨旱莲、莪术、三棱、薏苡仁、瞿麦、蝉蜕、熊胆、半枝莲、斑蝥、蟾酥、郁金、马钱子、苦参、山豆根、青黛等。

（4）诱导肿瘤细胞分化凋亡：如葛根及有效成分大豆苷元、乳香、莪术、三七、天仙子、半边莲、马钱子等。

（5）提高机体免疫力：如人参、黄芪、茯苓、冬虫夏草、猪苓、青黛、灵芝、半边莲等。

2. 针灸疗法

（1）刺灸：针灸治疗乳腺癌能有效缓解手术后疼痛症状。

治法　活行气血，通络止痛。以足阳明经、乳房局部穴位为主。

针灸处方　乳根、膻中、期门、足三里、三阴交。

刺灸方法　毫针泻法。

随证配穴　气滞血瘀，加血海、太冲、三阴交；湿热重者，加委阳、合谷。

（2）耳针疗法：选乳房、肝、胃、交感、皮质下、神门；疼痛较甚时，用毫针强刺激，持续捻针；痛缓解后再行耳穴压丸法，两耳交替进行。留针 10 ~ 20 min，1 次 /d。

（3）穴位注射：在压痛点、足三里、三阴交注射当归红花注射液 1 mL，隔日 1 次，10 次为 1 个疗程。如压痛点广泛，可选 2 ~ 3 处压痛最明显处注射。

（4）隔姜灸法：鲜姜切成直径为 2 ~ 3cm，厚 0.2 ~ 0.3cm 的薄片，中间刺数孔，将姜片置于关元、气海、足三里、命门上，灸 2 ~ 3 壮 / 次，以使皮肤红润而不起疱为度。可提高患者免疫力。也可用艾条悬灸或艾灸盒灸 15 min。

3. 推拿治疗　推拿适合于治疗无明显并发症的乳腺癌。按揉膈俞、肝俞、胆俞，能忍受为度；滚背部膀胱经，约 3 min；按揉章门、期门，每穴 1 min；摩腹部 5 min；擦背部膀胱经及两侧胁肋部，透热为度；1 次 /d。

4. 其他疗法

（1）药物外敷：①壁虎两条浸泡于 100 mL 香油中 2 个月。用时取无菌纱布蘸油外涂患处，用于乳腺癌溃破者。②芙蓉叶、泽兰叶、黄芩、黄连、黄柏、大黄各 50 g，共研细末，过重筛，加入冰片末 6 g，拌匀后用凡士林调成 20% 软膏。外涂患部，用于乳腺癌伴感染者。③苦参、五倍子各 50 g，白矾 20 g，分别研为粉，混匀后研为极细末备用。用时以蛋黄油调膏敷于患处，用于乳癌晚期、溃破渗流脓血或疼痛者。

（2）分期外治：肿块未溃者，用阿魏消痞膏外贴；肿块溃破者，用海浮散、红油膏外敷；坏死组织脱落者，用生肌散、生肌玉红膏外敷；塞鼻法：葱白寸许，生半夏 1 枚，捣烂为丸，如芡实大。用薄棉纱包裹，塞对侧鼻孔内，用于乳腺癌初起。

（3）经典食疗：①芦笋天冬粥：芦笋 30 g，天冬 60 g，红枣 10 g，粳米 50 g。煮粥食用。②荸荠蘑菇鸡：嫩鸡 1 只，鲜荸荠 10 个，鲜蘑菇 50 g。作餐食用。③青橘叶橘皮汤：青橘叶、青橘皮、青橘核各 25，用黄酒（适量）与水各半同煎，温服，2 次 /d。适用于肝气郁结者。④天冬甘草茶：天冬 15 g，甘草 3 g，绿茶 2 g。将天冬、甘草加水 600 g，煮沸 10 min，去渣取汁，冲泡茶叶饮用。适用于乳腺癌毒热蕴结证。

第四节　直肠癌

直肠癌是指发生在直肠齿状线以上至直肠与乙状结肠交界处之间的恶性肿瘤，是大肠癌发生的最常见部位，约占大肠癌的 60%，也是消化道恶性肿瘤中较重要的一类。一般直肠癌多为腺癌，好发于腹膜返折线以下的直肠壶腹部。其特点是大便习惯改变、便血、腹痛、直肠肿块等。本病多发于 40 岁以上，男性略高于女性，偶见于青年人。直肠癌因其位置浅而易于诊断，但由于其位置深入盆腔之中，范围狭小，且与肛门括约肌接近，因而不易根治，局部复发率高，多数手术不能保留肛门。所以提高对本病的认识，做到早期诊断和治疗，对于提高治愈率，有着重要的意义。根据中西医病名对照，本病属中医学“锁肛痔”范畴。

一、诊断要点

1. 临床表现　早期有排便习惯改变，如便次增多，肛门坠胀，里急后重，或腹泻与便秘交替出现，晚期可出现肠梗阻症状。大便性状改变，如大便变细、大便带血、黑便或脓血黏液便等。腹痛、腹部不适、腹部肿块。全身逐渐出现消瘦、乏力、低热、贫血、恶病质。直肠指检可触及坚硬结节性肿块，活动欠佳或与周围组织粘连不移，肠腔或有不同程度狭小；指检时指套表面染有脓血黏液。

2. 辅助检查　结肠镜检查发现肿块结节状突起或见溃疡结节，并有脓血黏附，触之易出血。病理组织学检查　对可疑病变行病理学活组织检查可确立诊断。

影像检查①结肠钡剂灌肠检查，特别是气钡双重造影检查是诊断结直肠癌的重要手段。②B型超声：超声检查可了解患者有无复发转移。③CT检查：可明确病变侵犯肠壁的深度，向壁外蔓延的范围和远处转移的部位。

3. 血清肿瘤标志物　CEA、CA19-9、CA242、CA72-4；有肝转移患者AFP；卵巢转移患者CA125可出现异常。

二、病因病机

中医学认为，本病多因忧思抑郁，脾胃不和，湿热蕴结，日久化毒，乘虚下注浸淫肠道，气滞血瘀，湿毒瘀滞凝结发为肿瘤；或因饮食不节，恣食肥腻、醇酒厚味；或久泻久痢，息肉虫积，致脾失健运，痰湿内生，热毒蕴结，流注大肠，蕴毒积聚，结而为肿。总之，湿热下注，火毒内蕴，结而为肿是本病之标；正气不足、脾肾两亏乃本病之本。

三、辩证要点

本病的临床辩证，总体来讲，为本虚于内，邪客于外，即本虚标实，虚实夹杂。乃因脏腑气血亏虚，兼气滞、血瘀、痰凝、湿毒等久蕴聚集，互相胶结而成。初期以标实为主，全身症状较轻；后期则以本虚为突出表现，全身症状为主，本虚又分阴虚、阳虚。临证当分清虚实并结合脏腑辩证进行分型论治。

四、治疗原则

本病一经诊断，应及早采取根治性手术治疗。术后给予辩证施治可以提高机体免疫功能，减轻放疗、化疗毒副作用，保护造血及脾胃功能，提高生存质量。以扶正祛邪、消瘤止痛为基本治则。早期气机逆乱，气血瘀滞，湿热毒邪蕴结，故治以清热解毒、软坚散结、活血化瘀为法；后期正气亏虚，气血衰败，邪毒深伏，治宜益气补血、健脾益胃、扶正祛邪、攻补兼施为要。

五、辩证论治

（一）湿热蕴结证

症状　腹部阵痛，便次增多，大便带血或有黏液脓血，里急后重，肛门坠胀灼热，舌红，苔黄腻，脉滑数。

治法　清热利湿。

方药　槐角地榆丸。

加减举例　热毒盛者，加白花蛇舌草、半枝莲、板蓝根；黏液多者，加薏苡仁、茯苓、败酱草、泽泻、苦参。

中成药　槐榆丸清热解毒、凉血止血、润肠通便；或六神丸清凉解毒、消炎止痛；或槐角丸清肠疏风、凉血止血。

（二）气滞血瘀证

症状　腹胀痛，泻下脓血，色紫暗，量多，里急后重，或可触及固定不移的包块，触之坚硬如石，舌质紫暗或有斑点，脉弦涩。

治法　行气化瘀，解毒散结。

方药　桃红四物汤合膈下逐瘀汤。

加减举例　癌肿坚硬者，加三棱、莪术、土鳖虫；便血多者，加地榆炭、侧柏炭、蒲黄炭、仙鹤草；疼痛甚者，加延胡索、乳香、没药、郁金。

中成药　田三七片散瘀止血、消肿定痛；或延胡索止痛片理气、活血、止痛；或槐角丸清肠疏风、凉血止血。

（三）气阴两虚证

症状　腹胀痛，大便变形，或带黏液脓血，肛门坠胀，甚至脱肛，面色萎黄，唇甲不华，少气乏力，神疲懒言，舌淡，苔薄白，脉沉细无力。

治法　益气养阴，清热解毒。

方药　四君子汤合增液汤。

加减举例　气虚甚者，加黄芪、太子参、白术、山药；阴虚甚者，加北沙参、五味子、何首乌、山茱萸；若兼湿热者，加半枝莲、白花蛇舌草、黄连、苍术、藿香；若夹瘀滞，加桃仁、红花、牡丹皮、蒲黄。

中成药　十全大补丸温补气血；或八珍丸补益气血；或补中益气丸补中益气。

（四）脾肾阳虚证

症状　腹胀痛，畏寒肢冷，面色苍白，少气乏力，纳食不振，腰膝酸软，大便溏薄，小便清长，舌淡胖，苔白滑，脉沉细微。

治法　温补脾肾。

方药　附子理中汤合四神丸。

加减举例　若肠道瘀滞，加桃仁、红花、泽兰、蒲黄；若气血两虚，加黄芪、当归、熟地黄。

中成药　附子理中片温中健脾；或四神丸温肾暖脾、涩肠止泻；或　一补脾益肠丸补中益气、健脾和胃、涩肠止泻、止痛止血、生肌消肿；或涩肠止泻散收敛止泻、健脾和胃。

（五）肝肾阴虚证

症状　腹胀痛. 大便形状细扁，或带黏液脓血，形体消瘦，五心烦热，头晕耳鸣，腰膝酸软，盗汗，舌红，少苔，脉细数。

治法　滋补肝肾。

方药　知柏地黄汤合清肠饮。

加减举例　若兼肠道瘀滞者，去玄参、麦冬，加丹参、桃仁、红花、五灵脂；若兼气血两虚者，加黄芪、人参。

中成药　知柏地黄片滋阴清热；或清肠饮活血解毒、滋阴泻火；或归肾丸滋阴养血、填精益髓；或复方虫草养血颗粒补益肝肾、滋阴养血。

六、特色治疗

1. 单味中药　现代药理研究表明，多种中药具有治疗直肠癌的作用。

（1）影响 DNA 的结构与功能：如喜树种子、喜树根皮及有效成分喜树碱，乳香等。

（2）影响蛋白质合成：如粗榧及其有效成分三尖杉酯碱和高三尖杉酯碱，紫杉及有效成分紫杉醇，蟾酥等。

（3）抑制癌细胞增殖：如没药、补骨脂、阿魏、败酱草、鱼腥草、茜草、墨旱莲、莪术、三棱、薏苡仁、瞿麦、蝉蜕、熊胆、半枝莲、斑蝥、蟾酥、郁金、马钱子、苦参、山豆根、青黛等。

（4）诱导肿瘤细胞分化凋亡：如葛根及有效成分大豆苷元、乳香、莪术、三七、天仙子、半枝莲、马钱子等。

（5）提高机体免疫力：如人参、黄芪、茯苓、冬虫夏草、猪苓、青黛、灵芝、半枝莲等。

2. 针灸疗法

（1）刺灸：针灸能有效缓解直肠癌引起的疼痛、术后尿潴留等症状。

治法行气活血，通络止痛、通闭利尿。以背俞穴、足太阴经穴为主。

针灸处方秩边、次髎、会阳。

刺灸方法毫针泻法。

随症配穴疼痛者，加三阴交、秩边、足三里；尿潴留者，加中极、关元、气海、阴陵泉等。

（2）耳针疗法：肛门、直肠、大肠、神门、皮质下、三焦；每次选 3 ~ 5 穴，毫针中度刺激，持续捻针；留针 10 ~ 20 min，1 次 /d。剧痛缓解后再行耳穴压丸法，两耳交替进行。

（3）穴位注射：在秩边、次髎、足三里、三阴交等穴位注射当归红花注射液、维生素 B1 注射液，注入约 0.5 mL，隔日 1 次，10 次为 1 个疗程。

（4）穴位贴敷：对于根治术后遗留排便困难者，取气海、关元，大葱带根、食盐各 250 g，捣成泥，炒热后贴于小腹气海、关元穴处。

（5）隔姜灸法：鲜姜切成直径 2 ～ 3cm，厚 0.2 ～ 0.3cm 的薄片，中间刺数孔，将姜片置于肾俞、关元、气海、足三里穴，每次灸 2 ～ 3 壮，以使皮肤红润而不起泡为度。可提高患者免疫力。也可用艾条悬灸或艾灸盒灸 15 min。

3. 推拿治疗　本病不适宜推拿治疗。

4. 其他疗法

（1）外治法：包括用药物坐浴、灌肠、外敷等，①药物坐浴：肛管肛门癌溃烂流滋血水疼痛不已，可用喜树叶 20 g，白花蛇舌草 20 g，半边莲 20 g，马齿苋 30 g，苦参 20 g，五倍子 15 g，南星 10 g，草乌 6 g，路路通 15 g，蜂房 15 g。煎取药液 300 mL，兑开水 1500 mL 先熏，待温坐浴 15 ～ 20 min。②药物灌肠：败酱草 30 g，白花蛇舌草 20 g，白及 15 g，地榆 15 g，半枝莲 15 g，重楼 12 g，黄连 10 g，青木香 10 g，薏苡仁 20 g。浓煎取汁 80 mL，温之行保留灌肠，每晚 1 次。③药膏外敷：肛管肛门癌可先用五五丹薄之外涂，至一定程度再调换生肌玉红膏或九华膏，亦可用 5–FU 软膏外涂，溃疡边缘有红肿、灼热者，可配合外涂黄连膏；局部痒痛者，外涂黄连青黛膏。④捏脊疗法：患者取侧卧位，暴露背部，全身放松，调整呼吸，术者以双手拇指和示指，将皮肤一捏一放，沿着脊柱两侧从尾椎长强穴到第 7 颈椎的大椎穴，连续 3 ～ 5 遍，最后一遍双手稍用力，每捏 2 ～ 3 个动作，便将皮肤用力提起 1 下，1 次 /d。

（2）手术治疗：直肠癌的治疗原则，以手术切除为主。凡能根治切除者尽量争取尽早行根治切除术。腹会阴联合直肠癌根治术及经腹腔直肠癌切除术，适用于癌肿局限于直肠壁及肛管，只有局部淋巴结转移的患者。已侵犯子宫者，阴道壁也可同时切除。当晚期癌肿已有肝脏或腹腔内远处转移，或由于患者年迈体虚，伴有严重心血管疾患，不能耐受一手术者，可采用结肠造瘘术，以解除梗阻，减轻患者痛苦。

（3）放疗与化疗：根据情况术前、术后应用化疗或放疗可以提高疗效和生存率。直肠癌术前放疗，可提高切除率，术后放疗，可减少复发。并发骨转移者可减轻疼痛。化疗配合根治性切除可提高 5 年生存率。术后复发者用化疗可以抑制其生长。

（4）经典食疗：①赤小豆鲫鱼汤：赤小豆 60 g，薏苡仁 60 g，鲫鱼 1 条（约 300 g），生姜 15 g。适用于大肠癌属于湿毒内阻者。②三七土茯苓炖乌龟：乌龟 1 只（约 250 g），三七 12 g，土茯苓 30 g，生姜 15 g。适用于大肠癌属于湿毒瘀阻者。③莲梗灯心粥：莲梗（鲜品）50 g，灯心花 10 g，木棉花 30 g，粳米 30 g，冬瓜皮 50 g。适用于夏季大肠癌患者。④当归赤小豆猪肉汤：猪腿肉 100 g，马齿苋（鲜品）100 g，当归 10 g，赤小豆 50 g，肉桂 6 g，陈皮 3 g。适用于中晚期大肠癌。

第五节　慢性前列腺炎

慢性前列腺炎是尿道口常有精液溢出的生殖系炎症性疾病，是青壮年男性的常见病、多发病。多见于 20 ～ 40 岁青壮年。本病一般由急性前列腺炎未能彻底治愈，或由于生殖系统邻近器官感染性病波及，而成为慢性炎症改变，也可由于性交过频，或频繁的性冲动，或经常在射精前的瞬间中断性交，造成前列腺反复过度充血，使前列腺的腺泡肿胀，腺体间组织水肿，日久前列腺的腺体结构被破坏，表现为慢性炎症的病理变化。本病相当于中医病名国家标准“精浊”的范畴，也属于“白浊”、“劳淋”的范围。

一、诊断要点

1. 临床表现　多见于青壮年男性，常呈慢性经过，反复不愈。少腹部、会阴部、睾丸、腰骶等部位胀痛不适。可有轻度尿频、尿道灼热、排尿末或大便时尿道可有白色分泌物溢出。可有阳痿、早泄、遗精等现象，有时可出现头晕、耳鸣、失眠多梦、疲乏倦怠、腰酸乏力等神经衰弱症状。肛门指检：前列腺稍增大、不大或偏小，有轻压痛。

2. 辅助检查　前列腺常规：卵磷脂小体减少，WBC>10/HP 或有脓细胞。

二、病因病机

中医学认为，本病多由“精热”、“热淋”等治疗不彻底，湿热余毒未清，蕴于精室；或房劳过度，肾精亏损，固涩无权；或强忍精出，败精瘀浊停留，日久化热，蕴于精室，或饮酒过度，嗜食辛辣肥甘厚味，湿热内生，注于下焦，蕴于精室；或情志不畅．肝气郁结，气滞血瘀，郁久化热，内扰精室。以上原因或单独致病，亦可合而致病，最终引起肾虚、湿热、瘀滞三种病理变化，三者相关为患，互为影响，致使病情复杂，难以速愈。其中肾虚精关不固为发病之本。而湿热蕴结，气血瘀滞为致病之标。

三、辩证要点

（1）辨病位：精浊病位在肾，但与肝、脾、膀胱三脏功能失常关系密切。

（2）辨虚实：精浊为本虚标实之证，一般新病多实，久病多虚，体壮者多实，体弱者多虚。

（3）辨标本：精浊为本虚标实之证，以肾虚精关不固为本，湿热蕴结、气滞血瘀为标。

四、治疗原则

精浊的治疗原则主要是补虚泻实。实证以湿热者居多．治宜清热利湿；以气滞为主者．治以疏肝理气；以血瘀为主者，治以活血化瘀。虚证则以滋阴养肾、温肾固精为主要治法。

五、辩证论治

（一）湿热下注证

症状　尿频、尿急、尿痛、排尿不适或灼热感，尿色黄浊，尿末有白色或浑浊分泌物滴出，会阴腰骶部胀痛，睾丸坠胀，口燥咽干，或伴发热畏寒，舌红，苔黄腻，脉滑数。

治法　清利膀胱，导泄湿热。

方药　八正散。

加减举例　尿急、尿痛甚者，去黄芩，加黄柏、半枝莲。

中成药　前列解毒胶囊解毒利湿、通淋化瘀；或分清五淋丸清湿热、利小便；或金银花泌炎灵片清热解毒、利湿通淋。

（二）气血瘀滞证

症状　以会阴、小腹或阴囊部疼痛为主，腰酸乏力，血尿或血精，舌质正常或有紫斑，苔薄白，脉弦紧。

治法　理气活血化瘀。

方药　前列腺汤。

加减举例　腰酸乏力甚者，加续断；血尿及血精者，加三七粉、白茅根；疼痛甚者，加炮穿山甲珠、乳香、没药。

中成药　尿塞通片理气活血、通经散结：或紫苓胶囊清热利湿、理气止痛；或前列安栓清热通湿、化瘀散结止痛；或前列通片清热解毒、清利湿浊、理气活血、消炎止痛、祛瘀通淋；或泽桂癃爽胶囊行瘀散结、化气利水。

（三）阴虚火旺证

症状　腰痛腿软，头晕眼花，耳鸣、失眠、多梦、遗精、阴茎易举，尿末有精浊溢出，欲念萌发时亦可自行由尿道溢出精浊，咽干口燥，形体消瘦，舌红少苔，脉细数。

治法　滋养肾阴，清泄相火。

方药　知柏地黄汤。

加减举例　会阴、腰骶疼痛明显者，加柴胡、赤芍、牛膝；五心烦热，夜寐盗汗者，加龟甲、鳖甲。

中成药　六味地黄丸滋阴补肾；或知柏地黄丸滋阴降火；或左归丸滋阴补肾、填精益髓。

（四）肾阳虚弱证

症状　病程日久，稍劳后尿道即有白色分泌物，腰膝酸软，阳痿早泄，头晕神疲，食欲欠佳，舌淡胖边有齿痕，脉沉迟。

治法　温肾固精。

方药　金锁固精丸合右归丸。

中成药　右归丸温补肾阳、填精益髓；或金匮肾气丸温补肾阳、化气行水；或桂附地黄丸温补肾阳；或普乐安片补肾固本。

六、特色治疗

1. 单味中药　现代药理研究表明，多种中药具有治疗慢性前列腺炎的作用。

（1）抗炎：如龙胆、车前子、生地黄、黄芩、柴胡、泽泻、木通、当归、栀子、鱼腥草、甘草、蒲公英、穿心莲、白花蛇舌草等。

（2）利尿：如车前子、萆薢、瞿麦、萹蓄、滑石等。

（3）收敛：如五倍子、五味子、桑螵蛸、金樱子、海螵蛸、石榴皮、山茱萸等。

2. 针灸疗法

（1）刺灸：针灸治疗慢性前列腺炎，能有效改善其急性期引发的尿痛、尿频、尿急等症状。

治法　急性期治以清利下焦湿热；慢性期以健脾补肾、分清别浊为主。取穴以背俞穴、足太阴经穴为主。

针灸处方　秩边、关元、阴陵泉、三阴交。

刺灸方法　急性期只针不灸，毫针泻法；慢性期针灸并用，补法或者平补平泻。

随症配穴　湿热下注者，加中极、曲骨、次髎；脾虚气陷者，加气海、脾俞；肾气不足者，加肾俞、关元、太溪。

（2）梅花针法：对于慢性前列腺炎，用梅花针中度叩击腰椎至骶椎两侧、腹股沟部、会阴。

（3）芒针疗法：患者取俯卧位，以 30 号芒针，秩边穴刺向水道穴 5 ~ 6 寸。令针感向会阴部、小腹部放散，施弹搓手法 1 min，不留针，每日治疗 1 次，连续治疗 1 个月。

（4）温针灸法：在针刺的基础上，取上述穴位 2 ~ 3 组，以艾灸置于针柄上，1 次 /d。缓解后仍可以艾条自灸足三里 1 5 min 左右。

（5）穴位注射：取上述穴位或者腰骶部阳性反应点注射当归红花注射液，隔日 1 次，10 次为 1 个疗程。

3. 推拿治疗　一指禅推法或按揉法沿章门、期门、中脘、气海、关元操作，约 5 min，然后重点在小腹进行摩腹、揉脐 10 min。一指禅推法或按揉法施于膈俞、肝俞、脾俞、胃俞、大肠俞、小肠俞、关元俞各半分钟，然后直擦督脉、横擦命门、八髎，以透热为度。

4. 其他疗法

（1）耳穴疗法：选肾、输尿管、交感、皮质下、膀胱、三焦；缓解后再行王不留行耳穴压丸法，两耳交替进行。3 日 1 次。

（2）外治法：可用浸浴法、敷脐、灌肠及封闭等方法。①浸浴法：每日用葱归溻肿汤煎水或温开水坐浴浸泡会阴。②敷脐法：取麝香 0.3 g，白胡椒 7 粒研细末，先将麝香置于脐内，上盖白胡椒粉，然后盖一小白纸，胶布固定，7 日换药 1 次。③灌肠疗法：可用如意金黄散 10 ~ 30 g，温开水调成 150 ~ 200 mL（水温约 40℃），保留灌肠。或用黄柏 30 g、土茯苓 30 g、败酱草 30 g、乳香 15 g、没药 15 g，煎水 150 ~ 200 mL 保留灌肠，每晚睡前 1 次。还可用半枝莲 30 g、白花蛇舌草 30 g、乳香 15 g、没药 15 g、土茯苓 30 g，煎成 120 mL，采用直肠点滴，临睡前用，每晚 1 次。④前列腺周围封闭：0.5% 普鲁卡因 20 mL 加入甲泼尼龙琥珀酸钠粉针剂 25mg 及庆大霉素 8 万单位，注射于前列腺周围进行封闭治疗。⑤前列腺注射法：用川参通注射液加 1% 利多卡因 5 mL、地塞米松 5mg，混匀后，注入前列腺局部，1 次 /d，10 ~ 12 日为 1 个疗程。⑥塞肛法：野菊花栓 1 枚塞肛，1 ~ 2 次 /d；或前列安栓 1 枚，塞肛。

（3）经典食疗：①葵菜粳米粥：葵菜 1 500 g，葱白 1 把（去须切细），粳米 100 g。煮粥食用。②猪肚青粱饮：猪肚 1 个，青粱米 100 g。文火慢炖至熟烂。③黄芪鲤鱼汤：新鲜鲤鱼（或鲫鱼）1 条（约 500 g），黄芪 100 g。将鲤鱼剖开，去除杂肠、鱼鳞，洗净后与黄芪一同放入沙锅内，加水适量煲汤，待汤熟后加入姜、葱、蒜、盐调味。④猪腰杜仲汤新鲜猪腰 1 个，杜仲 30 g，肉苁蓉 30 g，葱白 5 根。煲汤食用。⑤牛膝蛤蜊汤：蛤蜊肉 150 g，益母草嫩苗 500 g，牛膝 30 g。煲汤食用。⑥兰花瘦肉汤：鲜白兰花 30 g，猪瘦肉 150 g，葱花、盐适量。煲汤食用。⑦黄酒糯米饼：糯米 300 g，黄酒适量。将糯米碾成粉，调成面团，压成薄饼，放铁锅中烙烤成烧饼食用。

参考文献

［1］王国强，王永炎，陈可冀，等．中医治未病丛书肺胃病的中医养护．北京：北京科学技术出版社，2009.

［2］王行宽，陈大舜．中医基础理论学．北京：中国中医药出版社，2011.

［3］谢阳谷，曹洪欣．北京地区中医常见病证诊疗常规．北京：中国中医药出版社，2007.

［4］王敏，冯运华．中医标准护理计划．北京：科学技术文献出版社，2010.

［5］苗三明，朱飞鹏．中成药不良反应与安全应用．北京：人民卫生出版社，2008.

［6］田德禄．中医内科学．北京：人民卫生出版社，2006.

［7］王和权．非药物治疗内科病学．北京：中医古籍出版社，2008.

［8］毕桂兰．临床中医护理细节．北京：人民卫生出版社，2008.

［9］中华中医药学会．中医护理常规技术操作规范．北京：中国中医药出版社，2006.

［10］尤黎明，等．内科护理学．北京：人民卫生出版社，2013.

［11］钟洪．中医常见病症诊治精粹．北京：人民军医出版社，2009.

［12］曾聪彦，梅全喜．中药注射剂不良反应与应对．北京：人民卫生出版社，2010.

［13］宗希乙，沈建平．423 种常见静脉注射剂临床配伍应用检索表．北京：人民军医出版社，2011.

［14］陈健安，桂鸣．冠心病中医治疗．江苏：科学技术出版社，2005.

［15］周仲瑛．中医内科学．北京：中国中医药出版社，2013.

［16］王永炎，晁恩祥．今日中医内科．北京：人民卫生出版社，2010

［17］彭清华．中医眼科学．北京：中国中医药出版社，2012.

［18］李志英．中医眼科疾病图谱．北京：人民卫生出版社，2010.

［19］李元聪．中西医结合口腔科学．北京：中国中医药出版社，2012.

［20］陈谦明．口腔黏膜病学．北京：人民卫生出版社，2012.

［21］熊大经，刘蓬．中医耳鼻咽喉科学．北京：中国中医药出版社，2012.

［22］樊明文．牙体牙髓病学．北京：人民卫生出版社，2011.

［23］王永钦．中医耳鼻喉口腔科学．北京：人民卫生出版社，2011.

［24］韩成仁．中医证病名大辞典．北京：中国古籍出版社，2010.

［25］常学辉．巧记中医内科学．郑州：河南科学技术出版社，2011.

［26］陈冠林，罗琦，陈坚雄．周福生中医学验传薪．北京：中国中医药出版社，2012.

［27］陈可冀．中医经络穴位．南京：江苏科学技术出版社，2011.